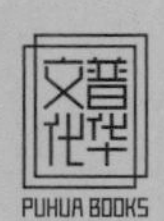

我们一起解决问题

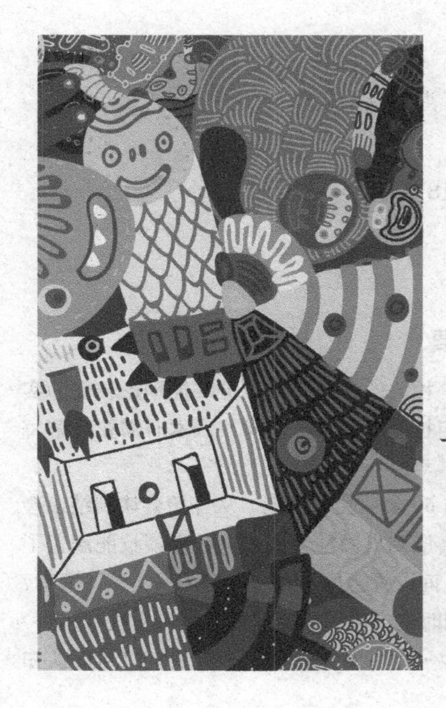

认知行为疗法
会谈技能与咨询现场

郭召良◎著

人民邮电出版社
北京

图书在版编目（CIP）数据

认知行为疗法 ： 会谈技能与咨询现场 / 郭召良著
. -- 北京 ： 人民邮电出版社，2022.3
ISBN 978-7-115-58575-2

Ⅰ. ①认… Ⅱ. ①郭… Ⅲ. ①认知－行为疗法 Ⅳ.
①R749.055

中国版本图书馆CIP数据核字(2022)第011811号

内容提要

在学习认知行为疗法时，不仅需要学习和了解相关的理论知识，更要把理论转变为实践能力，这就需要我们掌握相关的咨询会谈方法与技能。与学习体操或武术时需要分解每个动作一样，咨询会谈技能也需要被逐一分解学习。

本书首次全面、系统地介绍了认知行为疗法的60余项会谈技能。从开始会谈到结束会谈，从自动思维会谈到核心信念会谈，从评估性会谈到巩固性会谈，这些会谈技能涵盖了认知行为疗法的咨询全程。本书还专门设置了“咨询设置会谈”和“咨询关系会谈”两章，意在强调咨询设置和咨询关系在会谈中的作用，同时也提供了相应技能的训练方法。另外，针对各项技能，本书设置了“技能解析”“咨询现场”“课堂练习”三个版块，以帮助认知行为疗法咨询师夯实咨询基本功。

希望本书能够帮助各位咨询师、认知行为疗法的学习者和爱好者有效掌握具体的会谈技能，设计出科学的咨询会谈方案。

◆ 著 郭召良
责任编辑 姜 珊
责任印制 彭志环
◆人民邮电出版社出版发行 北京市丰台区成寿寺路11号
邮编 100164 电子邮件 315@ptpress.com.cn
网址 https://www.ptpress.com.cn
固安县铭成印刷有限公司印刷
◆开本：700×1000 1/16
印张：24 2022年3月第1版
字数：300千字 2025年1月河北第14次印刷

定 价：99.00元

读者服务热线：（010）81055656 印装质量热线：（010）81055316
反盗版热线：（010）81055315
广告经营许可证：京东市监广登字20170147号

推荐

自20世纪20年代起，在欧美国家的临床心理学领域，先后出现了精神分析、行为、人本及认知等心理治疗理论和方法。

20世纪70年代后，将认知疗法与行为疗法有机整合在一起的认知行为疗法，因其科学实证、短程高效和结构清晰而被广泛认可，逐渐成为心理咨询与治疗的主流方法。

近30年来，已有学者将认知行为疗法引进我国，但大多成果是译作和简单应用，很少有人做系统而全面的研究。

我的学生郭召良博士对认知行为疗法情有独钟。他经过多年潜心研究和临床应用，特别是在认知行为疗法的推广与普及方面，收获颇丰，取得了令人瞩目的成绩。

这套“认知行为疗法心理咨询师实践必读丛书”就是召良多年心血的结晶。

这套书全面、系统地介绍了认知行为疗法的基本理论、技术方法、心理问题解决方案，以及在咨询技能培训中可能遇到的各种问题，熔理论与实践于一炉，铸科学性与实用性为一体，具有很强的可操作性。

作为召良读博士时的导师，我愿负责任地将这套书推荐给广大咨询师和心理咨询爱好者。

长江后浪推前浪，一代更比一代强！

我为弟子骄傲，我为召良“点赞”！

郑日昌

中国心理卫生协会常务理事

北京高校心理咨询研究会理事长

认知行为疗法是比较普及的心理治疗方法，其实用性已在多年的推广中被证实。郭召良老师一直是实践推广的一员，他将自己对认知行为疗法的理论认识与多年的实践结合，完成了这套“认知行为疗法心理咨询师实践必读丛书”。这套书最大的特点就是手把手教学——细致拆分每个知识点，并结合个案实践过程。这种讲解方法对认知行为疗法的学习者很有益处。

许燕

中国社会心理学会前任会长

北师大心理学部博士生导师

/ 序 /

我们已经迈入21世纪20年代，随着我国经济的不断发展，人们的财富逐步增加，大家对心理咨询和心理健康的兴趣越来越大。许多人都希望通过学习心理学知识，帮助自己提升生活品质，帮助家人获得幸福，助力社会更加和谐。

心理咨询流派和疗法众多，令人眼花缭乱，对初学者而言，往往不知从何着手。许多心理咨询疗法在国内都有介绍，不仅有图书，也有培训课程。在阅读图书和参加培训课程的人中，不仅有专业咨询师，也有心理学爱好者，更有存在心理困惑、希望从中得到解决方法的自助者。

在众多心理咨询疗法中，认知行为疗法（Cognitive Behavior Therapy，CBT）是目前国际心理学界主流的心理咨询疗法，是众多心理问题和心理疾病的首选治疗方法，在欧美等国家被广泛推广与应用。

认知行为疗法主要因其科学实证、短程高效和结构化而被认可和接受。与其他一些心理疗法相比，认知行为疗法能够治愈大多数心理疾病。研究发现，认知行为疗法在治疗抑郁障碍和焦虑障碍等方面有着很高的治愈率，在预防复发方面也有其优势。

认知行为疗法的科学实证还表现在它的理论观点和技术方法是以心理学知识为基础发展起来的。相比而言，有些心理咨询疗法缺少心理学理论和技术的支撑。从这个角度讲，认知行为疗法是一种科学的心理咨询疗法。

相当多的心理咨询疗法是创始人根据自己多年的实践经验总结出来的，与心理学知识之间并没有直接联系。这些研究者提出一些奇怪的名词术语，姑且不论这些疗法是否有效、有用，仅这些名词术语就已经增加了学习者和来访者理解的难度与障碍。相比而言，认知行为疗法的理论观点和技术方法易于在生活中实践，概念术语也容易理解，因此容易被大家所接受。

短程高效是认知行为疗法的重要优势之一。认知行为疗法强调对症治疗，会针对来访者存在的症状去规划治疗方案、安排咨询会谈。这样的会谈就非常有效率，普通的抑郁症、焦虑症、强迫症、恐怖症等心理问题经过十几次会谈一般就能得到解决。

相比其他一些疗法过多强调陪伴，而对心理咨询过程缺少规划，**认知行为疗法是非常结构化的**，它更关注明确的咨询问题和具体的咨询目标，有清晰的咨询计划。认知行为疗法从诊断来访者的问题开始，确定咨询目标，制订咨询计划，规划整个咨询进程。

结构化也就意味着标准化，它规范了心理咨询的各个阶段和环节。心理咨询机构可以制定各环节的规范和质量标准，对心理咨询进行质量管理，让心理咨询变得更加标准化。如果没有结构化优势，要把心理咨询过程规范化和标准化是不可想象的。

无论你是咨询师，还是心理学爱好者，如果你只想学习一种疗法，或者先学习某种疗法再学习其他疗法，我的建议就是先学习认知行为疗法。我从本科到博士都是主攻心理学专业的，博士阶段的研究方向就是心理咨询和心理测评，学习期间对心理咨询的各个流派积累了一定的了解，比较各种疗法后我开始对这种短程高效的心理疗法感兴趣。我发现欧美等国家的主流心理咨询疗法就是认知行为疗法，又鉴于国内比较多的心理咨询培训是精神分析方向的，对认知行为疗法的推广甚少，因此我选择了认知行为疗法作为研究、培训和实践的主要方向。

有些人学习某个心理疗法后会发现自己不能完全解决来访者的问题，便去学习其他心理疗法，希望通过学习更多的心理疗法来武装自己。其结果就是，习得的心理咨询流派技术往往是零散的、不成系统的，对这个学派了解一些，从那个流派学习一些。这些人所学的理论和技术往往是杂糅的，应用时没有规划，咨询质量得不到保障，还美其名曰“折中”或“整合”。其实就像一堆砖头，如果没有系统、没有结构，就不能盖成一栋房子。这类咨询师遇到具体咨询个案的时候，想用什么就用什么，并且在多数时候回避自己解决不了的问题。

实际上，这不是因为他们学习的心理疗法不够多，而是因为对这些心理疗法的学习和训练不够系统。造成这种局面的原因是很多心理咨询类图书及培训不够系统全面，学习者自然难以提升自己的实践能力。

要解决这个问题，**我们需要系统的出版物和系统的培训课程**。

目前，国内也陆续出版了一些认知行为疗法的相关图书，但主要是国外的译作。对已经出版的图书而言（包括其他疗法的图书），它们的主要问题是，不同认知行为疗法专家的观点不同，所使用的概念术语差异很大。对于相同的内容，不同的研究者使用的词汇或概念不同，这就给读者带来了理解上的困难，妨碍了其进一步应用。此外，想深入学习的读者也难以只关注一位研究者，因为很多时候研究者针对认知行为疗法往往只出版一本专著，如果读者想进一步学习其理论与观点，也没有更多的书可读。

为了解决咨询师系统培训的问题，出版一本书是不够的，需要出版一套书，这样才可以解决图书之间概念术语差异的问题和心理疗法培训系统性问题。基于这样的思考，我撰写了这套“认知行为疗法心理咨询师实践必读丛书”，全面、系统地介绍了认知行为疗法的基本理论、技术方法、心理问题解决方案、咨询技能培训的方方面面。咨询师可以系统学习认知行为疗法的理论知识和实务技能，心理咨询爱好者也可以选择自己感兴趣的内容阅读，满足对心理咨询的好奇心并解决自己的困扰。

心理咨询行业流行“江湖派”和“学院派”的划分，这样的称呼不过是为了肯定自己和否定对手的标签战术。当我们说对方是“学院派”，给对方贴上“学院派”的标签时，表面上我们的意思是指对方空有理论缺乏实践，实际上我们是想肯定自己具有丰富的实践经验；当我们说对方是“江湖派”，给对方贴上“江湖派”的标签时，表面上我们的意思是对方缺乏理论修养，实际上我们是想肯定自己的理论素养。你可以发现，当我们贬低别人的时候，我们只是想通过贬低别人来肯定自己。

如果从正面来解读“学院派”和“江湖派”，他们各有优势，“学院派”具有理论素养的优势，“江湖派”具有实践经验的优势。作为一位合格的咨询师，既要有实践经验也要有理论素养，二者都不可偏废。咨询师要在积累丰富实践经验的同时加强理论学习。行走江湖的人也要能登大雅之堂，而从事理论研究的人，也要通过积累实践经验来滋养理论研究，否则难有突破。

那我是什么派呢？我把自己定位在“学者行走江湖派”。

学者必须有研究，我在这套书中给大家介绍了自己多年来在认知行为疗法领域的研究心得。在一些人眼中，认知行为疗法是“治标不治本”的，其实认知行为疗法是“治标又治本”的。在这套书中，我从认知行为疗法的角度分析了心理问题的成因，这个成因既有当下的直接原因，也有源于童年的深层原因。认知行为疗法不仅仅关注当下的具体问题，它还可以深入，回到个人成长的过去，探究现在与过去之间的联结。

“行走江湖”必须有实践，接待来访者只是心理咨询实践的一小部分。作为咨询师，我们能接待的人数是有限的，因我们的咨询而受益的人数也是有限的。我们不仅要自己能做咨询，还要让更多的咨询师能做咨询，让更多人去帮助更多人。

为了实现这样的目标，我自 2015 年起在全国 20 多个城市巡回开展认知行为疗法的培训工作，经过这几年的努力，认知行为疗法已经被更多人了解、喜欢和使用。我还将把培训进行下去。

“认知行为疗法心理咨询师实践必读丛书”的出版是“昭良心理”整个努力工作成果的一部分。

为了培养更多认知行为疗法取向的咨询师，我将在本丛书出版的基础上开设有关认知行为疗法的网络学习课程，并逐步提供更多见习、实习和进修提升的机会。我们还将推出认知行为治疗师的注册和认知行为治疗师评级项目，建设认知行为治疗师的培养、评定和认证体系。你可以关注微信公众号 CBTmaster，获取最新信息，了解相关进展。

在此基础上，我们将在全国建立以认知行为疗法为技术核心、以“昭良心理”为品牌的心理咨询连锁机构。欢迎经过认知行为治疗师系统培训的咨询师加入我们，成为认知行为疗法大家庭中的一员，共同推动心理咨询在我国的普及和提升。有着心理困扰并希望生活更加幸福快乐的朋友，我们将以正规的、可信赖的理念为你提供高质量的心理健康服务。

让我们共同努力，创造健康人生。

郭召良

2020 年 2 月于北京

目录

/ 导读 /

在学习认知行为疗法的过程中，我们不仅需要学习和了解相关理论知识和技术方法，更要把认知行为疗法的理念转变成技能和能力。就像我们在学习体操或武术时需要逐一学习每个分解动作一样，也像我们在学习物理、化学时需要学习实验技能一样，我们在学习认知行为疗法时，也需要掌握咨询相关的会谈技能。

然而，目前市面上心理咨询疗法方面的图书绝大多数是关于心理疗法理念、理论的知识说明。我们很少看到咨询会谈技能方面的图书，即使我们有幸能看到一些书中有会谈方面的介绍，但它也是不全面、不系统的。

为了推广认知行为疗法，培养具有扎实基本功的认知行为疗法咨询师，本书首次全面且系统地介绍了认知行为疗法的60余项会谈技能。这些会谈技能涵盖了认知行为疗法咨询全程：从开始会谈到结束会谈，从自动思维会谈到核心信念会谈，从评估性会谈到巩固性会谈。本书还专门设置了“咨询设置会谈”和“咨询关系会谈”两个章节，意在强调咨询设置和咨询关系在会谈中的作用，同时也提供了相应技能的训练方法。

本书把认知行为疗法的会谈技能分为8章，第1章主要介绍咨询会谈开始环节和结束环节的技能，第2章到第6章按照咨询进程分别介绍评估性会谈、自动思维会谈、中间信念会谈、核心信念会谈，以及咨询结束与巩固会谈的技能，最后两章专门介绍咨询设置会谈和咨询关系会谈的技能。

每项技能包含三部分内容。

技能解析：对会谈技能要点进行解释和说明，在这个部分你可以了解相关技能的内容。有些技能在《认知行为疗法入门》或《认知行为疗法进阶》的相关章节有所介绍，因此在此说明得较简洁，如果上述书中没有相关内容，则会有详细的讲解。

咨询现场：它是对会谈技能的具体呈现，以故事的形式展示会谈技能在咨询中是如何应用的。对想了解认知行为疗法咨询是怎样进行的读者来说，它非常有吸引力。

课堂练习：阅读技能解析和咨询现场故事不足以掌握会谈技能，读者还需要练习使用技能，为此本书设置了课堂练习环节，针对每项技能都分别提供了两个咨询案例，让读者可以以案例为基础练习相关会谈技能。为了给读者咨询会谈提供思路，本书还提供了课堂练习参考答案（不意味着它是标准答案）。

孔子曾说“独学而无友，则孤陋而寡闻”，在学习认知行为疗法的路上，有同学相伴最利于成长，如果你能够有同学或朋友与你一起学习和练习认知行为疗法的会谈技能是最理想不过的了，大家可以一起学习和实践每项技能，这样你就能够真正掌握这些技能。

如果身边没有一起学习认知行为疗法的人，你可以加入我们，我们将在全国各地设立认知行为疗法学习中心，在那里你会找到志同道合的伙伴，他们会陪你一起前行。

本书专门讨论认知行为疗法会谈技能，如果希望了解有关认知行为疗法相关理论，你可以阅读丛书《认知行为疗法入门》和《认知行为疗法进阶》；如果想知道用认知行为疗法怎样解决心理问题，你可以阅读丛书《认知行为疗法咨询方案：10 大心理障碍》和《认知行为疗法咨询方案：7 大心理问题》。

第1章 开始会谈和结束会谈

学习心理咨询会谈和学习使用计算机一样。无论我们要对计算机进行何种操作，完成什么任务，都需要先学会开机和关机。与此类似，认知行为疗法咨询师学员需要先学习的就是开始会谈和结束会谈。

认知行为疗法是高度结构化的，开始会谈和结束会谈都有相对固定的程序和内容。开始会谈主要包括心境评估、获取最新信息、回顾家庭作业和议程设置四项任务；结束会谈主要包括会谈总结、会谈反馈和确认家庭作业三项任务。评估性会谈和咨询性会谈的任务有所不同，其开始环节和结束环节略有区别。

在本章中，我将先讲解评估性会谈和咨询性会谈的开始环节和结束环节的程序，而后逐一说明开始环节和结束环节中的七项会谈任务操作技能。好文章一般具备“凤头”“猪肚”“豹尾”的结构特点，心理咨询和写文章的道理是相同的，要想提高一次咨询会谈的质量，开始环节和结束环节非常重要。

1.1 首次会谈的开始

爱芬看了看桌上的手机，屏幕显示时间是上午 9:52，再看了看咨询预约记录表，上面记录着上午 10 点咨询师慧玲还有一个咨询。她心想，来访者雪梅该来了吧。

这时，门铃响了，她去开门。一开门，一股青春气息扑面而来——这是一位二十岁出头的女孩，想必她就是雪梅。爱芬问道：“你就是雪梅吧？”对方轻声地回答：“嗯，我就是。”看得出来，雪梅有些紧张。

爱芬提高声音，热情地招呼雪梅："欢迎你，里面请！"她引导雪梅坐在等候区的一张沙发上，然后询问雪梅需要喝点什么，雪梅选择了茶水。爱芬把茶水给雪梅端来后，又递给了雪梅一张表格。

爱芬告诉雪梅："这是一张心理咨询登记表，你需要填写性别、年龄、文化程度、婚姻状况、职业等信息。填写这些信息是为了方便咨询师对你的问题有更好的理解，相同的问题对不同背景的人来说，意义并不相同。"

爱芬随手递给雪梅一支笔，雪梅并没有接过笔，而是说："我自己带了笔，我用自己的吧。"随后她用自己的笔填写了个人信息：女，21 岁，未婚，大学在读学生……

之后，爱芬又和雪梅闲聊了几句。

时钟指向 10 点，爱芬把雪梅带入咨询室，咨询师慧玲已经在里面等候了。看到爱芬领着一个女孩进来，慧玲立刻站起来，热情地接待她，雪梅的拘束感顿时消减了不少。

雪梅打量了一下房间，她看到房间里有一组沙发，中间的是长沙发，两边的是单人沙发，还有一个茶几。茶几上面有一盒纸巾、一张用板夹子夹住的 A4 白纸和两支中性笔。沙发背后的墙上挂着两幅以北欧的鹿为主题的装饰画。沙发的正面是一个博古架，上面放着一些书和摆件，摆件的造型比较有历史厚重感。

慧玲让雪梅选一个位置坐下，雪梅选择了一个靠窗、离门最远，并且能够直接看到门的那个单人沙发坐下，咨询师慧玲则坐在中间的长沙发离雪梅最近的那一侧。

雪梅坐下来后，爱芬退出知行室，房间里只剩下雪梅和慧玲。慧玲还没有开口，雪梅注意到对面的博古架上还放着一个计时器，她想："咨询的时候必须看着时间，不要超时，不然咨询师会对我印象不好。"

雪梅转过头来，看见咨询师正注视着自己，慧玲笑着说："再次欢迎你的到来，感谢你对我们咨询中心和我本人的信任。"雪梅回应了一声："不客气。"

慧玲接着说："我是 A 级咨询师，有 15 年咨询工作经验，做过不同年龄段的来访者关于各种各样心理问题的咨询，相信能够帮助你解决你面临的问题。"

雪梅看着眼前这位 40 多岁的咨询师，觉得她的眼睛里透露出自信和温暖，自己对她又增加了几分信任感。

1.1.1 技能解析

正如你知道的，首次会谈属于评估性会谈，目的在于搜集来访者的问题等相关资料，从而据此对其问题做出评估诊断。由于来访者心理问题的复杂程度不同，评估性会谈需要的时间长短不一，有的评估性会谈只需要进行一次，有的则需要进行 2 ~ 3 次。

会谈开始后，咨询师要向来访者表示欢迎，感谢来访者对咨询机构和咨询师的信任，其实还可以寒暄几句，如询问来访者是通过什么交通方式来到咨询中心的，等等。

接下来，我们就可以正式进入首次会谈的开始环节。CBT 的开始环节和其他心理咨询流派的开始环节有明显不同，许多心理咨询流派对于开始环节并没有什么要求，咨询师只是开放性地提出问题，然后由来访者随意地讲述自己的问题和故事。比如，有的咨询师会这样说："非常感谢你的信任，不知道你希望通过咨询解决什么问题，你可以随意地讲述自己的问题，无论从哪里开始都行。"

CBT 会谈有着规范的开始环节。会谈开始，咨询师对会谈过程进行必要说明，以便咨询师和来访者能够聚焦相应的话题，同时力求减少会谈跑题或者随意性会谈，以免浪费咨询时间。

1. 导入 CBT

在正式心理咨询前，咨询师有必要向来访者介绍，我们将应用认知行为疗法为其提供心理咨询服务。在引入 CBT 咨询的时候，咨询师要说明 CBT 的特点和优势。比如，咨询师可以这样说：**"接下来，我们将应用认知行为疗法为你提供咨询服务。对于多数心理问题，它是首选疗法，其咨询疗程更短，也能为你节约咨询费用。"**

2. 介绍本次会谈性质

许多来访者缺乏心理咨询经验，对心理咨询有着不合理的期待，他们可能认为心理咨询就是"带着问题来，带着问题答案回去"，把心理咨询理解为"你问我答"的过程。当他们把问题讲述完后，就希望咨询师告诉他们答案。实际上，心理咨询是一个解决问题的过程，需要经历评估性会谈、咨询性会谈和巩固性会谈等阶段。因此，在会谈开始前，咨询师要调整来访者对咨询的预期，使其明白本次会谈的性质和任务。比如，咨询师可以这样说：“**就像你去医院看病一样，认知行为疗法咨询有严谨的工作流程。我们需要先对疾病做出诊断，然后才能展开治疗。本次会谈是评估性会谈，主要任务是了解你的问题及其他相关情况，并且对你的问题做出判断。从下次会谈开始，我们就着手解决你的问题。**”

3．会谈结构

接下来，咨询师就可以说明本次会谈的程序和内容，即向来访者说明本次会谈的安排。比如，咨询师可以这样说。

- 接下来，我将先听你说目前存在哪些困扰你的问题；然后，我会围绕你的问题进行提问，以便了解相关信息。
- 为了对你面临的问题有全面和准确的了解，我还会了解你目前生活的方方面面，尽管有些方面在你看来可能与当下的问题无关，但我了解这些方面对你的问题的判断和咨询的展开有帮助。
- 如果时间允许，我还想了解你的成长经历。
- 在本次会谈的最后部分，我会向你反馈会谈的初步结果。比如，你的问题能否通过心理咨询得到解决、咨询目标是什么、大致需要多长时间、心理咨询计划如何安排等。

4．相关预告

为了避免来访者误解，咨询师对咨询会谈过程中常见的情况需要提前说明或解释，如咨询师需要做记录、打断来访者的谈话、来访者对咨询师的言语和行为有不满的话该怎么处理等。咨询师可以这样说明。

- 在会谈中，你将会发现我做笔记，这样做的目的是为了记住你的专属信息，不与其他来访者的信息混淆。你放心，我会遵循保密原则，妥善保管这些信息。
- 在会谈中，你可能会发现我打断你说话，这样做的目的是节约会谈时间，并把时间用在谈论重要的信息上。如果你不高兴，我真诚地请你说出来。如果我的某些言语或行为让你感到不舒服，也请你讲出来。
- 在会谈中，如果你想到一些可能与会谈话题有关的内容，你也可以提出来，我们一起决定是否需要讨论这方面内容。

5.询问补充

有的来访者对心理咨询有先入为主的想法，他们（特别是没有做过心理咨询的来访者，以及接受过其他心理咨询疗法的来访者）对于认知行为疗法的展开方式可能会有疑虑。在正式展开会谈之前，咨询师需要询问来访者对于心理咨询有什么疑问。咨询师可以这样提问：**“关于今天的会谈，你有什么疑问或者有需要补充说明的吗？”**

1.1.2 咨询现场

咨询师慧玲问雪梅：“你以前做过咨询吗？”

雪梅回答说：“我没有做过。我们学校也有心理咨询中心，但是我没有去过。”

“为什么？”

“学校心理咨询中心的老师少，预约咨询的同学太多，基本排不上。”

“哦，是这样。”

几句寒暄下来，慧玲明白了雪梅并没有咨询经验，便对雪梅说：“会谈开头，我们需要对今天的会谈做出安排，以便提高会谈效率。”雪梅看着慧玲，等她继续说下去。

慧玲说：“心理咨询流派或疗法有很多，我们采取的疗法是认知行为疗法。认知行为疗法是国际主流的心理咨询治疗方法，欧美等国家通常把它作为心理咨询的首选。对于所有心理问题的治疗，一般先考虑能否应用认知行为疗法。”

雪梅好奇地问：“为什么？”

慧玲解释道：“认知行为疗法和西医一样，它是对症治疗的，针对来访者的问题采取干预措施，它的咨询效果更直接，需要的会谈次数更少，咨询时间更短，也更能节约咨询费用。”

慧玲看了雪梅一眼，发现雪梅很专注，就继续说：“有许多来访者前来咨询，由于没有咨询经验，他们往往把心理咨询理解为‘只要我把自己的问题讲给咨询师听，咨询师就会告诉我该怎么办’。事实上，心理咨询和你去医院看病一样。咨询师要先搜集信息，然后做出诊断，最后着手治疗。今天是首次会谈，我们的主要任务是了解问题、搜集相关信息、做出诊断。从下次会谈开始，我们就着手解决你的问题。”

雪梅听到这里有些诧异。慧玲注意到雪梅的表情，就询问道：“我刚才说的是不是和你想的不一样？”

雪梅点了点头，并说道：“是的，我以为你今天会告诉我该怎么办。”

慧玲微笑着说：“有许多第一次咨询的来访者，他们的想法也和你的一样。当他们知道了咨询的安排和原因后，就能够理解了。你认为呢？”

雪梅说：“没有问题。”

慧玲接着说：“在接下来的会谈中，你先说说你的问题，然后我会围绕你的问题了解有关信息，它可能包括你现在生活的方方面面，也可能会涉及你的成长经历。”

雪梅点了点头。

慧玲看了看雪梅，继续说：“在今天会谈的最后环节，我会根据搜集到的信息判断你的问题是否属于心理咨询范围、能否通过心理咨询得到解决。如果能够解决，我会确认咨询目标是什么、大致需要多少次咨询会谈、需要多长时间等信息，以便你决定是否继续进行咨询会谈。”

雪梅听到这里有些疑惑，就问道：“我们今天会谈的结果就是知道问题能否解决吗？”

咨询师慧玲回答说：“不完全是。除了对问题做出诊断，判断它是否属于心理咨询范围，我还会与你沟通接下来的咨询目标和大致的计划。毕竟准确的诊断是解决问题的前提，方向对了，才能达成正确的目标，所以花一些时间是必要的。”

雪梅微笑着点了点头，表示认可咨询师的解释。

慧玲提高了声音说：“在会谈中，你会发现我做笔记，这样做主要是为了记住你讲的重要内容，避免遗忘，也避免与其他来访者的信息混淆。当然，我会对你的信息保密。”

稍做停顿后，慧玲说：“有时候我可能会打断你说话，目的是把会谈重点转移到我们需要的信息上。如果我打断你说话让你感到不舒服，或者我的其他举动让你感到不愉快，我真诚地请你讲出来。在这里，表达负面情绪和不同看法是被允许和接纳的。如果你感到不愉快或有不同的想法，你愿意表达出来吗？”雪梅回答说：“好的。”

接下来，慧玲告诉雪梅如果想到一些可能与咨询会谈相关的内容就向她提出来。至此，咨询师慧玲把会谈前需要交代的内容已经讲完了，最后她询问雪梅有没有什么要补充的。雪梅表示没有。

慧玲调整了坐姿，说道：“那么，现在请说说你的问题吧。”雪梅稍微整理了思路，便开始向咨询师讲述自己的问题。

1.1.3 课堂练习

请以下面的个案为例，练习首次会谈开始的咨询技能。第一个案例设定来访者没有心理咨询经验，第二个案例设定来访者有心理咨询经验，请分别根据不同情形，完成首次会谈开始的五个环节内容演练。

个案 1　梦瑶个案

梦瑶是初中二年级女生。期中考试后，她觉得自己没有考好，对不起老师。她说老师对自己寄予厚望，对不起老师的器重，感到难受。

个案 2　麦克个案

麦克，男，34 岁，有婚外情。婚外情对象是一个名叫蔻蔻的在读女博士。麦克在与蔻蔻的交往过程中隐瞒了自己已婚和有孩子的事实。麦克说：“我怕她离开我。我知道这样不会有好结果，可我就是舍不得。”半年多来，他们经历过多次分分合合。

蔻蔻曾经问麦克是否结过婚，但他否认了。蔻蔻说即使他结过婚，她也不会在意。麦克也相信她不会在意。但麦克说：“我有孩子，我感觉她会接受不了。”

麦克想告诉蔻蔻自己有孩子，即使她仅有 1% 的希望接受自己，但他也想尝试一下。不过，麦克还是怕她接受不了，不知道该如何选择。

1.2 首次会谈的结束

雪梅清晰地讲述了自己的问题。

“我在网上和别人聊得很好，在现实生活中就很少说话。我跟同学在一起时一般不说话，在热闹的场合会保持沉默，避免引起关注。在课上回答问题和当众演讲时，我会非常紧张。”

“好多人说我说话声音小，这让我很苦恼。和别人说话时，我感觉面部肌肉十分僵硬，经常强装笑脸来掩饰。要是聊两个小时，自己都会感到面部肌肉很疲惫。”

“我希望能够掩饰存在感。我怕别人提到我，总是选择不引人注意的位置待着。”

“我不想去学校，不想与人交往。我是为了顺利毕业才去上课的。现在已经是大三下半学期了，我很快就要面临毕业和找工作了。我也知道不和别人交往不现实，在学校我要和老师、同学打交道，工作后我要和领导、同事、客户打交道，所以我必须学会和别人交往。”

“我希望像周围的同学那样，想说就说，想笑就笑，在与人交往时轻松自在。当然，我也希望自己能够有几位朋友。”

在讲述过程中，雪梅大部分时间都是低着头的。她偶尔会抬起头看看慧玲，当她确认慧玲在听她的故事后，又继续低着头讲述。在雪梅说到自己说话声音小的时候，慧玲意识到雪梅说话的声音的确很轻。

1.2.1 技能解析

首次咨询会谈的结束环节非常重要，结束环节的会谈效果会直接影响来访者继续咨询的意愿。首次咨询会谈属于评估性会谈。在通常情况下，首次会谈结束后，咨询师应当给来访者反馈会谈结果，并且明确未来咨询方向和计划。

如果评估性会谈需要两次或更多次的话，请把结束环节放在最后一次进行；如果评估性会谈只有一次的话，请把结束环节放在首次会谈的最后。评估性会谈的结束环节包括以下内容。

1. 确认问题清单

通过评估性会谈、来访者的主动讲述和咨询师有针对性的提问，咨询师就可以对来访者的问题有所了解。最后，咨询师需要和来访者确认会谈中所搜集到的问题，看看自己对于来访者的问题是否有遗漏。咨询师常见的提问方式有：“**通过会谈，我了解到你面临这样一些问题……另外，我还想知道你有要补充的吗，我搜集的问题是否有遗漏？**”

需要提醒咨询师的是，对于来访者存在问题的描述应当用原汁原味的语言，尽量不要用专业术语进行变换。比如，来访者说自己睡眠不好、晚上经常睡不着，咨询师就不要描述为“存在睡眠障碍”，因为来访者会难以理解“睡眠障碍”，不确定咨询师所说的和自己所说的是否是一回事。

2. 明确咨询目标

来访者前来咨询的愿望是什么，希望通过心理咨询解决什么问题，或者实现什么样的改变，这是咨询师和来访者需要确认的问题。如果咨询师期望的结果和来访者所期望的不一致，双方的配合就会存在问题，可能出现来访者不愿意完成家庭作业，不愿意改变，甚至终止咨询的情况。

咨询师确认来访者存在的问题以后，就可以了解来访者的咨询期望了。咨询师可以这样问：“**我想知道，你希望通过心理咨询解决什么问题？**”“**如果你的问题解决了，你的生活会有哪些改变？**”

在了解来访者的咨询期望后，就可以明确咨询目标了。在认知行为疗法中，明确的咨询目标是非常重要的，它起着指引会谈方向的作用，有助于咨询联盟的构建。如果来访者的期望是通过心理咨询可以实现的，咨询师就可以直接把它作为心理咨询目标。如果来访者对期望的表述是负面的问题解决（如“不再抑郁”），咨询师可以在此基础上补充正面的目标描述（如“不再抑郁，让心情变好”）。就明确咨询目标而言，咨询师可以这样说：“**我们来聊一聊咨询目标。咨询目标就是通过咨询所期望达成的结果。你看我们把咨询目标确定为这个怎么样？**”

需要注意的是，由于首次会谈时间有限，咨询目标的表述只是一个大概的方向，详细的咨询目标描述需要在下次会谈中落实。

3. 制订咨询计划

在明确咨询目标后，来访者很自然地想知道需要进行多少次会谈、间隔多长时间进行一次会谈及每次会谈的时间等信息，这些信息是来访者决定是否继续咨询的重要条件。如果解决问题所花费的时间周期太长或者咨询费用超出自己的承受能力范围，来访者就可能不再继续咨询了。

在说明咨询频率时，咨询师可以这样说：“**我们每周见一次，如果你有好转，我们可以适当延长间隔时间，如两周见一次。到时我们再商量。**”

关于会谈次数，咨询师可以这样表述：“**我现在很难给出准确的咨询次数，我初步估计需要 ×× 次至 ×× 次。具体次数要看咨询进展速度和咨询过程中是否有其他问题要解决。**”

关于巩固性会谈，咨询师可以这样说：“**即使我们结束咨询，我们也会建议你几个月后再来一次，就像你在医院手术后需要复查一样，你也需要巩固咨询的效果。**”

4. 咨询付费方式

咨询师在把咨询问题、目标和计划交代清楚后，接下来就是对有关咨询付费的问题进行说明。关于咨询付费，有的人喜欢按次付费，有的人喜欢按疗程付费。为了确保咨询效果，我建议来访者按疗程付费。因此，咨询师需要告知来访者付费规则，并解决有关付费方式的分歧。

咨询师可以这样说：“**认知行为疗法咨询和许多流派的咨询一样，都是要按疗程付费的，所以你需要预先缴纳一个疗程的费用，然后我们再安排咨询时间，到时你直接来咨询就可以，不用另外付费。**”关于退费或续费，咨询师可以这样说：“**如果咨询结束时你缴纳的费用还有余额，我们会在结案时退还给你；如果本次疗程结束，你还需要继续咨询，到时请你再考虑是否需要缴纳下一个疗程的费用。**”

有的来访者希望按次付费而不是按疗程付费。来访者希望按次付费的原因主要有以下两个：一是根据咨询效果决定进退，一旦咨询效果不理想，自己随时可以终止咨询；二是咨询费用支出困难，可能一次付不起一个疗程的费用。如果来访者希望按次付费而不是按疗程付费，咨询师可以这样解释。

- 你是否有住院的经历？如果有，你会发现医院手术是否成功需要在整个手术完成后才能判断效果。你是无法在手术前或手术中的某个环节来决定手术是否继续下去。故此，你一旦决定手术，就需要缴纳整个手术费用，而不是根据手术进展决定是否继续缴纳费用。

- 如果问题没有严重到手术阶段，只是用药的话，你会发现，用药有一个显效的过程，有些药用过三四次（1～2天）就会显效；而有些药则需要持续用20多次（1周多）才会显效。因此，你要有耐心。
- 心理咨询也是一样的。对于一些比较简单的心理问题，大致需要四次会谈我们就能够看到初步效果；而对于一些比较严重的心理问题，我们则需要更长时间才能看到效果。为了维持稳定的咨询关系，正规的CBT咨询机构都是按疗程付费的。

5. 会谈反馈

在会谈结束时，咨询师需要了解来访者对今天的会谈是否满意，有什么困惑或不满等情况。如果来访者存在困惑或不满，咨询师就可以采取措施消除，这将有助于维持咨询关系，使心理咨询得以继续下去。咨询师可以询问来访者以下两个问题。

- 对于今天的会谈，你还有什么问题吗？
- 在今天的会谈中，有什么让你感到困惑或不舒服的事吗？

6. 预约下次会谈

咨询的最后环节是确定下次会谈时间。在会谈过程中确定下次会谈时间能最大限度地确保心理咨询有规律地进行，最理想的咨询时间是下周同一时间。咨询师可以这样说：**"下次咨询我们还在同一时间，可以吗？"**如果来访者有困难，双方可协调其他时间。

7. 关于联系方式

有的来访者希望得到咨询师的联系方式，他们觉得如果有咨询师的联系方式，俩人之间的情感联系就会更紧密一些。如果咨询师愿意给对方个人联系方式，最好事先告知对方，联系方式的用途仅限于预约咨询或处理预约改期，以免让来访者感到失望。

1.2.2 咨询现场

会谈进行了40分钟，慧玲觉得是时候进入首次会谈的结束环节了。听了雪梅对自己当下情况的描述，慧玲已经心中有数了，至于雪梅的成长经历，她打算以后再了解。

当雪梅说话停顿时，慧玲接过话说："我仔细听了你的故事，对你的问题有了初步的了解，你在不喜欢交往的情况下还能坚持上学非常不容易。"雪梅似乎有了一些触动。

看到雪梅变得柔和的眼神，慧玲接着说："今天的会谈还有 10 分钟，我们进入下一个环节。在这个环节里，我会和你确认存在的问题、咨询的期望或目标等内容，可以吗？"雪梅点了点头。

慧玲说："通过你的讲述，我了解到你目前面临这些问题：（1）和别人在网上聊得很好，面对面时就很少说话；（2）课上回答问题和当众演讲会让你觉得很紧张；（3）别人觉得你说话声音小，表情不自然（强装笑脸）；（4）在人群中你不希望被人注意到，想掩饰自己的存在感。"

听到慧玲讲述自己的问题，雪梅觉得遇到了知音，被人理解的感动在心中涌动。她看着慧玲，重重地点了点头。

看到雪梅的表情，慧玲知道自己抓住了问题的要点，便询问雪梅："关于你的问题，我说的有没有遗漏？或者你有没有想要补充的？"

雪梅回答说："没有了。"

"好的，我了解你的问题了。如果以后需要补充问题，请随时告诉我。"慧玲看了看雪梅，停顿了一下，接着说："我想了解你前来咨询的愿望是什么，也就是你希望通过心理咨询让生活发生哪些改变？听你说说自己的愿望对我很重要，我想确认我的理解是否正确。"

雪梅露出一丝微笑，说道："我知道自己需要和他人打交道。我希望在与人交往时轻松自在一些，想说就说，不需要有太多的顾虑。"

慧玲问道："你的目标是希望自己在现实生活中也能像在网上聊天那样轻松自然地与人打交道，是吗？"

雪梅看起来情绪更加放松："对，就是这个意思！"

"你的这个目标通过心理咨询是能够实现的。"

听到慧玲这样说，雪梅彻底放松了。慧玲注意到雪梅双手用力地撑着沙发，她似乎想把自己的身体举起来。雪梅的脸上露出了自然的微笑。

慧玲也被雪梅的情绪所感染，语气变得轻快。她移动了自己的位置，离雪梅更近一些。慧玲注视着雪梅说："你大概需要 12 ~ 16 次会谈。我们每周进行一次。随着咨询进展，以后会变成每两周一次、每三周一次，甚至每月一次，整个咨询过程大概需要4 ~ 6个月的时间。对于这个安排，你有疑问吗？”

“没有，我听你的。”

“谢谢”，慧玲接着说，“即使咨询结束了，我也建议你在未来一年里回来做2 ~ 3次巩固性咨询会谈，就像来访者去医院做完了手术，过一段时间要去医院复查一样。”说到这里，慧玲停顿了一下，看看雪梅有没有想说话的意思，雪梅没有表示疑问。

慧玲接着告知咨询要按疗程付费的问题，雪梅没有表示异议。对她来说，通过心理咨询能解决自己的问题是最开心的事了，付费方式对她来说不是问题。

慧玲问雪梅：

“对于今天的会谈，你还有什么问题吗？”

“没有。”

“对于今天的会谈，你有什么困惑吗？”

“没有。”

“我们来说一说下次的咨询时间，你觉得我们是安排在下周同一时间，还是安排在周六上午10点？”

“我有充分的时间，哪天都行。”

“我们就定在周六上午10点。”

说到这里，慧玲转过头看了看博古架上的时钟，雪梅也随着慧玲的目光看了看时钟，心中感慨：“时间过得好快，50分钟就这么过去了。”

慧玲起身，雪梅也随着起身。慧玲握着雪梅的手说：“我们今天的会谈就到这里，非常高兴与你会谈。从下次开始，我就开始帮助你解决问题了。”雪梅提高声音说了一声“谢谢”，她怕咨询师不能感受到她的感激之情。

随后，慧玲把雪梅送出咨询室，结束了此次会谈。

1.2.3 课堂练习

请以下面的个案为例，练习首次会谈结束的咨询技能。第一个案例旨在练习按照结束环节要求，在会谈中呈现“确认问题清单”“明确咨询目标”“制订咨询计划”“会谈反馈”和“预约下次会谈”五个部分技能；第二个案例练习增加了“咨询付费方式”和“关于联系方式”内容的讨论，重点演练咨询师要如何应对来访者的各种要求。

个案 1　梦瑶个案

参见前文“梦瑶个案”。

个案 2　麦克个案

参见前文“麦克个案”。

1.3　咨询性会谈的开始

时间过得真快，转眼一周过去了。

“今天是周六，上午还得去心理咨询中心，自己可不能迟到。”雪梅在心里这样念叨着。雪梅想差不多该准备出门了，宿舍里只有她一个人，室友已经去图书馆了，自己不用和谁打招呼，想到这里，雪梅感到很轻松。

雪梅从地铁站里出来，几分钟就到了心理咨询中心，她比上次早到了几分钟。“可能是第二次来路熟的缘故吧”，雪梅心想。

进入咨询室，爱芬热情地招呼雪梅在等候区稍等片刻。

1.3.1　技能解析

评估性会谈结束后，我们就可以开始咨询性会谈了。首次咨询性会谈的开始环节与结束环节和评估性会谈（首次会谈）的开始环节与结束环节略有不同。就咨询性会谈的开始环节而言，主要有心境评估、获取最新信息、家庭作业回顾和议程设置四个环节。

1. 心境评估

来访者进入咨询室后，咨询师与来访者谈的第一个话题就是询问其心情如何，从而对来访者最近一周的心境进行评估。心境评估有两种方式：一种是心理问卷评估，就是要来访者填写一份情绪状态的问卷（如焦虑问卷、抑郁问卷），如果采用问卷评估方式，通常在正式会谈开始之前完成；另一种是口头报告，就是邀请来访者用情绪词汇来说明自己的心境，并用数字说明情绪的强度。比如，咨询师可以这样问：**“这周你主要体验到什么样的情绪，焦虑、抑郁、愉快，还是别的？”**当来访者回答主导情绪名称后，咨询师就可以接着问：**“××情绪的强度如何？如果用0到100分来评价的话，你会给多少分呢？”**

2. 获取最新信息

从上次结束咨询到这次咨询期间，来访者的生活（包括工作、学习等）一定发生了一些变化，有些变化是正面的，有些变化是负面的。有些变化是来访者想提出来讨论的，有些积极的进展是他想向咨询师报告的。因此，咨询师主动询问两次咨询期间发生了什么事情、生活有什么改变，既表达了对来访者生活的关心，又搜集了心理咨询进展的信息。咨询师搜集最新信息的询问方式很简单：**“从上次咨询到现在，你的生活中发生了哪些事情？”**

3. 家庭作业回顾

布置家庭作业是认知行为疗法的特色，也是提升咨询效果的重要措施。每次会谈结束时，咨询师都会给来访者布置家庭作业，在下次咨询会谈的开始环节就要回顾家庭作业，从而了解来访者家庭作业的完成情况。需要说明的是，首次咨询性会谈开始时不需要回顾家庭作业，因为在一般情况下，咨询师在评估性会谈（也就是上次会谈）结束后不会给来访者布置家庭作业。如果咨询师希望了解家庭作业的完成情况，可以这样问：**“我们来看一看上次家庭作业的完成情况，”**然后按照上次家庭作业的项目逐项回顾，**“上次安排的作业的第×项是×××，你完成的情况怎么样？”**

4. 议程设置

开始环节的最后一项工作就是确定今天要讨论的话题清单，即议程设置。议程设置的目的有两个：一是为了确保重要的话题优先被讨论，从而避免因为时间限制而无法讨论或导致会谈延时，二是为了聚焦讨论的话题，避免随意讨论而跑题。

议程设置有两项工作：一是罗列需要讨论的话题（或议程），二是从中选择优先讨论的话题。会谈议程既可以由来访者提出，也可以由咨询师提出。为了表示对来访者的尊重，咨询师可以先询问来访者有什么样的话题（或事情）

希望被讨论。比如，咨询师可以这样问：**“你今天来咨询，有没有想要和我讨论的话题？”**当来访者谈论希望讨论的话题时，咨询师要求其简要表述即可，不必涉及具体细节或过程，避免耽误时间。

至于议程选择，咨询师可以询问来访者，在议程清单所罗列的众多话题中，希望优先讨论哪个话题。在一个 50 分钟的会谈中，一般情况下只能讨论 1 ~ 2 个议程。因此，确保优先话题被讨论就很重要。咨询师可以这样说：**“因为时间关系，我们能讨论的话题有限，你希望哪个话题被优先讨论？”**需要说明的是，如果咨询师觉得某个话题（如咨询设置、咨询关系之类的话题）需要优先讨论，可以与来访者协商话题的讨论顺序。

与咨询性会谈不同的是，首次咨询性会谈一般是从议程设置开始的。在议程设置的过程中，咨询师会告诉来访者今天的会谈任务清单，然后询问来访者是否有议程要补充进去，最后是心境评估和获取最新信息环节。由于评估性会谈往往不需要布置家庭作业，因此没有家庭作业回顾环节。也就是说，**首次咨询性会谈的开始环节有议程设置、心境评估和获取最新信息三项内容。**

1.3.2 咨询现场

时间到了，慧玲从咨询室里走出来，把雪梅迎了进去。对于这个房间，雪梅是熟悉的，因为上次她来的就是这个咨询室。雪梅还是选择了靠窗的那个单人沙发坐下，慧玲依然坐在长沙发靠近雪梅的一侧。

“很高兴再次见到你，欢迎！”双方坐下后，慧玲先开口说话，雪梅没有说话，只是微笑着点了点头。

慧玲接着说：

“我们先来看一下今天的会谈安排，确定要谈论的项目或话题，就是我们所说的议程设置。每次会谈开始时我们都会这么做，目的是为了把会谈用在对你来说最有帮助的内容上。”慧玲稍作停顿，看了看雪梅，雪梅并没有想要说话的意思。

“由于今天是首次咨询性会谈，因此有些固定的会谈项目要安排。接下来，我先说一下大概的安排，然后请你补充你想要讨论的内容，你看行吗？”

“好的。”

“首先，我会向你了解这周的心情如何，以及有什么重要的事情发生。然后，我们会继续讨论咨询目标并细化咨询目标，把它变得客观可执行。接下来，我会给你介绍产生心理问题原因和心理咨询原理，让你知道为什么会存在当下的问题，以及要通过什么方法来解决这些问题。在此之后，我们会挑选一个具体问题来处理。”

慧玲介绍了有关咨询开始和中间环节的内容，停顿了一下，抬头看着雪梅，语气温和地问：“对于我刚才说的这些内容，你有问题吗？”

雪梅说：“我没有问题，我听你的。”

得到雪梅的确认后，慧玲转身拿起水杯，喝了点水，继续说：“在会谈过程中，有些重要的内容会对你有帮助，我会请你把它记录下来，这样你回家以后就可以再次阅读。这样做有助于巩固咨询效果，提高咨询效率。在今天咨询的最后环节，我们会进行回顾，请你说一说今天有哪些收获，我也会分享我的总结。我也会了解对你咨询的感受，以及你有什么困惑和问题。在最后环节还有一个非常重要的内容，就是确认你回家后可以做一些什么事情来巩固咨询效果，就像你上学时要完成家庭作业一样，我们暂且把它称为‘家庭作业’。如果你不喜欢这个名字，我们可以换一个名字，如行动任务、自助计划或霹雳行动等。”

“以上就是今天会谈的大概内容，你清楚了吗？”慧玲关怀地看着雪梅，“明白，可以。”雪梅回应道。

慧玲接着询问道：“今天你有想聊的问题吗？”

“下周一有一个面向全班同学的课程演讲，我很紧张，有什么办法解决？”

“好的，我们把这个题目列入今天要讨论的议程中。”

说到这里，慧玲意识到议程设置部分已经介绍完了，接下来就该进行心境评估和获取最新信息，于是她问雪梅：“这周你的心情如何？如果用一个词来描述的话，你会用什么词？高兴、郁闷、忧虑、紧张，还是别的？”

雪梅回答说：“紧张。”

“你的紧张程度如何呢？如果0分表示一点都不紧张，100分表示特别紧张，那么你会给自己打多少分？”

雪梅回答说：“50分吧。”

“这周有什么特别的事情发生吗？”

雪梅并没有立即回答，她扶了扶眼镜，向左上方看去，慧玲知道她是在思考。片刻之后，雪梅说："在周三的政治课上，我坐在教室后面一个不引人注意的座位上。老师提出一个问题，他说'请学号是36号的同学来回答'，而我正是36号。我感到非常意外，特别紧张，站起来不知道该说什么。这种场面让我非常尴尬。我在那里站了好久，就像过了一个世纪。"

"好的，我们把这件事情记录在议程里。"慧玲回应后接着问道，"还有其他事情发生吗？"

雪梅说："其他没有了。"

聊到这里，慧玲看了一眼博古架上的时钟，时间已经过去了6分钟。慧玲心想，开始环节的会谈时间把握得非常好，自我感觉非常满意。当然，雪梅并没有捕捉到这些，她沉浸在自己的世界里。

1.3.3 课堂练习

请以下面提供的个案为例，练习咨询性会谈开始环节的咨询技能。第一个案例练习涉及议程设置、心境评估及获取最新信息等首次咨询性会谈中的技能，第二个案例练习涉及心境评估、家庭作业回顾、获取最新信息和议程设置此四项会谈技能。

个案1 梦瑶个案

在首次咨询会谈后的一周后，期中考试成绩出来了，梦瑶的考试成绩在班级排名第一，但数学成绩明显下滑。她被数学老师叫到办公室谈话，班主任要求她继续努力，争取得到更好的成绩。期中考试已过，近期也不会有考试，生活又恢复常态，梦瑶的心情比上周放松了许多。

个案2 麦克个案

经过首次咨询性会谈，麦克同意把明确与蔻蔻关系发展结局作为咨询目标。

在过去一周里，他的焦虑情绪有所减轻，但情绪显得有些低落。上周他们闹得很不愉快，已经有两天不联系了。在工作方面，因为领导对工作流程和业务标准做了调整，麦克需要花时间去适应工作变动带来的挑战。

1.4 咨询性会谈的结束

慧玲拿起第一次咨询会谈记录，抬起头看了看雪梅，语气平和地说："我们先确定一个更详细的咨询目标，它可以为我们指明心理咨询的方向。"

慧玲停顿了一下，看了看会谈记录，说："上次我们把咨询目标设定为在现实生活中与人聊天时感到轻松自然。如果你的问题解决了，你的社交生活会有哪些改变？"雪梅报告了自己的想法。经过讨论，她们共同确定了更详细的咨询目标。慧玲拿出一个笔记本递给雪梅，指导雪梅在笔记本的首页写下了下面这份咨询目标清单。

- 与人说话时声音洪亮，很少有人会提出自己有说话声音小的问题。
- 愿意在课上发言，敢于主动挑战当众演讲。
- 愿意抛头露面，被人注意。
- 在聊天中能够争取发言机会。
- 减少与人沟通时的紧张或焦虑情绪。

雪梅在写好咨询目标清单后，慧玲通过具体化和概念化的方法，与雪梅商定了议程——下周一要面向全班同学演讲。慧玲让雪梅想象自己演讲时的场景，雪梅想到自己"搞砸演讲，说话结结巴巴"并体验到紧张的情绪。她的应对方法就是花更多时间去准备演讲稿，然而这个方法并不好用。

慧玲从蓝色的板夹里取出一张纸，在纸上面写下"情境—自动思维—情绪—行为"这四个概念。她结合雪梅在周一课上演讲中的自动思维、情绪和行为解释了认知行为疗法原理，即情境引发自动思维，自动思维导致情绪，情绪驱动行为。在此基础上，她解释了干预策略，即改变认知就能改变情绪，改变行为方式就能有效应对情境。

雪梅觉得认知行为疗法的原理很容易理解，便接受了这样的说法。她对于心理咨询能够帮助自己解决问题增加了一份信心。"既然如此，怎样才能让自己对下周的演讲不那么紧张呢？"雪梅充满期望地问道。

"调整对演讲的认知就可以。"慧玲回答说，"让我们一起来看一看你的想法是否有效。"慧玲邀请雪梅预测演讲最坏和最好的结果，并给出了面对最坏和争取最好的行为策略。

明白了应对演讲的策略后，雪梅的眉头舒展了许多。

1.4.1 技能解析

认知行为疗法对于会谈有规范的安排，会谈开始环节和会谈结束环节都有相对固定的内容。设置相对固定的会谈内容或环节，一方面有利于咨询师搜集必要的会谈资料，另一方面也是咨询会谈效果的重要保障。

咨询性会谈结束阶段有三个主要内容或环节：一是需要对本次会谈内容或要点进行总结；二是需要确认本次会谈后的家庭作业；三是需要进行会谈反馈。

1. 会谈总结

对咨询会谈进行回顾有助于来访者检视自己从会谈中有什么样的收获。此外，通过回顾，咨询师也能了解来访者会谈的收获是什么，评估咨询目标的完成程度或咨询的进展程度。一般来说，咨询师和来访者都需要对会谈内容进行总结，谁开始进行会谈总结都可以。在咨询初期，咨询师要示范会谈总结，然后请来访者进行总结。随着时间的推移，咨询师可以请来访者先做会谈总结，咨询师最后补充。

对于会谈总结，咨询师可以这样说：“**本次会谈所剩时间不多了，让我们对今天的会谈做一个总结。我先总结，然后你再总结，好吗？**”待对方确认后，咨询师接着说：“**以后我们每次会谈结束，都有一个会谈总结，如果你愿意，下次会谈总结由你先进行。**”

之后，咨询师就可以对本次会谈进行总结。咨询师可以说明本次讨论了哪些内容，有哪些认知观点和行为的改变。例如，对于首次咨询性会谈，咨询师可以这样说：“**在今天的会谈中，我们明确了咨询目标，说明了 CBT 的基本原理，即观念决定情绪，改变观念就能改善情绪，改变行为就能解决问题。我们还讨论了你提出的问题，通过对这些问题的讨论，我得出了新的认知观念，在此基础上，你愿意尝试去实践 ×××（活动或行为）。**”在这段文字中，咨询师总结了会谈中间环节的三个议程：明确咨询目标、自动思维心理教育和对某个具体议程的处理。咨询师在介绍每个议程的时候适当地总结了有关内容，而这些内容都是咨询师希望传递给来访者的。

来访者的总结相对简单，他只需要回顾自己的收获即可。比如，咨询师可以这样问：“**今天的会谈给你印象最深刻的内容是什么？**”“**通过今天的会谈，你有什么收获？**”“**通过今天的会谈，你对 ××× （议程或事情）的想法或者行为意象有什么样的改变？**”

2. 确认家庭作业

布置家庭作业是认知行为疗法的特色之一，也是提升咨询会谈效果的重要保障。在咨询会谈中，咨询师会随着咨询的进展给来访者布置家庭作业，到咨询结束环节，咨询师需要跟来访者确认家庭作业的完成情况。

对于会谈中列出来的家庭作业，咨询师应当询问来访者完成的意愿和有可能妨碍家庭作业完成的自动思维，并在来访者开始作业之前帮助其处理妨碍作业完成的自动思维，最大限度地促成家庭作业的完成。

在确认家庭作业时，咨询师可以询问来访者以下两个问题。

第一，你完成这项作业的可能性有多大？

第二，你完成这项作业会有什么问题吗？

对于第一个问题，实际上就是要来访者用百分数评估完成家庭作业的可能性，对于完成可能性低于 50% 的家庭作业，咨询师就可以放弃此项作业；对于完成可能性在 50% ~ 90% 之间的家庭作业，咨询师可以将其安排为可选作业；对于完成可能性在 90% 以上的家庭作业，咨询师就可以确定此项作业需要来访者完成。

对于第二个问题，主要目的是了解妨碍来访者完成家庭作业的自动思维。如果来访者完成家庭作业的意愿低于 80%，而这项作业又是推进咨询进展所必需的，咨询师就有必要了解妨碍来访者完成家庭作业的自动思维。如果有时间，咨询师可以应用认知行为技术对妨碍来访者完成家庭作业的自动思维进行处理；如果没有时间，咨询师就可以放在下次会谈中讨论。

确认家庭作业后，咨询师要告知来访者下次会谈开始有回顾家庭作业的环节，这样会增强来访者完成作业的积极性。

3. 会谈反馈

在咨询会谈进行中，如果咨询师的某句话、某个表情或某种安排让来访者产生了一些负面的想法或情绪，而这些负面的想法和情绪又没有及时化解，就会影响咨询关系，进而导致咨询中止或者引发来访者的投诉，甚至是其他更为严重的事情发生。因此，在每次会谈的最后，咨询师应当了解来访者对于此次会谈的感受，及时化解来访者的负面想法和情绪。对于会谈反馈，咨询师可以询问来访者以下三个问题。

第一，今天的会谈对你有帮助吗？

第二，今天的会谈有让你感到不舒服或者困惑的地方吗？

第三，对于今天的会谈，你还有什么问题吗？

1.4.2 咨询现场

咨询师慧玲抬头一看，时间过得真快，今天的会谈差不多要结束了。她伸出手捋了捋耳侧的头发，似乎要整理一下自己的思路。这是她的习惯动作，每次在她要发表谈话的时候，她都会习惯性地做这个动作。

她用温暖的目光看着雪梅说："今天会谈差不多要结束了。在会谈结束之前，我们还有几个流程需要完成。我们先要回顾本次会谈的收获，也就是进行会谈总结。今天是第一次做总结，你可能不太熟悉，所以我先总结，以后可以由你先总结。你觉得呢？"雪梅微笑着点了点头。

"在今天的会谈中，我们主要做了三件事情：一是确定了更加详细的咨询目标清单，这份清单已经记录在你的咨询笔记上了；二是介绍了认知行为疗法的原理和干预策略，说明了自动思维会影响情绪和行为、改变认知和改变行为有助于缓解情绪和解决问题；三是讨论了下周一课上演讲的议程，这方面的收获我就不讲了，由你来说。"

雪梅边翻咨询笔记边说："咨询目标清单让自己更加明确了咨询能够给我带来哪些改变，也知道了自己努力的方向。通过学习认知行为疗法环形原理图，我明白了自动思维是影响情绪和行为的直接原因，改变认知就可以调节情绪，改变行为策略就可以解决问题情境。在下周一的课上演讲中，我既要看到演讲有失败的可能，更要看到演讲有成功的可能。想到这些，我就放松了许多。"

慧玲赞许地看着雪梅，继续说道："以后我们每次会谈结束前都会进行总结，目的是巩固当天的会谈成果，看看自己有什么收获，你今天总结得非常好，不仅总结了会谈议程，而且总结了每个议程中自己的心得。"

“接下来，我们要确认你回去后可以做的一些事情，这就是我们所说的家庭作业。”慧玲接着说，“在讨论下周一课上演讲议程时，我们聊到了你回去之后要做的事情，你还记得都是什么事情吗？”

“记得。”雪梅说，“就是我回去后做适度的准备就可以了，也就是花费大约 2 小时准备就行，不用花费更多时间。”

慧玲点头，然后说：“是的。你完成这项作业的可能性有多大？”

“60%。”

“为什么？”

“我担心准备时间少了，表现会更糟。”

“这是你的自动思维，你觉得有什么办法来检验这个想法是正确的？”

“我可以按照这个方法试试看，看看这次课程演讲的结果如何。”

“你曾经说过，你花费很多时间准备并没有让你表现得更好，也没有减轻你的紧张感。那么，我们应该另辟蹊径，减少一些准备时间，这样做会不会让你更好些呢？”

听到这里，雪梅笑着说：“虽然我有些担忧，但我还是愿意去试试看。”

确定了这项家庭作业后，慧玲还向雪梅交代了监控自动思维的家庭作业，并递给了雪梅一份自动思维监控表，向她示范如何填写这张表，雪梅表示自己明白填写表的要求。

慧玲问：“今天的会谈你有什么收获吗？”

“我明白了通过改变认知和改变行为能够解决我的心理问题。”

“你总结得很好，这句话概括了认知行为疗法的基本原理和方法。今天的会谈有让你感到困惑或者不舒服的地方吗？”

“没有。”

“今天的会谈快要结束了，你还有什么问题吗？”

“没有问题，我回去先试试看，然后向你报告。”

“好的，我们下周会谈的时候就听听你实施的结果，今天的咨询就到这里。”慧玲边说边起身。看到咨询师站起来，雪梅也跟着站起来。等雪梅把咨询笔记放进书包后，慧玲就和雪梅一起走出了咨询室。

1.4.3 课堂练习

请以下面提供的个案为例，练习咨询性会谈结束的会谈技能。第一个案例练习涉及来访者比较配合情况下的会谈总结、确认家庭作业及会谈反馈等环节会谈，第二个案例练习涉及来访者可能在确认家庭作业或会谈反馈环节提出的一些疑问。

个案1 梦瑶个案

在评估性会谈所确定的“减轻考试焦虑，有效应对老师的期望和批评”这一咨询目标的基础上，在本次会谈中，咨询师帮助梦瑶对咨询目标进行了细化，明确了咨询目标清单。

结合梦瑶被数学老师叫到办公室谈话的议程，咨询师应用概念化技术，明确了情境、自动思维和情绪体验的具体内容：情境是数学老师说有两道题错得不应该，这两道题多数同学都能做对；梦瑶的自动思维是“老师在批评我，认为我有负老师的期望”；情绪体验是内疚。

咨询师在概念化的基础上，用认知行为疗法模式图示解释了认知行为疗法的原理和干预方法。随后咨询师应用认知行为疗法的技术处理了梦瑶的自动思维，并得出了认知改变（新的思维）和行为改变（新的行为反应）。

个案2 麦克个案

在评估性会谈中，麦克与咨询师同意把确定与蔻蔻的关系发展作为咨询目标，经过一周与蔻蔻的互动，麦克并没有下定决心和蔻蔻走到一起。因此，在第二次咨询会谈中，咨询师没有与麦克明确具体的咨询目标清单。

咨询师结合麦克与蔻蔻在看电影的过程中在买饮料和零食的问题上所发生的争执和不愉快，进行了概念化处理，并解释了认知行为疗法的原理和干预策略，麦克表示了理解和同意。

最后，麦克和咨询师讨论了过去几天他想念蔻蔻又不想低三下四求复合的心情。咨询师应用认知行为技术对此进行了干预。经过干预，麦克调整了自己对于与蔻蔻联系的看法，愿意主动和蔻蔻联系，以缓和他们之间的矛盾冲突。

1.5 心境评估

“周末，又该去见咨询师了。”雪梅喃喃自语道。有了两次心理咨询经验，雪梅对心理咨询有了期待。

今天，她决定早些出门，这样在路上就可以稍微慢点，欣赏城市的风景。

北方的气候有它的好处，那就是四季分明：春有春的希望，夏有夏的火热，秋有秋的充实，冬有冬的冷静。雪梅想，过两天就到春分了，尽管春天在北方来得晚一些，但终究还是快来了。

想到这里，雪梅觉得自己更加有力了，不由地加快了脚步。

1.5.1 技能解析

情绪不好是心理问题临床症状之一，情绪好转是心理咨询进展的重要指标。在认知行为疗法的咨询会谈中，咨询师每次都要对来访者的情绪状态进行评估，即进行心境评估。心境评估有两种形式：一种是心理问卷评估，另一种是情绪标尺评估。

1. 心理问卷评估

能应用心理问卷来评估的情绪主要是焦虑情绪和抑郁情绪。

典型的焦虑问卷有贝克焦虑问卷（BAI）、焦虑自评量表（SAS）和汉密尔顿焦虑量表（HRMA）。另外，还有针对特定焦虑问题而编制的问卷，如考试焦虑问卷、社交焦虑量表及演讲者信心自评量表等；也有针对儿童的社交焦虑量表。

典型的抑郁问卷有贝克抑郁问卷（BDI）、抑郁自评量表（SDS）和汉密尔顿抑郁量表（HRSD）。另外，还有针对老年人的抑郁问卷，如老年人抑郁量表（GDS）。

需要说明的是，并没有如焦虑问卷那样存在针对特定抑郁问题的问卷。

焦虑问卷和抑郁问卷有两种评价方式，一种是自评方式，另一种是他评方式。自评方式是指让来访者阅读问卷的每一道题目，由来访者评定每道题目所描述的问题在自己身上的严重程度；他评方式是指由咨询师观察来访者的表现，并评定问卷中的每道题目所描述的问题在来访者身上的严重程度。在上述问卷中，焦虑自评量表、抑郁自评量表、贝克焦虑问卷和贝克抑郁问卷都是自评问卷，而汉密尔顿焦虑量表和汉密尔顿抑郁量表是他评问卷。

咨询师要应用心理问卷对来访者的焦虑或抑郁情况进行心境评估，其通常的做法是把心境评估安排在心理咨询正式会谈开始之前。咨询师要求来访者通过填写焦虑问卷或抑郁问卷就最近一周的心境进行整体性评估。在此，咨询师要向来访者强调两点，一是问卷评估的时间周期是“最近一周”，二是整体评估，即对一周七天的表现进行综合评价。

咨询师一旦采取某个焦虑问卷或抑郁问卷评估来访者心境，就应当持续安排相同的问卷进行评估，以便通过连续性评估追踪来访者情绪改善的过程和状况。咨询师最好不要随便更换测评问卷。

2. 情绪标尺评估

情绪标尺评估就是用百分数描述情绪的强度。咨询师可以通过来访者评估某种情绪强度的变化，从而了解其情绪状态和咨询进展。

在情绪标尺评估的具体操作方面，咨询师要注意以下问题。咨询师需要先确定情绪词汇，也就是自己用消极情绪词汇进行评估，还是用积极情绪词汇进行评估。比如，对每天都感到焦虑的来访者来说，“焦虑”情绪就是他经常体验到的情绪（可以通过概念化确定这一点）。咨询师可以把“焦虑”情绪的程度作为评估对象，邀请来访者进行评估。咨询师和来访者可以通过焦虑评分的降低印证咨询的进展。

需要注意的是，有不少来访者追求完美，希望焦虑情绪的强度下降到 0。事实上，当焦虑情绪的强度下降到一定程度（如 20% ~ 30%）时，就会出现停滞现象。当这个现象出现时，来访者可能会认为咨询没有进展。

因此，在更多情况下，咨询师会选择正面的、积极的情绪词汇进行评估。“焦虑”情绪的对立面是“放松”，来访者要评估自己感到情绪放松的程度。

确定情绪词汇后，接下来咨询师要对情绪程度进行量化。在通常情况下，咨询师要先给来访者解释情绪标尺。比如，咨询师可以这样说：“**我们这里有一个情绪标尺，请你用百分数表示你现在体验到的某种情绪（如失望的程度）。0 表示一点也没有这种情绪，100% 表示这种情绪达到极度状态。你可能曾经经历过这种极度状态，也可能没有经历过。如果没有经历过，你可以想象这种情绪达到极度状态的样子。50% 表示这种情绪是中等强度。数字越接近 0，就**

表示这种情绪越平静；数字越接近 100%，就表示这种情绪体验越强烈。”咨询师边说边画出一个情绪标尺的示意图（见图 1-1）。

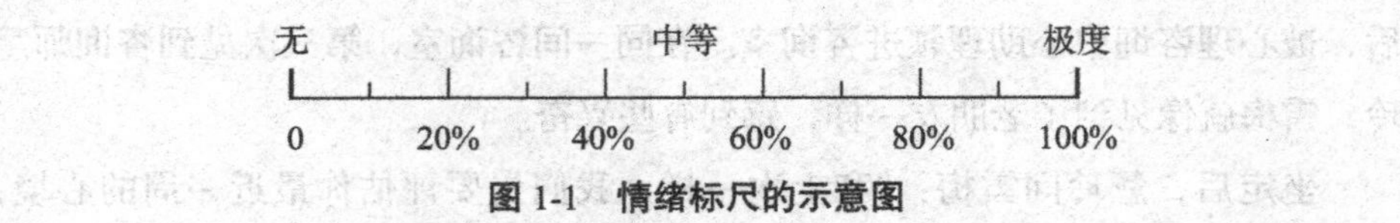

图 1-1　情绪标尺的示意图

等来访者掌握了情绪标尺的使用方法后，咨询师就可以邀请他对于最近一周的情绪程度进行评分，也可以对于某个具体情境中的情绪程度进行评分。来访者评分后，咨询师需要把来访者的评分记录下来，以便与之前或之后的评估结果进行比较。

在情绪标尺评估中可能遇到的问题是，来访者无法对其情绪给出一个确切的判断，也就是他不知道如何标定自己当前的情绪状态。在这种情况下，咨询师可以用情绪强度事件标定法。

所谓情绪强度事件标定法，是指在某些情绪强度旁边标注来访者曾经体验过的情绪事件，而这个事情的情绪强度值就等于这个百分值。来访者可以通过比较来确定当下事情的情绪强度值。

情绪强度事件标定过程如下：一是找到更多相同的情绪事件，和来访者讨论其过去经历过的相同情绪（如焦虑）体验的事件，能想到的情况越多越好（最好有六项以上）；二是对情绪事件进行排序，请来访者根据情绪强度从轻到重排序，通常把情绪体验最轻的事件放在前面，把情绪体验最强烈的事件放在最后；三是确定强度最高的情绪事件，询问来访者情绪体验排序中强度最高的那个情境（或事件）是否是最强烈的。如果是，就可以把那件事情的体验确定为 100%；如果不是，来访者可能想象到发生情绪体验最强烈的情形，我们就把这种想象的情形确定为 100%；四是确定上述排序中各事件的情绪体验分数，因为可以参考以往的情绪事件，所以来访者比较容易标定各情绪事件；五是咨询师可以把这些情绪事件在情绪尺度旁边进行标注，供来访者评分时做参考。

比如，来访者对被班主任叫到办公室谈话的焦虑值评估为 60%，咨询师可以让来访者在“60%”的旁边标注“被班主任叫到办公室谈话”。这样就完成了情绪强度事件标定。

1.5.2 咨询现场

雪梅和往常一样，提前了几分钟来到心理咨询中心，在等候区稍作休息后，被心理咨询中心助理领进咨询室。在同一间咨询室，第三次见到咨询师慧玲，雪梅就像见到了老朋友一样，感到有些兴奋。

坐定后，慧玲问雪梅："和上次一样，我们先要评估你最近一周的心境，你还记得怎么评定心境吗？"

"我忘记得差不多了，说不好，"雪梅有些不好意思，尴尬地笑了笑。

"我们来复习一下评定心境的方法，"慧玲帮助雪梅回顾后，说："今天还是请你评估一下这一周你体验到的紧张情绪大概是多少分？"

"50 分。"

"你给出了 50 分。你还记得上次的评分是多少吗？"

"我不记得了。"

"让我看一下记录，"慧玲翻阅上次的咨询记录，看了看上次的评分说："你上次给出的评分是 50 分。你觉得这周的紧张程度和上周的差不多吗？"

"差不多，没有变化。"

"那好，我把这个分数记下来，"慧玲边说边写下了雪梅的评估分数。

就在慧玲与雪梅会谈时，咨询师依娜在隔壁咨询室接待了一位名叫安福的 27 岁男性来访者。安福是一家外贸公司的销售员，被总公司派到华中地区的销售分公司工作，负责开拓当地市场。由于销售业绩不理想，总公司对此非常不满意，经常在会上批评该分公司员工工作不力。对此，安福感到压力特别大，也很焦虑。

安福是第二次来到咨询室，第一次来到咨询室是在三天前。在开始环节，依娜问安福："最近一周你主要体验到的情绪是什么？如果用一个情绪词汇来描述，你会用什么词汇呢？"

"心烦。"

"0 分表示你一点都不心烦，100 分表示你感到极度的心烦，对于上周心烦程度，你给出多少分呢？"

"我说不好，"安福犹豫地说，"60 分、80 分或者 50 分？"

"看起来你对评估分数不确定，"依娜咨询师说，"这样，我们先确定情绪分值的含义，再评估你上周心烦的程度。”

安福点了点头，没有说话。依娜接着说：“我想你过去也经历过一些烦心事。当然，这些事情让你感到心烦的程度不会是完全一样的，对吗？”安福点了点头。

“请你回忆一下过去发生的让你感到心烦的事情。你边回忆，我边把这些事情记下来。”依娜看了看安福，然后拿出一张白纸，准备在纸上记录安福报告的事情。安福抬起头，仰望着咨询室的屋顶，回想过去体验到的烦心事，过去的一桩桩、一件件的烦心事涌上心头，他一口气就想到了七件事。依娜记下了这些事。

依娜说：“现在请你按照心烦的程度对这七件事进行排序，把心烦程度最低的排在前面，心烦程度最高的排在后面。排序的时候，请用数字顺序，在心烦程度最小的事情旁边写‘1’，在心烦程度大一些的事情旁边写‘2’，以此类推。”

排序很快就结束了。安福给出心烦程度最高的事是“过去给女朋友电话、短信等各种方式联系，对方都没有回应”。

依娜对安福说：“如果是这样，我们可以将这件事评定为心烦程度 100 分。请你参考这个标准，给其他六件事的心烦程度进行评分。”不到两分钟，安福就对其他六件事进行了评分。

看到安福写好评分，依娜对安福说：“如果你把上周心烦程度和这七件烦心的事情相比，它的心烦程度排在哪个位置合适？”

安福说：“排第五。”

依娜问：“既然它排第五，你觉得上周的心烦程度给多少分合适呢？”

安福坚定地说：“80 分。”

“很好，你对上周的心境进行了评估，我们把评估结果记下来了。下周我们还要进行类似的评估，我们需要把刚才这七件事的评估结果记录下来，也许下次评估的时候用得着。”

安福和依娜在心境评估上耽误了一些时间，在依娜着手搜集安福在生活中新发生的事情时，雪梅和慧玲已经进入今日会谈的主要部分——议程讨论。

1.5.3 课堂练习

请以下面提供的个案为例，练习咨询性会谈开始环节的心境评估技能。第一个案例练习要求用情绪标尺评估梦瑶最近一周的心境。评估时，首先需要确定用什么情绪词汇，然后确定前两次心境评估的分值，并把此次心境评估结果与之前的结果进行比较。

第二个案例练习要求设定为首次心境评估，假设来访者不能理解情绪程度分值的含义，无法给出准确的情绪分值。咨询师需要应用情绪强度事件标定方法，演练利用过去若干情绪事件强度差异来评估当前情绪强度。

个案 1 梦瑶个案

今天是梦瑶第四次来到咨询室，近期并无重要考试，考试焦虑明显减轻。班主任安排她参加区里组织的文艺演出活动。为了准备这次文艺活动演出，梦瑶每天放学后需要排练 1 个小时。这不仅导致她放学回家比过去晚，而且也让她不得不推迟完成作业的时间。妈妈有些抱怨，她自己也觉得影响了学习，心里很烦。

个案 2 淑娴个案

参见后文“淑娴个案”。

1.6 获取最新信息

在进行上周心境评估的时候，雪梅在脑海里放映着“电影”，上周发生的事情迅速地出现在自己的眼前：周一课上做演讲、周二进行小组讨论、周三高中男同学到学校来见自己、周四和舍友去参加兼职面试、周五因为完成作业认真被专业课老师当众表扬……

咨询师在对雪梅说以后还要继续进行心境评估时，她的思绪回到了现实中。雪梅看着坐在面前的咨询师：这位中年女人显得很成熟，说话谈吐流露出专业修养。

1.6.1 技能解析

心理咨询是在现实生活中进行的，来访者在现实生活中发生的事情既可能对心理问题的解决起着积极的促进作用，也可能起着消极的阻碍作用。对考试焦虑症来访者而言，如果考试成绩不错，有显著进步，考试焦虑就不明显；相反，如果考试成绩差，有很大退步，考试焦虑可能就会很明显。

不仅如此，来访者在现实生活中发生的事情，既有可能是问题的具体体现，也有可能是问题出现好转的体现。比如，对因为夫妻关系问题而来的来访者而言，上周夫妻二人因为辅导孩子作业而发生争执，配偶负气离家出走。这样的情形就是夫妻关系存在问题的具体表现。而配偶为来访者生日而精心选购礼物的事情则可以视为夫妻关系有所改善的证据。

由此可知，咨询师为了评估心理咨询进展、了解来访者面临的问题和挑战、协助处理来访者所面临的现实生活情形，有必要获取来访者的最新信息。比如，咨询师可以这样问：**“在过去一周里，你的生活中都发生了什么事情，你能简单地说一说吗？”**

咨询师请来访者报告最近一周（即上次离开咨询室到这次来到咨询室期间。当然，在实际咨询安排中可能不是刚好一周时间）的生活中所发生的事情时，有可能出现以下两种情形。

第一，表述过于详细，来访者详细交代事情的来龙去脉。如果是这样的话，就会消耗大量时间，影响后面的会谈安排，对此，咨询师要明示对方只要说明事情标题即可，不用交代过多细节。

第二，报告的事情都是负面的、消极的，没有正面的或积极的内容。主要原因是许多来访者习惯于“选择性负面关注”，眼睛里只能看见负面的、消极的事情，看不见正面的、积极的事情。咨询师在来访者报告完负面事情之后要补充询问：**“上周你的生活中发生了哪些正面的、积极的事情？我的意思是指那些和过去相比有所改善的事情，或者是得到肯定的事情。”**这样询问可以发挥纠正“选择性负面关注”认知方式的作用。咨询师需要有意识地纠正这样的认知方式，仅靠一次到两次正面关注询问是不够的，以后还要继续这样询问。

来访者提到的上周发生的事情，特别是负面的事情，可能正是其心理问题的具体表现。咨询师就可以将其列入今天的会谈议程。比如，有考试焦虑的来访者在上周的考试中失利了，有夫妻关系问题的来访者与配偶发生了争执。类似的问题都需要列入会谈议程。

1.6.2 咨询现场

在笔记本上记录下雪梅的心境评估分数后，咨询师慧玲抬起头，调整了一下坐姿，身子稍微前倾，显示出想倾听雪梅说话的样子，说道："接下来，我想知道在过去一周里，你的生活中都发生了什么事情，你可以简单地说一说吗？"

雪梅回答说："没有发生什么大的事情。在周一的演讲中我发言了。那天总共有八位同学要发言，我排在第六位……"

"对不起，我先打断你一下，你先不用详细地说明这个事情的过程，你可以用一两句话简单地说一说发生了什么事情。如果我们决定要讨论其中的一件事情，我们再详细聊一聊这件事情，好吗？"

雪梅点头回应说："嗯。"

慧玲接过话说："比如，对于你刚才讲述的周一演讲这件事，你可以简单地说'我周一有一个课程演讲，演讲中体验到这样的情绪……"

雪梅感觉自己明白了咨询师的意思，重新表述了一遍："周一我参加了课程演讲，感到有一些进展。"

"你概括得很好，简洁、清楚。"慧玲对雪梅点了点头，继续说道："请你接着说，上周还发生了哪些事情？"

"上周二有一个小组讨论，这是另外一门专业课老师要求的。在这个讨论中，我紧张不安。周三，高中同班的两个男同学来学校见我，他们是本市的，我很高兴，但也感到有些拘束。"

雪梅一口气讲完了上周发生的三件事情，慧玲聆听着雪梅的讲述，不时地点头。待雪梅停顿后，慧玲下意识地转动了手里的笔，对雪梅说："我注意到你刚才报告的三件事都是给你带来紧张不安的消极的事。你上周有没有经历过一些给你带来快乐或者与过去相比取得进步的事情呢？"

雪梅说："周四，我和舍友去一个大商城参加兼职工作面试，结果被录用了，我们非常高兴。周五，我的专业课作业得到老师的表扬，虽然自己有些害羞，但心里很高兴。"

慧玲听到雪梅报告的积极的事情，笑着对雪梅说："真为你感到高兴。"

慧玲稍作停顿后，继续说："上面你提到了五件事情，其中的哪些事情是你希望能够在今天的会谈里得到讨论的？"

雪梅说："我想聊一聊周一课程演讲的事情，我按照上次的作业要求去做了，但效果不理想。"

慧玲边记录边说："我们把周一课程演讲这件事列入议程。"

慧玲接着问道："还有别的吗？"

雪梅回应道："其他的就不用了。"

1.6.3 课堂练习

请以下面提供的个案为例，练习咨询性会谈开始环节中的"获取最新信息"咨询技能。来访者扮演者需要根据提供的个案背景信息，设计若干事件。这些事件有些是产生消极情绪的，有些是产生积极情绪的。

考虑到"获取最新信息"环节和前面学习的"心境评估"同为会谈开始环节内容，建议大家把这两个环节技能连贯起来练习。练习时，请大家先进行心境评估练习，然后进行获取最新信息技能练习。

个案1　梦瑶个案

参见前文"梦瑶个案"。

个案2　淑娴个案

淑娴，女，48岁，和丈夫"冷战"将近一个月了。一个月前的一个晚上，丈夫整晚没有回家；第二天早上才回家。淑娴很生气，狠狠地数落了丈夫几句就上班去了，下午她感觉自己脾气太大，就给丈夫发送了一条短信息（道歉，同时告诉他要考虑别人的感受，同时注意自己的身体）。丈夫没有回复她，她就更生气了。第二天淑娴又说了丈夫几句，丈夫转身就走了，不听她说也不理她。以后，丈夫就经常半夜三四点回家或一夜不归，也不事前和她打招呼。

经过上次咨询会谈，咨询师和淑娴确定咨询目标为解决夫妻"冷战"问题、改善夫妻关系。今天是淑娴第二次来到咨询室，首次进入咨询性会谈阶段。

1.7 回顾家庭作业

雪梅在报告最近一周发生的事情时，一桩桩、一件件失败的社交事件在脑海中浮现，这让她意识到对于社交情境的焦虑和不安已经严重影响了自己的学习和人际交往。

“作为大三学生，自己很快就要走出校门、进入社会，如果社交焦虑持续存在，自己不能适应社会就是一个很大的问题。”想到这里，雪梅对于未来充满了忧虑。

“过去的自己在人群中不希望被人注意，过去的自己在人群中不爱说话，过去的自己当众发言会很紧张。回头看一看周围的同学，他们都放得开，他们说话轻松自如。我要像他们那样，我要挑战自己，我要克服自己的社交焦虑，成就一个全新的自己。”想到这里，雪梅在心里燃起了斗志，眼里闪烁着光芒。

1.7.1 技能解析

家庭作业是认知行为疗法的特色，也是认知行为疗法能够“短程高效”地解决来访者心理问题的重要保障。通过完成家庭作业，来访者可以把咨询会谈中的认知改变（新的认知或观念）和行为改变（新的行为方式）付诸实施。这样做一方面可以检验新的认知和行为是否有效；另一方面通过做家庭作业的实践，来访者的情绪问题才能得到改善。

家庭作业包括三个环节：一是布置和确认家庭作业；二是实施家庭作业；三是回顾家庭作业。从时间节点来看，布置家庭作业在上次会谈的结束阶段；实施家庭作业在两次咨询会谈之间。也就是说，在上次咨询会谈布置家庭作业之后，来访者回家后要在社会生活或工作等相关场合中实践家庭作业；回顾家庭作业则是在下次咨询会谈的开始阶段。

在这里，我先给大家介绍一下回顾家庭作业环节的会谈技能。对于布置和确认家庭作业环节技能，我将在后文中给大家详细介绍。

回顾作业就是检查家庭作业的完成情况。咨询师检查家庭作业主要基于两点考虑。第一，检查家庭作业可以促使来访者完成家庭作业。布置作业后，如果咨询师并不关心来访者是否完成家庭作业，来访者完成家庭作业的动机就会减弱；如果咨询师要检查家庭作业的完成情况，来访者就会有更大动力完成家庭作业。第二，了解家庭作业的完成情况可以评估咨询进展，评估来访者认知改变和行为改变的程度，据此对咨询会谈议程进行调整。

咨询师和来访者一起回顾家庭作业时，咨询师可以这样说：“**让我们来看看上周你的家庭作业完成得怎么样**”。如果家庭作业中包括书面作业，可以让来访者拿出来看；如果是阅读咨询笔记或付诸行动之类的作业，可以请来访者口述。

来访者家庭作业完成情况有以下三种情形，对于这三种情形，咨询师要有相应地对策。

第一种情形：作业完成度高，达到预期要求。这是最理想的情况，家庭作业顺利完成，说明咨询取得预期进展，咨询师可以考虑实施下一步会谈计划。当来访者报告家庭作业完成得非常理想时，咨询师应给予其鼓励和肯定，咨询师可以这样说：“**作业完成得真不错，在我的咨询师经验中很少有人像你一样完成得这么好。**”

第二种情形：只完成部分作业，存在明显问题。这是最常见的情况，来访者未能达到全部要求，只完成部分内容，这可能体现在数量上，也可能体现在质量上。数量上的问题如暴露的次数不够、自动思维监控中填写的记录不够等；质量上的问题如自动思维监控中填写的项目不全、填写内容有误等。

如果家庭作业完成质量不高，咨询师要考虑安排议程来讨论家庭作业。来访者只有解决了家庭作业中的问题，咨询才能取得更大的进步。当来访者提交的家庭作业质量不高时，咨询师应当先肯定再描述问题，咨询师可以这样说：“**你在 ××× 方面做得很好，在 ××× 方面可能存在一些误解和困难。对于这几个方面，我们一会儿会安排时间来讨论，希望下次能够完成得更好。**”

第三种情形：没做作业。来访者没有实践家庭作业，这种情况在心理咨询中也不少见。针对来访者没做家庭作业的情况，许多新手咨询师的常见反应是给来访者讲道理，强调家庭作业的重要性，嘱咐来访者完成家庭作业。从咨询经验来看，这种做法往往没有效果，下次再来的时候，大部分来访者还是没有完成家庭作业。

咨询师需要明白，来访者没有完成家庭作业肯定是有原因的，如果不能找到妨碍来访者做家庭作业的原因，家庭作业的完成就无法得到保障。因此，有效的做法应当是把“未完成家庭作业”这件事情列入本次会谈议程，通过会谈解决按时完成家庭作业的问题。当来访者报告没有完成作业时（无论是说忘了，还是别的理由），咨询师可以这样说：**“看来在完成家庭作业方面，我们遇到了一些问题，我们把完成家庭作业这件事列入议程，过会儿再深入讨论这个问题。”**

1.7.2 咨询现场

咨询师慧玲注意到雪梅的眼睛变得炯炯有神，好奇地问：“你想到什么好事了吗？”

雪梅笑着说：“没有想到什么事。”

慧玲看雪梅不想告诉自己，也就不再追问。

慧玲翻阅咨询记录，看了看上周给雪梅安排的作业，然后对雪梅说：“我们来看看上周的家庭作业完成得怎么样？”

没有等雪梅回应，慧玲接着说：“我们一件一件地看。你刚才提到周一课程演讲的作业，这项作业做得怎么样？”

雪梅回顾说：“我回去按照你的建议，对于课程演讲不做太多准备，我只准备了 2 小时。”

慧玲没有说话，只是点了点头，示意雪梅继续说下去。

雪梅接着说：“周一的课程演讲效果还不错，自己担心的糟糕情形没有出现，演讲结束后，有不少同学都鼓掌了。不过，我不确定他们是否是真心的，因为我发现其他同学发言后，他们也鼓掌了。”

“这很好，你按照要求完成了家庭作业，把演讲的准备时间控制在 2 小时以内，演讲过程中也没有出现你担心的情形，事实上演讲结果还较为正面。我想，家庭作业结果正面只是一方面的收获，更重要的是你挑战了自己，用行为结果检验了自己的想法。我鼓励你，也建议你在未来的日子里继续这样做。”慧玲对雪梅的做法给予了肯定。

听到咨询师对自己的肯定和鼓励，雪梅备受鼓舞，对自己多了一份信心。

慧玲接着说：“我们来看一看自动思维监控表完成得如何？”雪梅从包里拿出自动思维监控表，然后把它递给慧玲。

慧玲仔细看了看雪梅填写的内容，雪梅记录了四个自动思维的情境。项目填写的内容非常齐全，有两处描写情境的内容中包含对情境的解释，这部分应该是自动思维的内容。对于这些小问题，慧玲觉得不需要把它列为议程来讨论，只需要在布置作业继续监控自动思维的时候，稍作澄清和说明就可以了。想到这里，慧玲对雪梅说："你做得不错，项目填写得很完整。只是有个别地方需要纠正，对此我们以后再讨论。"

雪梅点头表示同意。

1.7.3 课堂练习

请以下面提供的个案为例，练习咨询性会谈开始环节中的"回顾家庭作业"的咨询技能，练习时可以设计各种情形（如来访者有些项目完成了、有些项目根本没做等）。考虑到"回顾家庭作业"与前面学习的"获取最新信息"和"心境评估"同为会谈开始环节内容，建议大家把这三个环节连贯起来练习。

个案 1　梦瑶个案

在上次会谈中，咨询师和梦瑶确认了下面几项家庭作业：每日阅读咨询笔记；继续填写自动思维监控表；课间向数学老师承认错误（数学课上她与同桌说话，同桌被老师批评而自己却没有，因此她感到内疚。咨询师对这个议程进行了讨论。经过讨论梦瑶认识到自己不需要被特殊对待，愿意主动向老师承认错误）。

个案 2　麦克个案

在上次会谈中，咨询师和麦克确认了下面几项家庭作业：考虑与蔻蔻的未来；主动与妻子聊天，听妻子讲一讲孩子的事情或家里的事情，给妻子讲一讲自己工作上的事情（在一周内进行三次或更多）；阅读咨询笔记；继续填写自动思维监控表。

1.8 议程设置

雪梅转头看了看窗外，回想周四的面试。在前去面试的七八个人中，只有她和两位室友被录用了。

雪梅还能想起自己当时兴奋的心情。想到自己这个周末就要去上班会遇到不熟悉的人和事情，自己又缺乏工作经验，没有和职场上的人打过交道，怕得罪人……

雪梅想到这些就很担忧。

1.8.1 技能解析

议程设置是为了提高咨询会谈效率而设计的一个会谈环节。在议程设置环节，咨询师和来访者共同确定本次会谈有哪些项目需要讨论。事先确定讨论议程可以避免重要或紧迫的项目无法得到充分讨论的问题。

会谈议程来源主要有以下内容。

- 在获取最新信息环节，咨询师了解到来访者上周经历的事情。有的事情是负面的，它会给来访者带来强烈的消极情绪。事情过去了，可能来访者的情绪还没能平复，或者说情绪虽然平复了，但这样的事情可能再次发生。因此，把这样的负面事情列入议程就很有必要了。
- 在回顾家庭作业环节，对于某些家庭作业来访者完成得不好，为了确保家庭作业的完成质量，可以把完成此项家庭作业列入议程。当然，咨询师也可以把没有完成家庭作业这件事列入议程来讨论，如谈一谈妨碍家庭作业完成的自动思维是什么，怎样做能够保障家庭作业的完成。
- 来访者在本次会谈之后将要面临的问题，以及来访者即将面对的难以应对的情境。比如，考试焦虑来访者即将面临考试，很多时候他们希望讨论这样的问题，从而让自己能够更好地应对这些情境。很明显，把来访者即将面临的问题列入议程是非常合理的。
- 在上次会谈反馈环节，当咨询师询问来访者对会谈有什么感到不舒服或困惑的地方时，来访者可能提出对咨询设置或咨询关系感到不满意的问题；当咨询师询问来访者对于今天的会谈还有什么问题时，来访者可能会提出一些新问题。这些问题因为时间关系在上次会谈的结束环节无法得到充分讨论，咨询师就可以把它们列入本次议程。

- 咨询师在会谈中发现的问题。咨询师建议列入咨询会谈议程的通常是关于咨询设置和咨询关系方面的内容，如咨询超时、咨询改期、来访者对某些问题的回避、来访者与咨询师之间的冲突等。

随着会谈的进行，咨询师逐步把需要列入会谈讨论的项目记录在会谈议程清单里。首先，在获取最新信息环节，如果来访者觉得某件事情需要讨论，咨询师就可以把这件事情列入议程。其次，在回顾家庭作业环节，咨询师如果觉得来访者的家庭作业完成得不好，就可以把相关的家庭作业讨论列入议程。最后，咨询师需要主动询问来访者接下来一周有没有重大的事情需要应对，需不需要提出来讨论，如果来访者表示有问题需要讨论，咨询师就可以把它列入会谈议程。

把本次会谈涉及的议程列入清单后，咨询师要回顾上次会谈的“会谈反馈”环节中来访者有没有提出问题，并判断这些问题是否要放在本次会谈中讨论。如果有必要，咨询师就要将其列入本次会谈议程清单。

在这些议程都写好之后，如果咨询师觉得有必要讨论其他议程，在征得来访者同意后，就可以将其列入会谈议程清单。比如，本疗程的咨询还有两次就要结束了，咨询师希望评估咨询进展和讨论是否续费的问题，这时就可以对来访者说：“希望在本次会谈中讨论这些问题。”

经过上述步骤，本次会谈议程清单就产生了。由于受会谈时间限制，每次能够讨论的议程有限，通常情况下能讨论 1 ~ 2 个议程。因此，咨询师需要在咨询会谈中确定优先讨论的议程。

议程优先有以下几个原则：咨询关系问题处于最优先级别，如果来访者对咨询师产生某种情感，无论是喜爱还是厌烦，只要明显影响了咨询的进行，就应该得到优先处理；咨询设置问题处于次优先级，如果存在来访者不完成家庭作业、咨询时间延长、咨询时间频繁更改、不愿意设定咨询目标及缺乏改变动机等情况，咨询师就需要和来访者共同面对、真诚对话；本周将要发生的事情在第三优先序位，来访者需要在咨询师的帮助下寻找应对的办法，从而有更好的表现；对于上周发生的事情，如果情绪未能平复，以后还可能再次出现类似情形，因此应当得到讨论。

1.8.2 咨询现场

咨询师慧玲注意到雪梅忧虑的表情，便问道："今天有什么事情是你想要讨论的吗？"

"我明天就要去商场做兼职了，我担心无法处理好与同事之间的关系、做不好工作，还会被开除。"

"好的，我们一会儿讨论这个问题，让我们先把它列入会谈议程。"慧玲在会谈议程清单上写下了这一条。

雪梅报告了自己周一课程演讲、周二小组讨论、周三与两个高中同班男同学见面、周四找到兼职工作、周五得到了老师表扬等事情。对雪梅报告的这些事情，慧玲问雪梅："这几件事，有没有你希望在今天的会谈中进一步讨论的？"

雪梅搓了搓手，轻声说："我想讨论有关见高中男同学这件事，毕竟我以后还要和同学打交道，也要和异性交往。另外，对于小组讨论紧张这件事我也想讨论。"

慧玲在心里快速地梳理会谈议程的来源："在家庭作业方面雪梅完成得不错，没有需要列入议程的项目；在上次会谈的结束环节中也没有需要本次会谈处理的议程；咨询关系方面不需要讨论了。"想到这里，慧玲明白本次会谈大概就是围绕这三个会谈议程了，她把写好的会谈议程清单递给雪梅，并对她说："这是我们今天的会谈议程，你看看有没有想要补充的？"

雪梅看见会谈议程清单上写着以下内容。

3月19日　会谈议程清单

1. 见高中男同学时感到拘束
2. 小组讨论发言时有些紧张
3. 工作中担忧人事关系

确认这些是自己想讨论的话题后，雪梅又在自己的脑海里"搜索"了一遍，没有发现另外的议程，就对慧玲说："就这些了，没有别的。"

慧玲说："由于时间有限，我们需要先讨论对你而言最要紧的议程，你愿意先讨论哪项议程？"

雪梅回答说："第三项。"

慧玲说："好的，我们就从此开始谈起。"

1.8.3 课堂练习

请以下面提供的个案为例，练习"议程设置"咨询技能。考虑到"议程设置"技能与"获取最新信息"和"回顾家庭作业"有密切关系，建议大家把这三个环节连贯起来练习。

个案1 梦瑶个案

参见前文"梦瑶个案"。

个案2 麦克个案

参见前文"麦克个案"。

1.9 会谈总结

雪梅周日要去商场做兼职工作，担心自己不能处理好与同事之间的关系。咨询师应用可能性区域技术和雪梅讨论人际关系发展可能性（从最糟糕的可能到最好的可能），雪梅最终认识到事情没有她想象的那样糟糕和悲观，心情立刻轻松了许多。

1.9.1 技能解析

有些咨询师强调对来访者情绪的处理。经过心理咨询，如果来访者的情绪得到宣泄，咨询师就认为此次会谈有成效。然而，来访者的压抑情绪是通过什么途径得以宣泄的，心情又是如何变好的？对于这些，来访者可能并不清楚。如果来访者不清楚自己的心情是如何变好的，当以后面临类似情境时，他们就无法通过自助的方式走出来。

为了让来访者明白改变是怎样发生的，认知行为疗法在会谈结束阶段安排了“会谈总结”环节。在这个环节，咨询师和来访者要分别对本次会谈议程和会谈收获进行总结。

会谈总结一方面有助于帮助来访者强化需要掌握的内容；另一方面有助于帮助来访者确认学习到了什么，让他们有一种不虚此行的感受。

会谈总结包括咨询师总结和来访者总结两部分。会谈初期，咨询师可以先总结，来访者后总结，目的是给来访者做一个示范；以后咨询师可以让来访者先总结，以表示对来访者的尊重。

咨询师总结主要包括两方面内容：一是本次会谈处理的议程，二是每个会议议程的要点。咨询师需要从认知行为疗法的角度进行总结。具体来说，就是要用认知行为疗法的理论观点分析问题的原因；从认知行为疗法技术应用的角度讨论解决问题的方法，在说明咨询效果的同时突出认知改变或行为改变的作用。

比如，来访者与咨询师讨论了一个议程：来访者说自己的妻子让他把洗衣机里的衣服拿出来晾晒。他认为妻子让他干女人的活是在贬低他，暗示他没本事，故与妻子吵架。咨询师应用发散思维技术，让他认识到还有其他可能性，并建议他以后遇到类似事情时先与妻子沟通。

对于这个议程，咨询师可以这样总结：“**我们讨论了妻子让你晾晒衣服这件事，通过发散思维，你认识到妻子可能希望你分担家务。当你这样想的时候，自己的愤怒情绪就会减少。通过讨论，我们得到了新的做法，就是在你生气之前先明确妻子的意图，避免因为误解而导致矛盾的产生。**”

来访者总结的时候往往会侧重于认知方面的改变，常常会说自己对咨询师的某句话印象深刻等。对于来访者的总结，咨询师可以从两个方面加以补充：一是对于来访者认知内容的总结，咨询师可以用认知行为疗法的观点重新表述；二是对于来访者忽略的行为改变的内容总结，咨询师可以进行补充和强调，因为行为改变的内容往往和家庭作业相关，强调行为改变有助于提高来访者完成家庭作业的积极性。

对于上面的这个议程，来访者是这样总结的：“**我觉得你说得对，她有可能希望我帮忙而不是在贬低我。**”至此，来访者只说明了自己的认知改变，这时咨询师可以这样补充：“**当你有了新的认识后，愤怒的情绪就减少了许多。**

这表明认知改变可以带动情绪改变。”另外，咨询师在来访者没有谈到行为改变的时候，需要进行补充。比如，咨询师可以这样说：“**通过会谈，你明白了在生气之前明确妻子的意图可能是避免夫妻间产生矛盾的可行办法。**”

1.9.2 咨询现场

“会谈即将结束，今天的总结还是我先来。今天我们主要讨论了人事关系问题，在这个议程中，我发现你的担忧主要是因为你认为会发生同事之间的矛盾冲突所致，当你回想起过去与长辈或同辈打交道的经历，你改变了认识，意识到事情不会那么糟糕，也就是平常的人与人相处，自己能够应付。你的想法改变了，心情自然就好起来了。”慧玲担心自己说太多雪梅会抓不住重点，便停顿了一下，看了看雪梅。雪梅点了点头，没有说话。

慧玲继续说：“通过讨论，我们发现在与同事相处的过程中，多微笑和多征求意见是让同事关系融洽的好办法，你过去曾经有效地使用过这个办法，你愿意在新的人事关系中尝试使用。”

雪梅说：“过去我尝试过这些方法，觉得效果不错。”

慧玲接过话说：“我总结完了，我想听听你的收获。”

雪梅说：“通过今天的会谈，我意识到事情不是我想象得那么糟糕，自己可以应付。”

慧玲问道：“当你这么想的时候，你的心情如何？”

“心情好多了，不那么担忧了。”

“一旦你真的多微笑、多征求意见，你觉得会有什么改变？”

“我想同事关系会有所改善，会变得更融洽。”

慧玲最后说：“你总结得很好，你注意到认知是问题的关键。如果你的认识改变了，情绪自然就好转了；如果你采取有效的行为，同事关系就能得到改善。”

1.9.3 课堂练习

请以下面提供的个案为例，练习咨询性会谈结束环节中的“会谈总结”技能（至少回顾一遍家庭作业技能）。

个案 1　梦瑶个案

梦瑶第三次在咨询会谈中讨论了自己在数学课上与同桌说话的议程。在这个议程的干预过程中，咨询师应用发散思维讨论了数学老师批评同桌却没有批评她的其他可能性解释，并且应用控辩方技术讨论了犯错应该受到批评的自动思维。经过讨论，梦瑶认识到最重要的不是受到批评而是改正错误，在新的认识基础上，她表示愿意向老师承认错误，保证以后不再在课上随便讲话。

个案 2　麦克个案

麦克在第三次会谈中讨论了与妻子关系的议程。麦克认为自己与妻子没有精神层面的交流。咨询师应用可能性区域技术，与麦克讨论他们夫妻关系的前景。考虑到夫妻关系有变好的可能，麦克表示愿意去努力改善夫妻关系，尝试与妻子进行一些精神层面的交流。

1.10　确认家庭作业

雪梅改变了想法，心情也变得轻松起来。注意到雪梅的变化，慧玲问："刚才你想到什么了吗？你的心情发生了什么改变？"

"经过刚才的讨论，我发现人际关系还有变好的可能。虽然我没有正式入职，但过去我有类似的经验，相信自己能够处理好人事关系。"雪梅沉思片刻后总结说。

1.10.1　技能解析

咨询师布置了家庭作业，来访者却没有完成作业。这对来访者和咨询师而言，都是挫折。来访者会觉得对不起咨询师；咨询师则会对来访者缺乏配合而感到失落。

为了减少家庭作业未完成的情况，咨询师有必要在会谈结束环节，与来访者再次确认家庭作业的完成意愿和作业完成过程中可能遇到的问题。如果咨询师能够取消完成意愿低的家庭作业而保留完成意愿高的家庭作业，来访者完成家庭作业的可能性就会提高。如果咨询师能够对来访者在完成作业过程中可能遇到的问题事先有应对措施，来访者完成家庭作业的可能性也会得到提高。

在咨询结束环节，咨询师可以逐项确认会谈过程中布置的各项家庭作业，了解来访者完成作业的意愿和影响完成作业的相关因素。如果来访者完成家庭作业的意愿高，并且能应对完成作业过程中的问题，就可以把该项作业最终确认为家庭作业。

咨询师在确认家庭作业时，可以向来访者询问以下两个问题。

第一，你完成这项作业的可能性有多大？

第二，你完成这项作业会有什么问题吗？

第一个问题主要是了解来访者完成家庭作业的意愿。对于来访者完成可能性低于 50% 的家庭作业，咨询师就可以果断放弃；对于完成可能性在 90% 以上的家庭作业，咨询师就可以将其确认为需要完成的家庭作业；而剩下的则为可选作业。

如果有些作业是有必要完成的，咨询师就需要了解妨碍家庭作业完成的原因，这时咨询师就可以向来访者询问第二个问题。

处理家庭作业的自动思维和处理其他议程中的自动思维的程序和技术应用相同，咨询师要先将问题具体化和概念化，然后应用认知行为技术进行干预。

1.10.2 咨询现场

慧玲认为雪梅对会谈总结得很到位，就对雪梅说："我们来明确咨询结束后需要完成的家庭作业。"雪梅"嗯"了一声。

"我们先来看第一项作业，就是与新同事打交道的问题。之前我们讨论这件事情的时候，提到了对人多微笑、表达友善，做事主动、多承担。这项作业实际上包含两种行为，一是对人多微笑、表达友善，二是做事主动、多承担。"慧玲说话的时候，带着征询雪梅意见的表情。

雪梅还是"嗯"了一声。

"我们分开讨论这两项行为作业。我们先看第一项行为作业——对人多微笑、表达友善，遇到同事或领导，你对对方微笑的可能性有多少呢？请用 0 ~ 100% 之间的百分数来描述。当然，0 表示你不会这样做，100% 表示你一定会这样做。"

“90%。”

“第二项行为作业——做事主动、多承担呢？在具体工作中你有多大可能性这样做？”

“大概 50%。”

“你觉得这样做会遇到什么问题？”

“我不知道别人会怎么看我。”

“你担心别人会怎么看你吗？”

“我想可能有同事会认为我讨好上级。”

“如果他们是这样想的话，结果会怎么样？”

“这样的话，我就有可能被同事孤立。”

慧玲说：“这的确是一个问题。这样吧，对于在工作中做事多承担这项家庭作业就不做硬性要求，你做不做都行，到时看具体情况。我们下周咨询会谈时再讨论这个内容。”

雪梅回答说：“好的。”

慧玲说：“我们来确认一下今天回去以后你要完成的家庭作业。”慧玲让雪梅把咨询笔记拿出来，翻到家庭作业的那一页，雪梅打开咨询笔记，在今天的记录内容下面写下“家庭作业清单”六个字。

慧玲接着说：“有两项常规作业，上周你也完成过，这次回去之后要继续做，一是每天阅读咨询笔记，二是填写自动思维监控表。对于这两项作业，你有疑问或问题吗？”

雪梅回答说：“没有问题。”

“那好，你先把这两项作业记录在家庭作业清单上。”慧玲说完稍作停顿，等雪梅记录这两项作业。慧玲拿起水杯喝了口水，等雪梅写好，接着说：“刚才我们确认了，与新同事相处，你愿意多微笑，而对于做事多承担有些不确定。这样，我们把对同事多微笑作为第三项家庭作业，把做事多承担作为第四项家庭作业，在这项作业后面备注‘可做可不做’。”

雪梅按照咨询师的要求把后面两项作业写在家庭作业清单后面，内容如下。

家庭作业清单

1. 每天阅读咨询笔记
2. 填写自动思维监控表
3. 在和新同事相处时多微笑
4. 在新单位做事多承担（可做可不做）

雪梅写得简洁且清晰，慧玲称赞了她。雪梅心生喜悦。

1.10.3 课堂练习

请以下面提供的个案为例，练习“确认家庭作业”咨询技能。咨询师扮演者需要根据个案信息设计家庭作业清单，然后与来访者确认作业清单。大家也可以把同为咨询性会谈结束环节的“会谈总结”与本环节内容结合在一起练习，以达到巩固前面所学知识的目的。

个案 1　梦瑶个案

参见前文“梦瑶个案”。

个案 2　麦克个案

参见前文“麦克个案”。

1.11 会谈反馈

咨询师慧玲看过家庭作业清单，把咨询笔记本还给雪梅。雪梅接过笔记本，再看了一眼自己的家庭作业清单，然后把咨询笔记本合上了。

雪梅知道今天的会谈就快要结束了。

1.11.1 技能解析

咨询会谈既能解决问题，又能产生问题。一方面，经过咨询会谈，来访者的问题可以得到解决；另一方面，在会谈过程中可能会因为咨询进展、咨询设置和咨询关系等因素而产生新问题。

来访者会对会谈进展有一定预期。当咨询进展不如预期时，如进展缓慢、咨询出现反复、关心的问题没有得到解决时，来访者就可能对咨询会谈感到失落，甚至失去信心。如果不能及时处理，就可能导致来访者脱落或者投诉咨询师的情形。

来访者还可能对咨询设置（如咨询的时间限制、家庭作业布置及议程安排等）不满。如果矛盾不能得到及时化解，这也会成为咨询会谈的障碍。

咨询关系问题尤其值得咨询师重视。咨询会谈的过程是咨询师与来访者交往的过程。咨询师对来访者没有充分理解、信任和倾听，或者对来访者有过多的控制、指导和要求——这些因素都可能导致来访者感到不舒服，引发来访者对咨询师的不满，甚至是愤怒情绪。

在每次会谈的结束阶段，咨询师要主动了解来访者对咨询会谈是否存在疑问、不满或其他问题，这样就可以及时处理这些问题，避免问题积压。由此可见，会谈反馈是维护咨询关系的重要手段。

对于会谈反馈，咨询师可以询问来访者以下三个问题。

第一，今天的会谈对你有帮助吗？这个问题主要是为了了解来访者对咨询会谈进展的评估。如果来访者说对自己没有帮助，就说明来访者对本次会谈感到失望；如果来访者说对自己有很大帮助，就意味着来访者对本次会谈感到满意。当来访者说对自己没有帮助时，咨询师可以就此进行解释，及时处理来访者的失望情绪。

第二，今天的会谈有让你感到不舒服或困惑的地方吗？这个问题比较开放，在会谈中，来访者对任何感到不满意的地方都可以提出来，如有关咨询设置、咨询关系方面的问题。咨询师可以安排议程讨论这些问题。

第三，对于今天的会谈，你还有什么问题吗？这个问题主要是为下次会谈做铺垫，让来访者对下次会谈产生期待，增强来访者继续咨询的意愿。

1.11.2 咨询现场

确定了家庭作业后，雪梅和慧玲都知道咨询进入了尾声。对咨询师慧玲而言，今天的会谈还有最后一项任务——会谈反馈。

慧玲问雪梅："今天的会谈对你有帮助吗？"

雪梅想了想，说："我对于人事关系的担忧减少了。我过去考虑问题比较消极，没有考虑到好的可能。你说'凡事至少有两种结局，一种是糟糕的结局，一种是好的结局'，我觉得你说得很对。"

慧玲补充说："对于这两种结局，我们要做的是争取好的结局。"

雪梅连说："对的。"

慧玲接着问："今天的会谈有让你感到不舒服或困惑的地方吗？"

雪梅心理盘算着要不要说实话，说出来会不会得罪咨询师，看着慧玲真诚的表情，雪梅还是把心里话说了出来："我觉得你不太关注我，咨询的时候觉得你在走流程。"

听到雪梅的抱怨，慧玲感到有些诧异，但很快做出了积极的回应："非常高兴，你能说出你真实的想法和感受。在今后的咨询会谈中，我期待你能像今天这样讲出真实的想法和感受，这对我们咨询关系的维系是非常重要的。"

澄清想法和感受是立刻要做的事情，慧玲便问："在会谈过程中，你观察到什么现象或者说发生了什么事情让你有这样的想法和感受？"

雪梅想了想，说："在我们的谈话过程中，你经常没有关注我。我发现你很多时候都在记笔记，在谈话过程中我有些感受和想法都没有表达完，你就急着向我提问，用技术来处理我的问题。这种话没有说完的感觉很不好。"

慧玲明白了雪梅抱怨的原因，知道自己现在要做的事就是道歉、共情和做出调整的表态，便对雪梅说："很抱歉，今天的会谈给你这样的感受，你希望我更多关注你而不是记笔记。另外，你希望能够有更多时间来表达自己的想法和感受。我会做出调整，让你有更多时间来讲述自己的想法，而做咨询笔记的时间少一些。你看这样好吗？"

雪梅笑了，一方面是因为自己表达消极的感受，咨询师并没有生气或不满意；另一方面是因为自己对于咨询会谈的期望得到了响应。

慧玲最后问雪梅："你还有什么问题吗？"

“我想与高中男同学见面这件事情比较急，我不知道该怎样和他们相处。我想今天最好能够讨论一下，我知道今天没有时间了。但是，你能不能给我一个简单的建议？”

“我也希望能够给你一个建议，让你能够更好地面对高中男同学。但任何建议都要有针对性，对问题没有充分的讨论，往往无法达到效果，有时反而会造成新问题。这样，如果你着急，我们可以在下周六正常咨询之前，临时安排一次咨询会谈，专门讨论这个问题，要是你觉得可以等一等，我们就下周六讨论这个问题，怎么样？”

雪梅沉默片刻，说：“下周六再讨论吧。”

慧玲微笑着对雪梅说：“好，下周六我们讨论这个议程。我们今天的会谈到这里就结束了，下周同一时间见。”

1.11.3 课堂练习

请以下面提供的个案为例，练习“会谈反馈”咨询技能。第一个案例练习要求来访者扮演者配合咨询师完成会谈反馈的提问，第二个案例练习要求来访者可以增加对咨询感到失望、困惑等内容，演练应对来访者的问题或困惑的对话。

个案1 梦瑶个案

参见前文“梦瑶个案”。

个案2 麦克个案

参见前文“麦克个案”。

第2章 评估性会谈

科学的心理咨询与医生给来访者治病一样，是建立在准确的诊断基础之上的。对医生来讲，如果没有全面、准确的诊断，所采取的干预治疗措施就没有效果，甚至会产生副作用或者更大危害。咨询师也是一样的，如果对来访者的问题没有完整的评估，仅凭借对来访者的主诉或者基于心理咨询理论的先入为主的认识，就开展心理咨询，其结果自然是咨询效果不佳。

心理评估就是咨询师对来访者的问题表现、严重程度及疾病性质的评判过程。在这个过程中，咨询师需要搜集相关资料，应用心理咨询理论和心理疾病诊断知识，把来访者的心理问题归到某个心理问题类别中。在此基础上，咨询师就可以制定咨询目标和咨询方案，之后开展心理咨询。

评估性会谈是咨询师对来访者进行心理评估的过程。在这个过程中，咨询师要搜集资料、做出诊断并制定咨询方案。在本章中，你将学习到评估性会谈中所涉及的各项会谈技能，包括主诉问题拓展、更多问题扫描及心理问卷使用等内容。

2.1 主诉问题拓展

今天是一个重要的日子，克平出门前照了照镜子，看着镜子里气宇轩昂的自己非常满意。一年前，克平从副处长升为处长，他和妻子都非常高兴。作为处长，克平第一次在单位发言时很紧张，他用颤抖的声音念完发言稿。这次糟糕的发言体验并没有结束，后来每次发言他都担心自己表现得不好。他为此烦恼不已，妻子也为他担心，劝他去做心理咨询。克平不愿意自己的事情被他人知晓，总是以自己工作忙没时间为由拒绝心理咨询。

今天，他终于要见咨询师了。他之所以愿意见咨询师，是因为他被评选为单位的先进代表，下个月将代表单位在市政府某个公开会议上发言。这是一个规模较大的会议，他预感到自己将更加焦虑，更加难以应对。为此，他整天焦虑不已，睡眠状况也十分糟糕。看到如此状况，妻子没有事先和克平商量，便托朋友联系了咨询师。

对于妻子安排好的咨询，克平也不好推辞，就硬着头皮去见咨询师。第一次见咨询师，他希望能够给对方留下好印象，特地挑选了重要场合才穿的西服搭配精致的领带。看着镜子中的自己，克平满意地走出家门。

2.1.1 技能解析

来访者来咨询，往往是因为他们有糟糕的情绪体验或现实生活中的问题。来访者一旦走进咨询室、面对咨询师，就会主动报告自己的问题，如睡眠质量差、夫妻感情不和谐等。在心理咨询中，我们习惯把来访者主动报告的问题内容称为主诉。

在来访者报告了自己的问题后，新手咨询师往往就觉得自己理解了对方的问题，就不再搜集更多的资料了。这时，新手咨询师就犯了先入为主的错误，他们把自己对来访者主诉的理解或自己对这个问题的经验当成来访者的问题了。比如，当来访者报告自己睡眠质量差时，新手咨询师就可能认为来访者是辗转反侧的状态，但实际上，来访者可能只是需要 20 多分钟才能入睡。又如，当来访者说夫妻感情不和谐的时候，新手咨询师可能认为是夫妻冷战、家庭暴力等情形，但实际上，可能是丈夫没有陪妻子过结婚纪念日而已。

由此可见，咨询师不能仅凭来访者的主诉就做出诊断。咨询师还需要搜集更多信息，才可能做出准确的判断并制定有效的咨询目标。咨询师可以围绕来访者的主诉了解其心理问题的临床表现、严重程度、社会功能损害、诱因和病程等方面的内容。

1. 临床表现

所谓临床表现，是指来访者心理问题的具体表现，而不是咨询师凭借个人经验去想象来访者的问题。咨询师在搜集资料时，一定要“清空”自己、认真聆听来访者的描述和说明，而不要带着先入为主的想法。当来访者报告问题时，咨询师要主动询问更多细节（可以通过提问了解）。

从会谈技巧来说，当来访者报告问题时，咨询师可以这样问："发生了什么事情或者出现了什么情况，让你有这样的看法？"或者咨询师可以简单地问："具体表现是什么呢？"

2. 严重程度

心理问题的严重程度评估通常用持续时间、频次和强度等指标来描述。比如，对入睡困难的人来说，有的人需要半个小时才能入睡，有的人则需要两个小时才能入睡，显然后者更为严重。像焦虑和抑郁这种情绪表现，就可以用强度来描述。

从会谈技巧来说，当咨询师了解了临床表现后，就可以询问频次、强度或持续时间等方面的问题。比如，当来访者说丈夫总是惹自己不高兴，咨询师就可以问频次方面的问题："他每天或者每周会有多少次让你不高兴呢？"又如，当来访者说自己当众讲话很紧张时，咨询师就可以询问强度方面的问题："当你当众讲话时，紧张程度是多少呢？"再如，当来访者说夫妻吵架之后就会"冷战"时，咨询师就可以询问持续时间方面的问题："你们的'冷战'通常会持续多少天或多少个小时呢？"

3. 社会功能损害

社会功能损害是评估心理问题严重程度的重要指标。所谓社会功能损害，是指心理问题对个体正常的社会生活的影响及其程度。对不同年龄段的个体而言，其所涉及的社会生活的方面和内容是不相同的，因此咨询师在了解社会功能损害时，要考虑年龄特征这个因素。

通常来说，社会功能损害评估会涉及以下三个方面。

（1）躯体健康：心理问题往往会影响身体健康，咨询师需要了解个体是否存在躯体疾病。

（2）人际关系：人际关系方面存在明显的年龄特征，婴幼儿可能只有家庭关系；儿童除了家庭关系以外，还有学校内的人际关系；青少年还有两性关系；成年人有职场关系、婚姻关系等。咨询师需要了解心理问题是否对这些关系产生了消极影响。

（3）学业职业：孩子的主要职责是学习，以及掌握成为社会成员所需要具备的各种技能；成人的社会职责就是养家糊口、为社会做贡献。

在会谈技能上，对社会功能损害的评估就是根据个体年龄特征，逐一了解是否存在躯体健康、人际关系、学业或职业等方面的损害。

4. 诱因和病程

我们知道了心理问题的临床表现、严重程度和社会功能损害后，就会对问题的表现有更为清晰的把握。另外，我们还需要知道问题是怎么产生的，以及来访者经历了什么样的过程。

我们知道来访者的心理问题往往是由具体的生活事情引起的，需要找到这个生活事情。在会谈技巧上，咨询师可以首先确定心理问题的病程（持续时间）："这个问题持续多久了？"当来访者报告时间之后，咨询师要接着问："在那段时间，你的生活中发生了什么事情？"一旦我们能够了解来访者当时都发生了什么事情，我们就能知道引发其心理问题的生活事件是什么。另外，心理问题的持续时间（病程）是判断心理问题严重程度的重要指标，持续时间越长，往往心理问题就越严重。

咨询师确定心理问题起点以后，还需要了解心理问题的发展过程。对于持续时间比较长的心理问题，了解心理问题的变化过程是非常有必要的。

2.1.2 咨询现场

接待克平的是咨询师大伟。

进入咨询室，双方坐定后，大伟询问克平对心理咨询了解多少，克平说对此了解不多，大伟便简单地介绍了心理咨询、认知行为疗法和心理咨询进程。

接下来，大伟向克平介绍本次会谈的性质和结构："我们今天的会谈主要是评估性会谈，就像去医院看病一样，我们今天的任务就是对你的问题进行全面的了解并做出评估。我们从下次会谈开始着手解决你的问题。下面，我们将听你说你目前都有哪些问题，然后围绕这些问题了解相关信息。为了对你的问题有全面的了解，我会向你询问生活的方方面面，尽管这些问题你可能觉得与此没有关系。如果时间允许，我们还需要了解你的成长经历。当然，对于我询问的某些问题，如果你觉得不方便回答，你可以直接告诉我。你觉得可以吗？”

克平回答说：“可以。”

大伟微笑着说：“在本次会谈的最后，我会向你反馈会谈的初步结果。比如，问题能否得到解决、咨询目标是什么、大概需要多长时间等。今天的会谈安排大致就是这样，你有需要补充的吗？”

克平着急地说：“我下个月要参加市里的会议并且还要发言，我希望问题能够在之前得到解决，你觉得可以吗？”

大伟试图安抚克平的焦虑情绪，说：“我能感觉这件事对你来讲很紧急，我相信经过这段时间的咨询，你一定能够有更好的表现。”听到大伟这么说，克平有了些许希望。

大伟请克平先说自己的问题，克平说：“我在单位当着大家的面讲话时非常紧张、焦虑。”

“具体表现是什么？你能说得具体一些吗？”

“在部门开会时，我经常要当众讲话。我们处有五个科室，共有 80 多人。我当着他们的面讲话时会紧张、焦虑。”

“我想你作为处长，经常会有不同规模，以及面对不同对象的会议发言，你需要在哪些会议上发言？哪些场合的发言会让你体验到你刚才说的紧张、焦虑？”大伟试图具体化来访者引发焦虑的情境。

“有这么几种情况。一是全体会议，就是我刚才说的有 80 多人参加；二是科室会议，人员规模是 20 ~ 30 人；三是政府会议，由上级领导主持，我负责汇报工作，只有我们几位领导参加。”克平回答得非常有条理，层次也很清晰。

大伟追问：“哪些场合会引发你紧张、焦虑？”

克平说：“最初在单位全体会议上我会感到焦虑，现在只要在会议上发言我就紧张、焦虑。”

弄清楚了引发紧张、焦虑的场合，大伟问克平：“你是每次参加会议都会紧张、焦虑，还是有时会紧张、焦虑，或是偶尔会紧张、焦虑？”显然，大伟想了解症状的频率。

克平说：“基本上每次都会紧张、焦虑。”

大伟询问在这三种场合中，每种场合的紧张、焦虑程度是多少。克平快速地回想这些会议的情境和自己当时的感受，便对大伟说：“单位全体会议的紧张、焦虑程度是 90%，上级政府会议的紧张、焦虑程度是 80%，部门会议的紧张、焦虑程度是 60%。”

大伟问：“我想这样的紧张、焦虑会给你的工作带来影响，也可能会给你的身体健康带来影响，你能告诉我它给你带来了什么样的影响吗？”

听到这个问题，克平低下了头，身子微微前倾，他缓缓地说：“我会失眠，至少三天前就睡不好，会议结束后就能睡好。这也会影响我的食欲，因为焦虑，我都没有心情享受美味佳肴了。为了避免发言时出错被人看不起，我会花大量时间准备发言稿。对于重要会议发言，我至少要花三天时间去做准备，对于科室发言至少也要用一天时间去做准备。我担心自己出错，我会把妻子拉来当听众。”

从克平的表述看，大伟知道了这件事给他带来的功能损害有睡眠质量差和食欲不振，他又问：“你花大量时间准备发言稿，这会影响你做其他事情吗？你让妻子听你发言，这会影响你们的夫妻关系吗？”

“我花时间准备发言稿，就会挤占锻炼和辅导孩子作业的时间。让妻子听我发言，她会有些不情愿，我事后要给她买礼物哄她，才能维持夫妻关系和谐。”

“我们刚才聊到这件事情对你的饮食、睡眠、锻炼、亲子关系和夫妻关系的影响。我想知道一件非常重要的事情，那就是你在紧张、焦虑的情况下的发言影响到你的工作了吗？也就是说，你有没有因为紧张、焦虑导致你想要传达的会议精神没有传达出去或传达不充分吗？”

“我不清楚，说不好。”

“这么说，你并不确定它给你的工作本身是否带来影响。”

“嗯。”

显然，大伟得到了所需要的社会功能损害信息，于是他开始搜集相关诱因和病程方面的信息。他调整了坐姿，深吸了一口气，语气平和地对克平说：“你在会议上发言时感到紧张、焦虑这件事是从什么时候开始的？持续多长时间了？”

“从去年三月开始的，已经有一年了。”

“去年三月，你的工作、生活、家庭或者其他什么方面发生过什么事情吗？”大伟想了解引发会议发言时紧张、焦虑的生活事件。

克平说："去年三月，我从副处长提升为正处长，那次发言是我作为正处长的第一次发言。"大伟追问："你可以多说一说这件事吗？"

"去年三月，我们单位正处长因为升迁，位子空了出来，单位有三位副处长，论资格都可以转正，结果我从副处转成正处了。其他两位有些不服气，说我是因为和老处长的关系才升上去的。那次会议发言前，我看了他们一眼，他们一脸不屑的表情，让我非常不舒服。结果在我发言的时候，我就出现了心跳加快、说话声音发颤等生理反应，我对那次发言非常不满意。"

听到这里，大伟知道了，那次糟糕的体验导致来访者更加注重发言时的生理反应。

2.1.3 课堂练习

请以下面提供的个案信息为依据，练习"主诉问题拓展"会谈技能。

个案 1 薇薇个案

薇薇，女，34 岁，IT 工程师，已婚，育有一女（6 岁）。薇薇非常怕死，每天都感觉自己会死。只要身体有一点反应，她就觉得自己马上就要死了。她总觉得自己有心脏病，虽然已经做过检查，心脏并没有问题，但是她每天都担心，怕心脏突然停止跳动。

个案 2 胜飞个案

胜飞，男，工程师，45 岁，已婚，在国企工作，中层管理干部。他睡眠质量差、食欲不振，容易紧张，经常做噩梦（梦到电影中好人被坏人追杀的情节）。但在非工作日睡眠质量特别好，他睡不着的时候就会想："我又失眠了，明天精神状态又会很差，又会影响工作。"

2.2 更多问题扫描

咨询师大伟看了一眼茶几上的时钟，会谈时间已经过去 20 多分钟了。经过刚才的会谈，大伟知道了克平在会议上发言时感到紧张、焦虑的具体场合、发生频率、严重程度，以及给其生活带来的影响。大伟也从会谈中了解到，引发克平在会议上紧张、焦虑的生活事件是他第一次作为正处长的公开发言。

作为资深咨询师，大伟知道克平也许还存在其他问题。了解这些问题对于心理问题的诊断非常重要。因此，他决定深入了解克平在生活中的方方面面。

2.2.1 技能解析

许多人都喜欢用“冰山”打比方，用来说明表面看到的只是其中的一个部分，隐藏在下面才是更重要的部分。对来访者的心理问题而言，冰山的比喻也是恰当的。来访者主动报告的问题就是冰山中露出海面的部分。它是来访者能看见的，也是咨询师能看见的那个部分，但这个部分是小的、表面化的。我们需要了解更为深层的主体部分的问题，也就是在海面之下的那个部分。

用冰山来比喻来访者的问题，就是想告诉咨询师，我们对问题的了解不能停留在主诉层面，我们需要拓展，要更全面地了解来访者的问题。这是因为，一个仅有睡眠障碍问题的人，和一个既有睡眠障碍也有职业压力的人，其二者的心理问题性质和严重程度是不同的。

如果来访者有多个心理问题，那么这一方面说明其心理问题更为严重，另一方面说明这些心理问题之间可能存在关系（它们之间可能有因果关系或有连锁反应），咨询师需要判断这些问题之间的关联。

对一位严谨的咨询师而言，不论来访者存在什么样的心理问题，他都应该全面地了解来访者在社会生活和身体健康方面是否存在问题。具体来说，咨询师应该了解以下内容：躯体和心理健康状况；各类人际关系状况；学习和工作状况。

在此，我需要提醒大家一点，咨询师在了解来访者各方面情况时可能会引来阻抗，因为很多来访者对咨询师不够信任，不想讲太多个人隐私。他们对咨询师的询问往往用一些模糊的话来回应。比如，咨询师问来访者的夫妻关系怎样，他也许会说“还好”。对于这种情况，咨询师可以询问“具体表现是什么”。如果他回答“和一般夫妻差不多”，咨询师就要明白这并不说明没有问题，而只是说明他不想谈这个问题。这时，咨询师就不必再问下去了，而应该把这个问题记录下来，以后有机会再了解（在咨询记录中记下“未述及”即可）。

1. 躯体和心理健康状况

- 来访者是否有躯体疾病，过去是否有住院经历？
- 来访者是否有心理疾病，过去是否在精神病院或心理咨询机构就诊过？

2. 各类人际关系状况

咨询师要确认来访者在各种人际关系中是否存在问题。一般情况下，来访者不会在所有人际关系中都存在问题（人格障碍来访者可能在所有人际关系上都存在问题），往往在某一种或几种人际关系中存在问题，咨询师要就其各种人际关系逐一询问。在前文中，我们已经谈到，个体在不同年龄阶段的人际关系种类有所不同，咨询师要根据来访者的具体情况进行询问。具体来说，个体的人际关系可能包括以下几种。

- 原生家庭成员关系：与父母的关系、与同胞的关系、与爷爷奶奶/姥姥姥爷的关系、与其他家庭成员的关系。
- 婚姻家庭成员关系：恋爱关系、夫妻关系、亲子关系、与配偶父母的关系、与其他家庭成员的关系。
- 学校人际关系：师生关系、与干部同学的关系、男女同学关系。
- 职场人际关系：与上司的关系、与同事的关系、与客户的关系及与下属的关系。
- 社交关系：朋友关系。

3. 学习或工作状况

学生可能有学习方面的问题；成人可能有工作方面的问题。当然，成人也可能有进修和培训等方面的问题。咨询师需要根据来访者当前的社会职责（学习或工作）了解其在这些方面的具体表现。

对于学习，我们需要学习表现、学习成绩、成绩排名、是否存在学习压力和困难等问题；对于工作，我们需要根据其职位和职务等信息，了解其工作表现、工作成绩、工作压力及工作难题等方面的信息。

另外，来访者在学习发展或职业生涯规划等方面情况也是我们要了解的内容。对学生而言，考试成绩、排名和升学往往是心理问题的来源；对职场人士而言，工资收入、加薪升职及晋升提拔等是他们应该考虑的焦点。

2.2.2 咨询现场

"针对你发言时会感到紧张、焦虑的情况，我基本上已经掌握了，接下来我想了解有关你工作和生活方面的情况，以便对问题的范围和性质有准确的判断。"咨询师大伟对克平说。

克平点了点头，等大伟继续说下去。

"你刚才说你在会议发言的前几天存在饮食和睡眠方面的问题，你平时也有这样的问题吗？"

"平时还好，由于几乎每周都有这样的会议，实际上每周都有两三天存在这样的问题。"

"除了饮食和睡眠方面的问题，还有其他躯体方面的疾病吗？是否因生病去过医院做检查或住院的情况？"

"我身体还好，没有去过医院做检查或住院的情况。"大伟从克平的语气和神情中感觉他对自己的身体状态很满意，接着问："我记得你说过这是你第一次来心理咨询机构，想必你以前没有因为你的精神状态或心理问题去过精神科或心理机构吧？"

"没有。"克平的语气非常坚定。

咨询师大伟点了点头，然后转移了话题："我们来聊一聊各方面关系的情况，你们夫妻关系如何？如果用几个词来描述，你会用什么词？"

克平想了想，回答了三个词："感情好、和睦、互相支持。"

大伟追问道："你和孩子的关系如何？"

克平说："还好，我给孩子说什么话，他基本上都听得进去，不像其他孩子那样逆反。我的孩子已经上高二了，他们班的许多同学和父母都很逆反，我们家孩子不那样。"

大伟希望了解克平的社交关系情况，便问道："和你平时往来的朋友多吗，你们之间的关系如何？"

克平没有立即回答，而是端起茶几上的水杯，喝了口水后轻轻放下，咳嗽了一声，然后说道："我有许多关系一般的朋友，也有几个私交好的朋友。我和他们之间的关系不错，大家都是成年人，脾气相投就交往，说不到一块儿就不往来。"

对克平而言，还有一个重要的关系，那就是职场关系。大伟终于提及这个话题，对克平说："通常来讲，单位的人际关系最为复杂，有与上级的关系、与下级的关系、与同事的关系、与客户的关系，这些关系之间往往还有利害冲突。在这些关系中，你觉得最容易处理的是哪些关系，最不容易处理的是哪些关系？"

克平说："客户关系最好处理，和下级关系也好处理。比较难处理的是和几个副手的关系，另外也有一些员工私下议论，不服从管理。"

大伟希望具体化，便追问道："和副手的关系对你的工作造成困扰了吗，是否需要处理？"

克平说："在三个副处长中有一个经常和我对着干，对我来讲这的确是一个麻烦，领导班子的团结问题的确影响工作开展。"

"看起来这是一个问题，需要解决。"大伟说，"员工方面呢？你觉得需要解决吗？"

克平回答说："没有。"

"你对自己的工作业绩的满意度是多少呢？如果用 0 ~ 100 分来衡量的话（0 分表示完全不满意，100 分表示完全满意），你给自己打多少分？"大伟试图评估其工作层面是否存在问题。

克平说："我给自己打 80 分。"

"看起来你对自己的工作还是相当满意的。你觉得有需要提出来在咨询中讨论的问题吗？"大伟问道。

克平说不用了，这些问题自己还可以应付。

2.2.3 课堂练习

请以下面的个案信息为依据，练习个案搜集资料中"更多问题扫描"会谈技能。

个案 1 薇薇个案

更多自述：我是结过婚的人，但我跟异性说话时仍然会脸红，总是会紧张，担心自己是否又脸红了，让人笑话。我不会说话，不会社交，这总让我觉得很自卑。其实在某些方面我还是有自信的，但这一点却总是影响我的自信。

健康状况：存在不稳定躯体症状，如左胸疼痛（经医院检查没有发现疾病）。持续半年左右。

社交情况：有两位关系好的朋友，与同事、客户和其他人的关系比较紧张。和他们在一起时是"话题终结者"。说话脸红的毛病从小学四五年级时就有了，因此在说话时，特别担心自己会脸红。自己觉得在异性面前说话脸红特别不好，所以尽量不跟异性交往。

职业职场：从事IT行业，工作压力大，工作时间长。

婚姻家庭：夫妻均从事IT行业，夫妻关系和谐，下班回家后要带孩子，感觉非常累。

个案2 胜飞个案

更多自述：工作有压力，精力和体力不足。在职场中比较害怕严厉的人。自卑，自我价值感低，觉得不如别人。力求完美，不希望被批评。

健康状况：睡眠质量差，入睡困难，常常需要40 ~ 50分钟才能入睡。食欲不佳，没有多少喜欢吃的饭菜，性欲也在降低。没有其他方面的健康问题。曾被诊断为抑郁症，正在服用抗抑郁药物。

工作情况：中层管理干部，负责管理技术部门，有30个下属，业务能力和业绩良好，在单位处于中等偏上水平。

职场关系：敬畏领导，对下属表面和蔼可亲，内心存在不满，不太敢处分和惩罚员工。对于员工搞不定的事情，总是亲力亲为。

婚姻家庭：夫妻关系和睦，亲子关系良好，孩子成绩不错，父母在老家与弟弟生活在一起。

2.3 心理问卷使用

经过刚才的会谈，咨询师意识到，除了当众发言时会紧张、焦虑外，克平还有饮食和睡眠方面的问题。在人际关系方面，主要存在领导班子不够团结的问题。谈到这里，我们就完成了有关克平的资料收集访谈。

为了获得定量方面的信息，咨询师觉得需要选用几个心理测验问卷给克平。

2.3.1 技能解析

咨询师需要搜集来访者的问题资料，并评估其心理问题类别和严重程度。除了咨询师与来访者进行的临床会谈以外，心理问题测评也是一种常用的方式。相对于其他搜集资料的方式，心理问卷测评的方式更为快速、客观、简洁和全面。心理问卷测评也能有效弥补临床会谈的不足。因此，咨询师应多使用心理问卷来搜集资料和评估心理问题。

心理问卷的使用包含三个方面的技能：一是心理问卷的选择。对咨询师来说，最重要的问题是根据来访者的心理问题选择合适的心理问卷；二是心理问卷的施测。一旦选择了合适的问卷，就要正确使用问卷，这样才能得到科学的测评结果；三是对测试结果的解释。

1. 心理问卷的选择

咨询师要根据心理诊断的需要选择合适的问卷。我们在选择心理问卷时可以考虑以下两个问题：一是选择种类适合的心理问卷，二是在这个种类的问卷中选择适合来访者具体心理的问卷。

心理问卷按照测验内容（或功能）可以分为智力测验、人格测验、职业测验、成就测验和心理健康测验。从心理咨询临床的角度来看，心理问卷按照用途可以分为症状评估问卷和病因探索性问卷。

咨询师要先选择使用症状评估问卷，目的是评估心理问题的严重程度。这类问卷在心理咨询中应用得最多，最常见的就是焦虑问卷、抑郁问卷，它们常被用来评估来访者焦虑或抑郁的严重程度。其他还有 SCL-90 问卷，该问卷包括 10 个分量表，可以描述来访者在多个方面心理问题的严重程度，因此主要被用来评估心理问题的广泛性。另外，还有一些专门的心理问卷，如考试焦虑问卷、社交焦虑问卷等。

咨询师还可以通过病因探索性问卷调查了解来访者产生心理问题的原因或排除某些病因可能。人格问卷往往是用来鉴别心理问题是否有性格方面的因素，智力问卷是用来判断心理问题是否有智力方面的原因。贝克认知行为疗法的认知问卷属于病因探索性问卷。病因探索性问卷还包括自动思维问卷

（ATQ）、功能失调性态度量表问卷（DAS）和人格障碍信念问卷（PDBQ）等。

当咨询师确定使用某类问卷（如焦虑问卷）后，还需要进一步考察同类问卷中有哪些问卷适合来访者使用，并最终选择某个（或多个）问卷。

以焦虑症状问卷为例进行说明。比较有名的焦虑问卷有BAI、SAS和HRMA。在这三个问卷中，BAI和SAS是自评问卷，采取由来访者自行阅读问卷题目并根据自己的标准做出评价的方式，这种方式简单易行。而HRMA是他评问卷，采取由医生或咨询师根据问卷评定标准，诊断来访者的具体表现并做出评估方式，这种方式对咨询师的要求较高。另外，这三个问卷有三个共性。第一，它们都只适合成年人，而不适合未成年人；第二，它们都只能评定焦虑症状的严重程度，而不能作为是否焦虑症的诊断或者不同焦虑症类型的区分标准；第三，它们通常都被用来评估经过咨询或对后症状的改善或咨询治疗效果的评估。

如果针对的是特殊类型的焦虑障碍问卷，就可以考虑选择特定的焦虑问卷，如考试焦虑问卷、社交焦虑量表问卷及演讲者信心自评量表问卷等。如果来访者是儿童，我们就需要选择适合儿童的问卷，如儿童用的社交焦虑量表问卷等。

2. 问卷的施测

咨询师选择好适合的问卷后，就需要以适当的方式安排施测。心理问卷的测试方式有传统的纸笔测试方式，就是让来访者用笔作答，这种方式操作起来方便，但计分比较麻烦。目前，比较流行的心理测试方式是利用App进行测试。

在来访者正式做问卷前，咨询师需要向来访者解释问卷的“指导语”，也就是让来访者明白做问卷的要求，只有在确认来访者准确理解之后，才能让其自行作答（如果是自评问卷的话）。

比如，SAS的指导语如下：

请你阅读下面表格中的每一条描述。根据自己最近一周（包括今天）的实际情况，在表格右侧的选项（没有、有时、经常、持续）中选择适合自己情况的一项，在相应的选项中打“√”。

在上述指导语中，咨询师需要向来访者说明以下几点信息，并确保其能够准确理解：根据每条描述做出评估；根据实际情况（出现的频度）做出“没有”“有时”“经常”或“持续”的选择；做出选择的方式为在每道题目对应选项内打“√”；评估时限为最近一周，即要求来访者根据最近一周而不是一个月的情况做出评估这一点是很重要的。

3. 对测试结果的解释

来访者完成测试之后，咨询师需要对测试结果进行解释。咨询师要根据心理问卷本身所提供的解释标准和文本进行解释。

以 SAS 为例来说明问卷解释。SAS 的主要统计指标为总分，具体计算方法是：将 20 个项目的各个得分相加，即得粗分；用粗分乘以 1.25 以后取整数，就得到标准分（标准分范围在 25 ~ 100 分）。按照国内常模结果，SAS 标准分的分界值为 50 分。50 ~ 59 分为轻度焦虑，60 ~ 69 分为中度焦虑，70 分及以上为重度焦虑。

如果某位来访者首次 SAS 测试得分为 80 分，根据上述标准（大于 70 分）可以判断其焦虑程度为“重度焦虑”。来访者焦虑的主要表现有哪些呢？咨询师可以根据其测试问卷中分值高（得分 3 分或 4 分）的项目来了解。

- 我会无缘无故地感到害怕（害怕）
- 我容易觉得烦乱或惊恐（惊恐）
- 我觉得一切都很好，也不会发生什么不幸（不幸预感）
- 我因为头痛、颈痛和背痛而苦恼（躯体疼痛）
- 我容易感到衰弱和疲乏（乏力）
- 我容易入睡并且一夜睡得很好（睡眠障碍）

通过以上测试，咨询师发现来访者的焦虑症状主要表现为害怕、惊恐、不幸预感、躯体疼痛、乏力和睡眠障碍。

在首次评估 SAS 之后，咨询师可以采取每周一次或隔周一次的方式持续进行焦虑程度的评估。这种连续评估的方式可以获得焦虑症状改善程度的信息，通过心理问卷测试数据评估心理咨询进展和干预方法的有效性。

2.3.2 咨询现场

咨询师大伟很快就有了答案，他针对克平的紧张、焦虑症状和睡眠状况选择了三份问卷。大伟对问卷进行了说明，对克平说："经过我们刚才的会谈，对你目前面临的问题有了比较全面的掌握，为了对你的症状有更为全面、客观、准确的评估，我们还需要完成三个心理测试。"

听到心理测试这四个字，克平感到非常新鲜。他以前听人说起过，但自己并没有做过，他问道："心理测试怎么做？"

大伟说："我们会给你一些类似选择题或判断题，你只需要根据自己的实际情况做出回答就可以。不存在正确或错误之分。心理测试通常安排在每次你来咨询时进行，具体时间是咨询开始之前，这次测试安排在本次会谈结束之后。"

听到是选择题或判断题，克平的心情立刻轻松了许多，大伟咨询师注意到了克平的表情变化，接着对他说："我为你准备了三个测试，完成这三个测试大概需要 30 分钟。至于具体怎么填写问卷，待会儿咨询助理会为你提供指导。下面，我想说明一下选择这些问卷的原因和测试频率的安排。"

大伟说到这里，停顿下来，看看克平是否有疑问，克平抬起头看了看他并没有什么想说的。大伟就继续说："演说者信心自评量表主要测量你在会议发言时的紧张程度，焦虑自评量表也是测量紧张程度的，不过它主要测量的是平时的紧张程度，这两个测试我们每周进行一次。匹兹堡睡眠质量指数主要测量你的睡眠质量，这个测试我们每月进行一次。安排这些测试的目的，一方面是了解目前症状的严重程度，另一方面是帮助我们评估症状的改善程度。对于这些测试，你有问题吗？"

克平回答说："没有问题。"

2.3.3 课堂练习

请以下面提供的个案信息为依据，练习"心理问卷使用"会谈技能。为下面个案选择合适问卷，给来访者解释原因，说明心理问卷测试的频率安排。

个案 1　薇薇个案

参见前文"薇薇个案"。

个案 2　胜飞个案

参见前文“胜飞个案”。

2.4　认知概念化

克平的心理测试项目结束了，这意味着他的心理问题资料已被收集完成。

咨询师知道，为了寻求对克平心理问题的理解，要对其心理问题概念化，也就是需要了解其产生这些心理问题的原因。

2.4.1　技能解析

认知概念化是评估性会谈非常重要的任务，它是理解来访者心理问题的基础。咨询师对来访者的心理问题进行概念化处理的过程，就是理解来访者心理问题的过程。从咨询会谈操作的角度来看，认知概念化是从来访者问题具体化开始，经由横向概念化，理解当下问题的直接原因，应用箭头向下技术找到中间信念和核心信念，最终探寻来访者成长经历的过程。

1. 具体化

当来访者抱怨孩子不听话、夫妻关系不和谐或自己心情不好等问题时，咨询师首先要做的工作就是对问题进行具体化。咨询师要了解来访者所描述的问题的具体情形是什么、这些问题是在什么情境下发生的，以及来访者的情绪和行为反应（有时甚至是生理反应）是什么。

咨询师可以这样问：**“最近（今天或昨天，或者更早的时候）发生了你所说的情况吗？”“你能否说一说具体的情形？”**来访者说明了事件发生的具体情境（既可能涉及具体时间、具体场所，也可能涉及有关人物）后，咨询师可以了解来访者的具体反应，可以这样问：**“当时你的情绪体验是什么？”“你有什么反应？”“你能体验到明显的躯体反应（如呼吸、心跳加速）吗？”**

比如，当来访者抱怨孩子不听话时，咨询师可以询问最近的具体情况，来访者说昨天自己要求孩子换穿正常的衣服，孩子并没有理会而坚持穿古装出门。当咨询师接着询问来访者当时的情绪体验和行为反应时，来访者表示自己感到沮丧和无奈，于是数落了孩子几句。

在另一个情境中，来访者说孩子吃完晚饭就在沙发上看手机，叫他去写作业，他头也不抬，冷淡地说“知道了”，可他并没有行动。当咨询师询问她当时的情绪感受和行为反应时，她说自己感到失落，悻悻地离开了。

2. 横向概念化

具体化说明了来访者反应与情境之间的联系，在此基础上，咨询师应该用提问的方式进行横向概念化，以了解来访者在特定情境中的自动思维内容。咨询师可以询问来访者在特定情境中产生某种情绪体验时内心的想法是什么，如“在这种情境中，体验到 ××× 情绪（如焦虑）的时候，你在想什么？”更多有关识别自动思维的内容识别的提问方式，或者提问过程中出现问题如何处理的办法，可以参考《认知行为疗法入门》和《认知行为疗法进阶》，在此不做赘述。

对于孩子坚持穿古装（实际上是汉服）出门这个情境，咨询师询问来访者感到沮丧和无奈时脑海中冒出什么样的想法或念头。来访者说：“孩子大了，家长的批评不管用了。”

对于孩子看手机不搭理自己这个情境。咨询师让来访者闭上眼睛做几次深呼吸，然后想象当时的情形并体验自己失落的感受，当来访者报告说自己体验到失落的时候，咨询师问来访者她的脑海中冒出了什么想法，来访者说：“我觉得孩子不听我的话，自己指挥不动孩子了，自己很无能。”

在具体化技术得到情境和反应的基础上，通过提问获得自动思维内容——咨询师就完成了某个情境的概念化工作。

3. 确定核心信念

在评估性会谈阶段，咨询师最好能够对来访者的心理问题进行具体化和概念化。了解来访者多个情境中的自动思维，有助于咨询师把握来访者的中间信念和核心信念。

完成横向概念化以后，咨询师可以从某个自动思维开始，通过箭头向下技术了解来访者的核心信念，明确来访者有关自我的核心信念的类别（无能、不可爱或坏的）。如果是有关人际关系方面的问题（特别是人格障碍问题），咨询师还需要了解来访者有关他人的核心信念的类别（无能、全能或坏的）。

咨询师从来访者的一个自动思维“孩子大了，家长的批评不管用了”开始应用箭头向下技术。咨询师对来访者说：“如果你说的是真的，孩子的确大了，你说话不管用了，你会怎么样？”来访者回答说：“我就管不了孩子了，孩子就会被其他孩子带坏。”咨询双方继续对话。

咨询师：如果这件事真的发生，你的孩子被其他孩子带坏了，这又意味着什么？

来访者：我会自责，觉得自己没有尽到做家长的职责。

咨询师：如果你的确没有尽到做家长的职责，对你而言，这意味着什么？

来访者：我很没用。

咨询师：很没用是什么意思？

来访者：很无能。

通过上述询问，咨询师得到了来访者的核心信念“我是无能的”。当咨询师通过某个自动思维得到来访者的核心信念之后，还可以通过另外情境中的自动思维，再次应用箭头向下技术探究来访者的核心信念，判断两次所得到的核心信念是否一致。咨询师又从另一个咨询思维直接得到“自己很无能”的核心信念。这两个自动思维得到的结果是一致的。

咨询师需要了解，两次得到的核心信念可能并不一致，因为来访者可能同时存在多个负性核心信念，不同的情境触发了不同的核心信念。但多数情况下，多个情境所得到的核心信念是一致的。

4. 确定中间信念或补偿策略

咨询师可以在横向概念化的基础上，应用相反假设提问方式来了解来访者的中间信念（积极假设或消极假设），从而明白来访者的补偿策略。所谓相反假设提问，是指咨询师询问来访者“假设采取相反行为（与原有行为方式相反）会发生什么事（或者有什么后果）”，并通过来访者的回答了解其担忧认知的过程。

在对于“孩子在沙发上看手机”这一事件概念化的过程中，咨询师应用相反假设提问展开如下对话。

咨询师：如果你没有选择离开，相反，你坚持要求孩子立即去写作业会怎么样？

来访者：孩子会生气，并冲我嚷嚷。

咨询师：这样的情形对你意味着什么？

来访者：我会觉得自己没面子，感到自己在孩子面前没有权威。

咨询师：在那种情况下，就像你所做的，不再坚持会怎么样？

来访者：避免了亲子冲突的局面。

咨询师：所以，你在那种情况下选择了放弃。

来访者：是的。

在上面的对话中，咨询师了解到来访者的具体假设："如果坚持要求孩子去写作业，就会让自己没面子，如果自己不再坚持，就避免了亲子冲突"。在"孩子坚持穿古装"这一问题概念化的过程中，咨询师通过相反假设提问，得到来访者的具体假设："如果坚持要求孩子换衣服，双方就会吵架；如果自己不再要求，亲子关系就能保持和谐"。

通过对多个情境相反假设提问的结果进行归纳，咨询师就很容易知晓来访者的消极假设，同样也能知晓其积极假设和补偿策略了。在上述个案中，来访者在亲子教育领域的中间信念可以通过上面的两个具体假设进行归纳并得到一般性假设（中间信念的假设部分），具体来说，就是："如果放弃要求，亲子关系就能和谐；如果坚持要求孩子，亲子之间就会产生矛盾。"由此可见，来访者的补偿策略是为了避免亲子冲突而采取了放弃自己（想法或感受）的顺从策略。

5. 了解童年经验，最终完成纵向概念化

对来访者童年经验的了解，不在于来访者经历了什么事件，而在于找到来访者经历事件与核心信念形成的关系。要做到这一点其实很简单，咨询师只需要询问来访者对于所经历事情的认知解读即可。当然，咨询师还需要把来访者的认知解读与随后的情绪体验和行为反应联系起来。

通过分析来访者经历的认知解读，咨询师就可以了解来访者的童年经历是如何影响并决定其核心信念内容的。咨询师只有识别了来访者核心信念与中间信念（或补偿策略），以及将信念与童年经历建立了联系，纵向概念化才算最终完成。

上面这位来访者讲述了自己童年时的一件事。她说在一次期末考试中自己取得了全班第一名，她非常高兴，回家后却因为没有得到满分而被妈妈批评。如果咨询师只是了解到有这样一件事，其实是没有意义的，因为咨询师没能把这件事情和核心信念建立起关联。为此，咨询师和来访者应进行如下对话。

咨询师：当妈妈批评你没有取得满分时，你是怎么想的？

来访者：我觉得自己很差劲。

咨询师：你当时有什么感受？

来访者：非常沮丧和自责。

咨询师：接下来你是怎么做的？

来访者：认真听课，按照老师和妈妈的要求去做，尽量不出错。

经过上述对话，咨询师了解到来访者的认知“觉得自己很差劲”，这样我们就把童年经历和核心信念联系起来了。来访者后来“按照老师和妈妈的要求去做”这一行为反应也揭示了其顺从补偿策略在童年时期就已经形成了。

2.4.2 咨询现场

咨询师大伟了解了克平存在的问题后，决定探究这些问题的原因，并且进行概念化工作。他对克平说：“过去一周你有单位会议吗？在这些会议里有让你感到紧张、焦虑的吗？”

克平回答说：“有，周五下午就召开了一次单位全员会议，在会议上发言时我就感到紧张、焦虑。”

大伟希望克平说得更详细些，便问道：“我想了解一下你开会发言前、发言中和发言后的感受和想法。你能否先说说会议发言时的感受和想法？”

“从主持人说请我发言直到我发言结束，我都处于紧张、焦虑状态，我能感觉到自己的心跳，也能觉察到自己的声音有些颤抖。”

“当你觉察到这些时，你在想些什么？”

“我担心自己说错话，被人看出来紧张，被他人认为我没有水平，不配坐在处长的位子上。”

大伟接着说：“接下来，我会连续追问几个问题，说的是假设的情况，目的是引发你思考，这不意味着我说的就是真的，请你不要介意。”克平点了点头。

大伟问道："如果你的担心成为真的，你的确不配坐在处长的位子上，这对你意味着什么？"

克平想了想，说："这就意味着我没有能力。"

"如果你真的没有能力，这意味着什么？"

"我就不值得被人尊敬。"

"如果你真的不值得被人尊敬，对你而言这意味着什么？"

"我就是一个让人嫌弃的人。"

大伟稍作停顿，然后话题一转，问克平："周五会议的前几天，你同样感到紧张、焦虑，那个时候你在心里对自己说了些什么？"

克平想了想，说："我担心发言不好，被人瞧出破绽，被人认为我能力不行。"

"于是，你体验到紧张、焦虑的情绪？"

"是的。"

"在这种情绪的驱使下，你做了些什么？"

"我提前准备发言稿，一遍又一遍地修改发言稿，在家里模拟发言，让妻子当听众，给我提意见。"

大伟稍作停顿，微笑着看着克平，提出一个相反假设的问题："我想问一个假设性的问题，如果你不那样做，会怎么样？"

克平回答说："发言时就会出问题，被人'看扁'。"

"对你来说，被人'看扁'就是非常糟糕的？"

"是的。"

"为了避免这样的事情发生，你该怎么办？"

"我要多花时间做准备，准备得越充分越好，直到我满意为止。"

"具体要怎么做才能达到你的预期？"

"要是我反复修改、模拟演练，就能准备好。"

"你怎么做会出问题？"

"如果我听之任之，让秘书写发言稿的话，就会出问题。"

寥寥几句话，大伟明白了克平的补偿策略是过度准备。接着，他问克平发言后的自动思维是什么。他问道："上周五会议发言结束后，你体会到什么样的情绪，是不是如释重负的感觉？”

“没有，我感到有些自责，对自己的表现不满意，觉得自己应该表现得更好，特别是我想起发言中紧张、焦虑的生理反应时。”

大伟总结说：“也就是说，周五会议发言结束后，你认识到自己有紧张、焦虑的生理反应，觉得不应该有这样的反应，应该表现得更好些，在这种想法的影响下，你产生了自责的情绪体验？”

克平说：“是的。”

2.4.3 课堂练习

请以下面提供的个案信息为依据，练习认知概念化会谈技能。针对下面每个案例，请至少通过两个情境完成横向概念化和纵向概念化。

个案 1 薇薇个案

参见前文“薇薇个案”。

个案 2 胜飞个案

参见前文“胜飞个案”。

2.5 个人史回顾

通过概念化和箭头向下技术，咨询师发现克平的核心信念是“我就是一个令人嫌弃的人”，补偿策略是“过度准备”（表现为在会议发言前花太多时间准备和反复练习）和“最高标准”（表现为在会议发言时对紧张、焦虑生理反应不满意，要求自己表现得更好）。

“克平的核心信念和补偿策略是怎样形成的呢？”咨询师在心里问自己。

2.5.1 技能解析

虽然来访者的个人成长史与心理疾病的诊断没有直接关系，但它对于理解来访者心理问题的成因有非常重要的意义，咨询师可以通过其个人成长史了解其心理问题形成的深层原因，以及心理问题形成和发展的过程。

从认知行为疗法的观点看，自动思维是产生心理问题的直接原因，但核心信念才是产生心理问题的根本原因。核心信念是个体在早年形成的；而补偿策略是个体在核心信念基础上，在应对外部环境的挑战中逐渐形成的。咨询师为了解来访者的核心信念与补偿策略，就有必要了解来访者的个人成长史。

对来访者个人成长史的回顾可以分为两个方面：一是家庭教养，二是成长经历。

1. 家庭教养

咨询师了解来访者家庭教养的主要目的是了解抚育者是如何对待来访者的。抚育者是指亲自养育来访者的人，如父母、养父母，但也有可能是爷爷、奶奶、姥姥、姥爷、叔叔、阿姨等。抚育者对待来访者的教养方式及其对来访者的评价，直接影响来访者核心信念的形成。

在会谈中，咨询师要了解以下内容：来访者在 15 岁以前（特别是在 3 岁以前）的主要抚育者是谁，除了父母之外，有无其他人曾经参与承担主要抚育工作；来访者对抚育者的性格评价和印象；抚育者的教养方式。教养方式主要体现在抚育者对来访者需要的响应程度和对来访者的要求高低。教养方式可以简单归纳为权威、专制、民主、溺爱和忽视等类型；抚育者对待来访者的方式及让其印象深刻的具体事件。需要注意的是，咨询师不仅要要求来访者讲述这些事情，更重要的是要澄清来访者对这些事情的认知解读、情绪体验和行为反应。咨询师需要强调事件并不重要，而如何看待事情和如何反应，以及认知解读和行为反应才是核心信念形成的重要原因。

2. 成长经历

成长经历能够具体说明来访者在成长各个时期都经历过哪些事情，有什么具体表现，他人是如何对待他的，他又是如何对待这些人的。来访者面对外界要求的认知解读和行为反应，一旦形成模式就会构成补偿策略。可见，咨询师对个体成长经历的了解，有助于认识个体的补偿策略类型及其形成过程。

对来访者成长经历的了解通常是按照年龄阶段来进行的，一般按照 0 ~ 3 岁、3 ~ 6 岁、小学阶段、初中阶段、高中阶段、大学阶段和工作阶段来划分。当然，如果在某个阶段生活环境发生了改变，那么可以进行细分。比如，对于来访者在小学阶段转学到外地这种情况，咨询师就可以把学校阶段分为两个时期。

咨询师可以邀请来访者讲述在各阶段中都有哪些让其印象深刻的事情，如果来访者想不起来，咨询师可以让来访者回去思考，在未来的咨询中再补充讲述。这些事情可以是关于他人如何对待来访者的，也可以是来访者取得的成就或遭遇的失败，还可以是来访者遭遇的躯体疾病或其他创伤事件等。

对咨询师来说，只了解来访者经历什么样的事件意义不大，因为这样的话我们只是聆听了一个人的故事。我们需要从认知行为疗法的角度进行解读和分析，这样才能得到想要的东西。

需要特别强调的是，咨询师在聆听来访者成长经历中的事件时，不能停留在故事层面，需要探寻来访者对发生在自己身上的各种事件的认知解读、情绪体验、行为反应，以及行为反应的后果等方面的信息。咨询师通过来访者对事件的认知、情绪、行为等方面的了解，就能知道这些事件对来访者的具体影响，以及这些事件在核心信念和补偿策略形成中所起的作用。

比如，一位来访者讲在小学阶段，他和同班同学打架把人打伤了，对方家长上门讨要说法，结果他父亲当着对方家长的面揍了他一顿。如果只是聆听来访者讲这个故事，不进行更多探寻，那么这个故事的意义并不大。咨询师需要了解来访者对这件事的认知、情绪、行为和后果是什么。只有这样，咨询师才能判断这件事对于核心信念和补偿策略有何影响。

如果来访者把挨打事件的认知解读为“父亲不喜欢自己，自己给父亲惹祸”，情绪体验为沮丧，行为反应是退缩，以后不要和别人打架，以免招致父亲处罚。这样的解读和行为反应就可能为来访者形成“没有价值”的核心信念和“回避”的补偿策略起促进作用。

但是，如果来访者把这件事情解读为“父亲只是为了给对方家长一个交代，并不是真的不爱我”，情绪体验为失落，行为反应就是下次和他人发生冲突时不要把人打伤，以免对方家长为难和自己受罚。自然，这样的解读和行为反应就不会导致上述核心信念和补偿策略了。

2.5.2 咨询现场

咨询师大伟把身子往后靠了靠，打量着克平，问道：“我想请你讲一讲你小时候的事情，说说你小时候和父母之间发生的一些事情好吗？”听到咨询师这么问，克平陷入了沉思，时光仿佛回到了童年时期。

克平说：“我出生在乡村，家以养猪、种地为生，除了父母以外，我还有一个弟弟和一个妹妹。从小父母就对我寄予厚望，希望我能好好读书，将来考上大学，也希望我成为弟弟、妹妹的榜样。上小学时，我的学习成绩稳步提升，到小学毕业时，我的学习成绩排在班级前几名。父母对我的学习成绩也很满意，对我也越发喜欢，对弟弟、妹妹则非常不满意，常常要求他们以我为榜样。看到父母批评他们的样子，我感到非常紧张，心想要是自己学习成绩不理想，他们也会对我不满意。”

“实际上我的担忧也不是没有道理，在我上小学时就发生过这样一件事，大概是小学四年级的时候，我的期末考试没有考好，成绩下滑了十几名。父亲看到我的成绩单后非常生气，罚我不准吃晚饭，看到弟弟、妹妹开心地吃晚饭，他们一副幸灾乐祸的样子，我就越发自责。”

克平讲到这里，大伟插话问道：“你父亲不让你吃晚饭，你当时是怎么想的？”

克平说：“父亲不喜欢我，我没考好就显现出来了。我考好了他们就开心，他们只是对儿子的好成绩感到开心，他们希望的就是儿子有出息，这样老了就有了依靠。”

“那你怎么办？”

“我不能让弟弟、妹妹看笑话，也不能让父母失望，我要重新赢回属于自己的位置。后来，我发奋读书，学习成绩始终排在班级前三名。小学毕业后，我升入了乡里的初中。学校离家很远，我早上出门去上学，晚上才回家。因为家里穷，我中午在学校挨饿，一天就吃早、晚两顿饭。我身体单薄，好在学习好，中考的时候考入县里的师范学校，三年后就成了小学教师，那年我还不到18岁。后来，我经过努力拿到了大专学历，之后我继续努力，考取了硕士研究生，研究生毕业正值国家公开招考公务员，我就进入了政府部门工作。”

大伟点了点头，微笑着说：“听起来你的人生就是一部卧薪尝胆的奋斗史，你在读初中和师范学校时，通过什么赢得老师和同学的喜欢？”

克平想了想说：“我主要是通过自己的实力赢得大家对我的尊重和喜欢，因为我的成绩好，老师对我另眼相看，同学都佩服我、羡慕我，有问题也喜欢向我请教。”

“你怎么看他们对你的喜欢？”

“我觉得所有人都喜欢能力强的人。要是你不行了，别人也就嫌弃你了。”

随着交谈的深入，克平讲了更多自己小时候的事情，这其中有与父母的往事，也有与老师的往事，还有与同学和弟弟、妹妹之间的故事。听了克平的成长故事，大伟对克平个案纵向概念化变得更加清晰了。

2.5.3 课堂练习

请以下面提供的个案信息及核心信念和补偿策略为依据，补充必要信息，练习个案搜集资料中“个人史回顾”会谈技能。针对下面每个案例至少练习一遍。

个案1 薇薇个案

出生在小县城，父母是当地公务员，自己是独生女。在成长过程中，父母对自己要求严格，舍得花时间和钱培养自己，给自己报了各种才艺班。自己从小学习还可以，在班里排前10名，大学学习计算机专业，毕业后进入国内知名移动互联网公司工作。

个案2 胜飞个案

自幼生长在农村，父母都是农民。父亲在家里非常强势，母亲顺从，有时父亲还会动手打母亲。自己从小畏惧父亲。父亲经常边吃饭边批评孩子。从父亲嘴里说出来的都是别人家的孩子成绩好又能替家里做事，说自家孩子白吃饭又帮不上家里的忙，学习成绩也不好（其实自己的成绩也经常排在班级前几名）。自己努力读书，后来成为村里的第一个大学生，大学毕业后到现在的单位上班，然后经人介绍认识现在的妻子，结婚生子，自己也“走到了”中层领导的位置。

2.6 心理问题评估与关联

大伟瞅了一眼茶几上的时钟，心想："时间过得真快，该进入结束阶段的会谈了。克平童年的事情以后还有机会了解，现在需要把搜集到的信息反馈给他，让他对自己的心理问题有初步的认识，增强他解决心理问题的信心。"想到这里，大伟取出一张 A4 白纸，准备在纸上给克平写明其心理问题症状有哪些，以及它们之间是如何关联的。

2.6.1 技能解析

科学的心理咨询建立在心理诊断或心理评估的基础上。所谓心理诊断或心理评估，是指咨询师根据心理或精神诊断的标准，把来访者的心理问题归到某个心理疾病或心理问题类别中，通俗地说，就是要判断来访者得了什么心理疾病或存在什么心理问题。

严重的心理问题（或称精神疾病）有着明确的精神疾病诊断标准。国内精神疾病的诊断标准有 DSM-5、ICD-11 和 CCMD-3。不同的诊断标准，对相同心理疾病或精神障碍可能有着不同的诊断名称。因此，对咨询师而言，当我们说来访者罹患某个疾病的时候，需要说明所依据的诊断标准是什么。

处理严重的精神疾病或心理问题属于精神科医生的工作范围。按照相关法律要求，咨询师不能对这样的来访者进行诊断和治疗。虽然，咨询师不能进行诊断，但我们需要了解和掌握相关知识。

1. 心理问题评估

大家知道疾病诊断是以分类为基础的，精神疾病诊断也是以精神疾病分类为基础的。精神疾病分类通常有两个分类标准，一个是病因学标准，另一个是症状学标准。通俗地说，病因学标准就是把相同病因的疾病归为一类，而症状学标准就是把相同症状的疾病归为一类。在精神疾病分类实践中，我们发现无法用某一种标准对所有疾病分类（无论是病因学还是症状学），因此，目前的精神疾病分类都是通过统筹两种分类标准而实现的。许多疾病病因不明，因此症状学标准常常是主要分类依据。

这在美国精神疾病诊断标准 DSM-5 中体现得尤为明显。在这个标准中，把由生理原因（如神经系统疾病、精神活性物质等）所导致的精神疾病按照病因学标准分类，其他精神障碍（或心理问题）按照症状学标准分类，也就是按照症状并结合引发症状的外部因素来分类，如社交焦虑、广泛性焦虑、惊恐发作及特定恐怖症等。以上几种疾病都是以焦虑恐怖为主要临床症状，但引发焦虑恐惧的外部因素各有不同：社交焦虑是由社交情境引起的，惊恐发作是由躯体反应引起的，特定恐怖症是由某个特定对象（如昆虫）引起的，广泛性焦虑则可能是由多种情境诱发的。

对于严重的心理障碍，可以依据精神疾病的诊断标准（如 DSM-5、ICD-11 或 CCMD-3）进行评估，而在那些心理咨询门诊中常见的婚姻问题、子女教育问题及职场压力问题等就不在精神障碍诊断范围内了。

对于这些不在精神障碍诊断标准范围内的心理问题，可以按照精神疾病的分类和诊断思路进行分类和命名。如果心理问题引发的症状明确或典型，就可以应用“情境 + 症状”的方式命名。比如，考试焦虑、就业焦虑和婚姻焦虑这三种心理问题，它们都是以焦虑（情绪）为主要表现，但引发焦虑的具体事情不同：考试焦虑是因为参加考试而引起的，就业焦虑是因为需要求职找工作而引起的，婚姻焦虑则是因为婚姻状态而引起的。

如果心理问题所引发的临床症状并不突出，也就是说情绪、行为或生理反应并不突出，那么我们通常以“情境（或生活事件）+ 问题”的方式命名，如夫妻关系问题、亲子教育问题及职场关系问题，这样的命名准确地说明了引发心理问题的外部因素。

2. 问题的关联

由于精神障碍（或心理问题）诊断方面的原因，以及精神障碍会引发连锁反应的原因，在心理咨询或治疗实践中，我们往往会发现一位来访者会有多个心理问题。比如，一位中学生可能有考试焦虑问题、师生关系问题、与父母的关系问题，以及睡眠问题和饮食障碍等心理问题。

如果一位来访者有多个心理问题，那么从心理咨询的角度我们需要知道，这些心理问题之间的关联。心理问题之间有两种可能的关系。一种是连锁关系，也就是一个问题引发另一个问题。比如，失业在家带来就业焦虑，也可能引发夫妻关系问题，而夫妻关系问题又可能导致酗酒问题。判断连锁关系的前提是心理问题的发生有着时间上的先后关系。另一种是并列关系，也就是这几个问题都是由同一个深层的原因所导致的，而这些问题都是这个原因在不同生活领域中的表现。比如，一位来访者既可能有夫妻关系问题，也可能存在亲子关系问题和同事关系问题等，这些问题都是人际关系方面的问题，如果你仔细分析会发现来访者都有一个相同的补偿策略，如回避策略或外归因策略。

对于多个心理问题之间关联的分析，有助于咨询师找到心理问题的起因，也有助于咨询师确定干预策略。对于前面提到的这位中学生，咨询师发现学习是引发她心理问题的起因。她因为学习不理想而感到焦虑，而这种焦虑又引发了父母对她的抱怨或不满，她又认为老师看不起学习成绩差的学生，这就导致师生关系问题。她长期处于学习焦虑和与老师、家长对立的情绪中，自然就出现了睡眠问题和饮食障碍问题。

2.6.2 咨询现场

咨询师大伟正要说话，克平的手机响了，他拿出手机，把手机调成静音。看到大伟正注视着自己，克平说了声抱歉。

大伟对克平说："经过刚才的会谈，了解到目前你存在这样几个问题，最重要的问题就是在会议发言时紧张，此外，还有领导班子团结问题及睡眠和饮食问题。"大伟边说边在纸上写下这些问题。

写完之后，大伟把纸拿给克平，对克平说："你目前主要面临三个问题。这些问题从发生的病程来看，很显然是从你升职之后开始出现的。因为升职之后，你面临团结领导班子和在全体员工面前发言的挑战，这是你以前很少面对的，但这两件事情给你带来了压力和困扰，最终导致你出现睡眠和饮食方面的问题。"

克平听到大伟的解释，明白了自己的问题的内部关系和原因。

大伟问道："你能理解问题之间的关联吗？"

克平回答说："没问题，事实上也是这样的，你说得真准。"

"知道了有哪些问题，同时我们明白了问题和事件的关联，问题之间的关联，我们就能制定一个最佳的方案来解决这些问题。"大伟解释并鼓励克平，希望他能增强对心理咨询的信心。

2.6.3 课堂练习

请以下面提供的个案信息为依据，练习个案搜集资料中“心理问题评估与关联”会谈技能。请针对下面每个案例至少练习一遍。

个案 1 薇薇个案

参见前文“薇薇个案”。

个案 2 胜飞个案

参见前文“胜飞个案”。

2.7 咨询目标制定

咨询师大伟给克平说明了问题与事件的关联、问题之间的关联，并没有给克平解释认知概念化内容，如核心信念“我是被人嫌弃的”和补偿策略“全力追求优秀”给自己带来了当下的问题。大伟知道，在评估性会谈中这些是不必要的（以后有时间谈及这些），而评估性会谈结束环节中一个重要内容是商定咨询目标，这才是当下最要紧的任务。

2.7.1 技能解析

在 CBT 咨询中，咨询目标有着非常重要的作用，它指引着咨询会谈，促进咨询联盟，激发来访者改变的动机。评估性会谈阶段的最后一个重要任务就是和来访者协商确定咨询的大体目标，以便在下次会谈中细化咨询目标。在此，我们把两个有关咨询目标的会谈放在一起介绍。

1. 确定咨询的大体目标

在评估性会谈中，咨询师要了解来访者存在的问题，明确来访者对于咨询的期望，知晓来访者希望通过心理咨询解决什么问题。如果咨询师能够通过咨询帮助来访者解决问题或实现咨询期望，咨询师就可以和来访者确定咨询的大体目标。

在一次咨询中，来访者是一对母女。女儿16岁，她想整容，但母亲坚决反对，女儿则以要毁了自己相威胁。母女二人僵持不下，来心理咨询机构求助。母亲希望咨询师能够劝女儿放弃整容，但女儿却希望咨询师能够说服母亲同意自己整容。经过会谈，咨询师发现她们存在的问题是在整容这件事情上存在分歧，虽然她们都希望说服对方，但最终目的还是希望在整容这件事情上能够达成一致。因此，咨询师以“母女二人就整容问题达成一致”作为咨询方向（大体目标）。这个目标并没有明显的偏向性，她们都能接受，并愿意继续咨询以解决她们之间的分歧和矛盾。

在另一个咨询中，来访者是一位大学新生。他告诉咨询师，学校不是自己喜欢的，对专业也不了解，还有些畏惧，自己便萌生了回去复读、重新参加高考的想法。可是，他身边的人（主要是父母和部分亲戚）不太赞同这个想法，这让他很犹豫。他说，自己不在乎来年的高考成绩，只想用一年时间来忘记今年高考和入学的痛苦，重新开始而已。叙说了自己的问题后，咨询师问他前来咨询的期望是什么，他回应说希望咨询师能够告诉他该怎么办，到底要不要回去复读？

对于来访者的期望，咨询师明白自己不能直接告诉他要不要回去复读，但心理咨询的确可以帮助他做出职业生涯的选择。于是，咨询师建议把经过咨询“明确未来的发展道路”作为咨询的方向，也就是不仅要考虑是否回去复读，还要思考回去复读之后或者在大学继续下去以后的事。来访者认为，咨询师的说法有道理，便同意继续咨询下去。

2. 确定咨询的具体目标

进入咨询性会谈阶段，咨询师需要和来访者细化咨询目标，把咨询目标变成若干子目标。咨询目标应当客观、可观察和可测量，咨询目标可以从咨询客观改变（如解决现实问题）和个人成长（情绪、行为和认知改变）等方面进行描述。

对于前述女儿整容个案咨询目标的细化，咨询师与母女二人讨论之后确定了如下目标：母女二人就整容问题达成一致方案；母女二人能够相互倾听对方、表达自己、寻求共识；降低或减少母女二人沟通时的消极情绪（如愤怒、沮丧）；避免采取威胁或制裁手段来达成目的。

通过对咨询目标的细化，咨询师与来访者经讨论后确定如下目标：就是否回去复读做出明确选择并执行；明确自己未来的人生目标，清楚未来 5 ~ 10 年的人生规划；对学校和所学专业了解更多；对回去复读和可能的结果了解更多。

2.7.2 咨询现场

咨询师大伟调整了坐姿，身体稍微前倾，试图离克平近些。他指着纸上的几个问题，问克平前来咨询抱着什么期望，克平说希望咨询师帮助自己解决会议发言时的紧张、焦虑问题和睡眠问题。大伟追问道："领导班子团结的问题，目前不用处理吗？"

克平回答说："先不管它，以后再说。我目前希望解决会议发言时的紧张、焦虑问题和睡眠问题。"

大伟继续问道："如果你把这两个问题都解决了，你的生活会有什么改变？"

克平想了想，说："要是这两个问题都解决了，我在发言时就轻松自如了，也能睡好觉了。"

大伟了解了克平的诉求，便对克平说："你的愿望通过心理咨询是可以实现的，那么我们把咨询目标确定为解决会议发言时的紧张、焦虑问题和睡眠问题，怎么样？"

克平一听自己的问题能够得到解决，眼里闪现出希望的光，脸上也露出了少见的笑容，语气轻松地回答道："好的，这正是我希望的。"

大伟接着说："这次我们先定一个大致的目标，下次会谈时我们再把这个目标进一步细化，确定可观察和可测量的具体目标。根据你的问题和我们的经验，解决这两个问题需要 8 ~ 12 次咨询。通常每周安排一次咨询会谈。也就是说，我们需要 2 ~ 3 个月的时间。当然，如果在咨询过程中你有新问题需要加入会谈中，咨询次数和时间可能会更多一些。对于咨询安排，你有什么想法吗？"

克平说："咨询需要这么久吗？我下个月代表单位在市政府发言的事情怎么办呢？"

看到克平有些担心，大伟安抚他说："你不用担心下个月在市政府发言的事情，我们有办法应对那次发言，只是这个问题的最终解决需要更多一些时间。”

“这样我就放心了。”听到咨询师这么说，克平也就不再说什么了。

转眼一周过去了，克平又出现在咨询室，坐在大伟的对面。会谈进入中间环节时，大伟要和克平讨论的第一个话题便是如何将咨询目标具体化。

大伟对克平说：“我们上周确定了咨询的大体目标（解决发言时感到紧张、焦虑问题及睡眠问题），下面我们将确定几个更加具体的子目标，当这些目标实现的时候，我们就知道咨询目标实现了。”克平看着大伟，点了点头。

“如果你的目标实现了，你的生活会有什么变化呢？你会做什么呢？”

“我就不用花很多时间来准备发言，可以有更多时间去锻炼身体。我发言时也不会心跳加快和说话不自然了，睡眠质量好，早上起来精神状态更好，吃饭时胃口也会更好。”

“这些表述非常好，我们梳理一下，把它变成咨询目标，必要时也可以制定一些具体指标。你觉得对于发言的准备时间减少到何种程度是比较理想的呢？”

克平回答说：“减少一半就可以了，如果发言质量不受影响的话。”

大伟接过话说：“没有问题，这个目标可以接受，我们就把第一个目标确定为会议发言时间减少到以往时间的一半，你看可以吗？”

克平回答说：“可以。”

大伟想讨论情绪指标，便对克平说：“当我们希望把紧张、焦虑的程度降到零时，关注心率和声音等生理反应是否正常反而会妨碍问题的解决。实际上，接纳这种状态反而会更好。因此，比较合理的咨询目标反而是降低焦虑程度和生理反应程度，而不是消灭它。”克平虽然希望完全消除紧张、焦虑情绪，但出于对大伟的信任，没有对此提出疑问。

大伟进一步确定指标：“在通常情况下，我们会将目标设定为把紧张、焦虑程度降到 20% 以下的水平，也就是比较轻微的紧张、焦虑程度，而心率和声音等方面的反应就不列入咨询目标了，你看这样可以吗？”

克平回答说：“可以。”

大伟问道：“在你升职之前，你晚上平均睡几个小时？”

克平想了一会儿，说：“大约七个小时。”

大伟接着问："你现在一周平均下来每天睡多长时间呢？"

克平说："不到六个小时。"

"这样的话，我们就把平均睡眠时间提升到七个小时作为第三个咨询目标，怎么样？"大伟征求克平的意见，克平说可以。

大伟对克平说："经过讨论，我们确定了三个咨询目标：一是将会议发言的准备时间减少到以往的一半；二是将在会议上发言时的紧张、焦虑程度降到20%以下；三是将每日平均睡眠时间提升到七个小时。"

克平对咨询目标比较满意，只是对将紧张、焦虑程度降到20%以下是否能够解决问题有些疑虑。大伟似乎看出了克平的心思，便对他说："这些咨询目标随着咨询的进行还可以做出补充、更新和调整。制定咨询目标的目的是保障咨询朝着既定目标前进。"听到大伟说可以调整咨询目标，克平就彻底放心了。

2.7.3 课堂练习

请以下面提供个案信息为依据，练习"咨询目标制定"会谈技能。请针对下面每个案例至少练习一遍。

个案 1　薇薇个案

参见前文"薇薇个案"。

个案 2　胜飞个案

参见前文"胜飞个案"。

第3章 自动思维会谈

对自动思维的处理是认知行为疗法心理咨询干预的第一个阶段任务。在这个阶段，咨询师首先要对来访者进行心理教育，了解观念决定情绪，了解改变观念可以改变情绪，了解改变行为有助于解决问题的原理。来访者能够在多大程度上理解和接受心理咨询原理会影响来访者对于心理咨询的配合程度。

心理教育之后，咨询师要识别议程中的自动思维和情绪并将其概念化，评估自动思维和情绪的强度，选择合适的认知技术来评价自动思维，从而得到有效和有用的替代思维，实现认知改变。通过认知改变，来访者的情绪能够得以改善。咨询师引导来访者改变行为，如果来访者能够采取有效的行为举措，问题情境就能够得到好转。

为了实现来访者“自助”的目标，咨询师还要教会来访者识别自动思维和情绪，并掌握评价自动思维技术。为此，在心理咨询过程中，咨询师会给来访者布置家庭作业，要求来访者完成自动思维监控表和思维记录表的填写。

本章将针对上述自动思维阶段的会谈技能和需要用到的技术分别进行介绍。

3.1 自动思维心理教育

今年北京的冬天冷得特别早，虽然天气寒冷，咨询师瑞阳今天要照常上班，今天的日程安排了四个咨询。

不到一个小时，瑞阳来到咨询室，助理阿蕊告诉瑞阳，上午第一位来访者是成成。提到成成，瑞阳回想起，他是一位 18 岁中学生，目前已经休学在家两年多了，最初是因为同学关系而辍学，后来出现了强迫症状，已经持续近一年了。本周三上午，瑞阳已经和成成及其家人见过面，完成了评估性会谈。

今天的会谈按照咨询安排应该是首次咨询性会谈，这次会谈的主要任务是进行自动思维的心理教育，介绍认知行为疗法的原理。当然，这样的工作对瑞阳来说没有挑战，他做这样的心理教育工作已经有很多次了。

3.1.1 技能解析

自动思维心理教育是咨询性会谈的一项工作，目的是通过心理教育让来访者理解认知行为疗法的咨询原理和策略，从而能更好地配合咨询师开展心理咨询工作。自动思维心理教育包括三方面内容：产生心理问题的原因——认知（自动思维）是产生情绪问题、行为问题和生理问题的原因。也就是说，认知决定情绪、行为和生理反应；心理咨询的干预原理——改变认知可以改善情绪，改变行为可以解决问题；自动思维的特点和本阶段任务。

1. 产生心理问题的原因

自动思维心理教育通常使用来访者在现实生活中的实例。具体做法是，咨询师邀请来访者讲述最近引发消极情绪的具体情境，通过识别自动思维完成概念化工作。接下来，咨询师把概念化内容用图呈现出来，借助图中的情境、自动思维、情绪与行为的逻辑关系，说明认知（自动思维）决定情绪及行为等内容。

2. 心理咨询的干预原理

当来访者能够接受“自动思维决定情绪”（或者说自动思维是情绪的主要原因）这一论断后，咨询师就可以向来访者说明认知行为疗法的干预原理。

3. 自动思维的特点和本阶段任务

自动思维有两个特点：一是自动涌现，但主体多数时候意识不到；二是完全接受，但事实上不为真。基于这两个特点，便有了本阶段的两个任务，一是识别自动思维，二是评价自动思维。

3.1.2 咨询现场

第二次来到咨询室，成成显得轻松自如多了，当着咨询师瑞阳的面评论了墙上挂着的一幅画："我喜欢这幅画，有二次元元素，就是颜色不鲜亮。"

瑞阳微笑着说："看起来你比较喜欢二次元，以前也有人做过类似评价，如果见面的话，你们可能会成为朋友。"

成成听到有人的看法和自己相同，有被理解的感觉。瑞阳把话题往回带，对成成说："我们还是回到正题上，在开始正式解决你面临的问题前，需要先给你介绍心理咨询的原理和任务等方面的知识。如果你了解了这些，我们就可以更好地合作，共同努力达成咨询目标。"

瑞阳继续往下说："我们可以从情绪入手。你能告诉我最近在什么时候感到过焦虑吗？"成成在脑海中搜索着自己感到焦虑的时候，他告诉瑞阳自己在来咨询中心的路上就感到过焦虑。

瑞阳试图将其具体化，问道："你感到焦虑的时候是在什么地方，是什么具体情境？"感到焦虑的情境就像一个电影片段那样呈现在成成的脑海里。成成告诉咨询师，当他走在街边的地板砖上时就会感到焦虑。

咨询师继续问道："在那里发生过什么事情让你感到焦虑吗？"成成说那时脑海中出现了不好的想法。这样一来，瑞阳明白了引发成成焦虑的情境是他当时脑海中出现了不好的想法。

成成的自动思维是什么？瑞阳问成成"脑海中出现了不好的想法"是什么意思，或者他当时想到了什么。

成成脸上的表情变得有些痛苦，对瑞阳说："我担心有不好的事情会发生。"

"所以，你感到焦虑了？"

"对。"

"接下来，你做了些什么？"

"我就退回来，重复走了三遍。"

"重走三遍后，怎么样了？"

"我就安心了，不焦虑了。"

经过这段会谈，瑞阳完成了概念化工作，他要以这个概念化为例向成成解释认知行为疗法对心理问题原因的看法和干预的原理。于是，他从文件夹中取出一张白纸，放在成成面前的茶几上，边画边说："我们来画一幅图（见图 3-1），把刚才提到的内容呈现出来。"

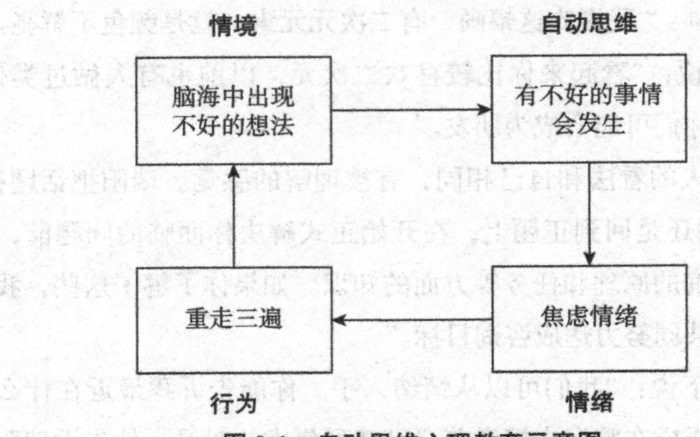

图 3-1　自动思维心理教育示意图

看着瑞阳画的这幅图，成成陷入了思考。瑞阳进一步解释说："焦虑情绪出现在情境'脑海中出现不好的想法'和自动思维'有不好的事情会发生'之后，可见，焦虑情绪是情境和自动思维的结果。你觉得是这样吗？"成成"嗯"了一声，没有更多反应。

瑞阳知道还需要进行进一步说明，便对成成说："要是你的脑海中没有出现不好的想法，你自然没有焦虑，是吗？"成成点了点头。

瑞阳接着说："要是你的脑海中有不好的想法，就像你之前不觉得有不好的事情会发生，你也不会焦虑，是吗？"成成点了点头。

"从这里你可以发现什么？"瑞阳希望得到成成的反馈。

成成想了想，说："情绪是由情境和想法共同决定的。"

瑞阳表示赞同，接着说："看起来，脑海中出现不好的想法的情境和有不好的事情会发生的自动思维是引发焦虑的两个原因，实际上，你担心有不好的事情会发生才是引发你焦虑的主要原因。其实，我们的脑海中每天都有各种各样的想法，有好的，也有不好的。对于很多想法，我们都没有在意，自然也就不会引发我们的情绪了。当你真正认为这些不好的想法会导致有不好的事情会发生时，你才会真正感到焦虑，你觉得是这样吗？"成成觉得瑞阳的话有道理，便使劲点了点头。

瑞阳趁热打铁，启发成成说："我们可以多想一想，想象你有这种症状之前，脑海中有没有过不好的想法而你并不焦虑，你身边的人有没有出现不好的想法而他们也没有感到焦虑？"瑞阳这么一说，成成觉得的确有这么回事。

“那么，你现在对自动思维是情绪的主要原因的相信程度有多少？如果用0 ~ 100%之间的百分数来说明你的相信程度的话（0表示完全不相信，100%表示完全相信），你给出的相信程度是多少？”瑞阳希望评估成成对心理问题原因解释的相信程度。

成成给出的相信程度是70%。考虑到成成的相信程度不够高，瑞阳决定继续进行心理教育，他引用了更多实例和故事来加以说明，以增加成成的相信程度。再次评估后，成成的相信程度达到85%。瑞阳建议成成回去以后进一步思考自动思维和情绪之间的关系。

“既然自动思维是情绪和行为问题的原因，改善情绪和解决问题的着眼点就是改变自动思维，当我们的想法（自动思维）发生改变后，我们的情绪体验也就改变了。”瑞阳边指着纸上的图边向成成解释CBT干预的原理，成成“哦”了一声。

瑞阳明白还需要进一步说明才能让成成对CBT干预的原理有更多了解，便以成成自身的情况为例来说明：“如果你发现脑海中产生不好的想法实际并不意味着有不好的事情会发生，不好的想法并不能导致有不好的事情发生，你的焦虑情绪就会缓解，你也就没有必要重复走三遍的行为了。”

听到这里，成成看到了希望，急切地问：“怎样改变我的这个自动思维？”

瑞阳笑着安抚成成说：“不同的问题有不同的解决方法，针对你的问题，我们需要做一些行为试验，通过行为试验结果来证明脑海中有不好的想法不会导致有不好的事情发生。至于具体做法，我们以后会详细说明，在这里只说明原理。”成成默许了瑞阳的解释，不再追问。

瑞阳接着说：“接下来向你说明一下自动思维的特点。”成成点头表示同意。

瑞阳继续说：“我们之所以称它为自动思维，是因为它是自动涌现的，不是我们刻意思考的结果。当然，许多时候你并没有意识到自动思维。虽然你没有意识到，但是不意味着它不存在，它在你的潜意识中，一旦你加以注意就能意识到了。”说到这里，瑞阳停了下来，端起茶杯，喝了口水，希望通过短暂的停顿给成成一些思考的时间。

他看成成没有想要说话的意思，便继续说：“自动思维还有另一个特点，那就是我们对自动思维信以为真，其实它可能并不是真实的，我们的自动思维并不是理性思考的结果。比如，我们刚才谈到的脑海中出现不好的想法，你就觉得可能会有不好的事情发生。对于这个想法并没有经过理性思考，但你接受了它并信以为真，以此来指导你的行为。事实上，它可能并不是真实的。你能总结自动思维的这两个特点吗？”

成成接过话说：“一个是自动涌现，一个是信以为真。”

瑞阳以成成的自动思维为例做进一步解释：“刚才我们讨论的自动思维‘有不好的事情会发生’，就是自动涌现的，而且你对这个想法也是信以为真，是这样吗？”

成成回答说：“是的。”

瑞阳还需要给成成介绍自动思维阶段的任务，便接着说：“虽然自动思维是自动涌现的，但很多时候我们并没有意识到自动思维，我们需要把它找出来，这个工作我们通常把它称作‘识别自动思维’。另外，对于自动思维，我们常常信以为真，但实际上它可能并不是完全真实的，因此，我们需要对它进行评价，看它在多大程度上是真实的。”成成“嗯”了一声。

瑞阳说道：“识别和评价自动思维是自动思维阶段的两个任务。经过识别和评价，我们可以得出新的有效且有用的想法。一旦你按照新的想法思考，你的情绪就会好转，也愿意改变行为，问题就能得以解决。”成成“哦”了一声。

瑞阳提醒成成：“当我们讨论你的自动思维时，你会发现自己的想法受到质疑，这正是心理咨询所期待的效果，这是我们改变自动思维需要做的。但一些来访者会觉得咨询师不理解自己，认为咨询师没有站在自己的立场而是和自己的对手站在一起了，产生抱怨或背叛的感觉。”

成成怕瑞阳误解自己，急切地说：“不会，我相信你。”

瑞阳安慰并鼓励成成说：“如果我们在会谈中你产生这样的感觉，请你把它说出来，我们可以讨论你的感受，你觉得好吗？”

听到这里，成成心里轻松多了，语气轻快地说：“好的。”

聊到这里，自动思维心理教育的工作也算完成了，瑞阳感觉今天的会谈进行得很顺利。

3.1.3 课堂练习

请以下面的个案信息为依据，练习“自动思维心理教育”会谈技能。在练习过程中，请从来访者生活中选取某个引发消极情绪的情境并进行概念化。请以此为基础解释心理问题原因和干预原理，解释自动思维特点和介绍本阶段任务。

个案1　雨涵个案

雨涵，女，18岁，某中学高中三年级学生。从小学到初中，她都是受人瞩目的好学生。考入重点高中后，她希望能够得到同学的重视，并获得友谊，但她认为同学并不喜欢她，也不愿意搭理她。雨涵最初因为同学不重视自己而感到郁闷，后来逐渐变得抑郁，越发不愿意学习，经常把时间用来玩手机和画画，特别是一想到别人比自己受欢迎，她就没法学习下去。

个案2　鸿辉个案

鸿辉，男，38岁，未婚，在本市某事业单位工作。这些年他一直在相亲，接触到几个相亲对象，但并不合适。鸿辉担心将来会不会厌倦对方。他觉得婚后自己有可能碰到喜欢的人而导致离婚，如果是那样，自己就太不负责任了。他思前想后，感到心烦：谈下去对未来又不看好，不谈又觉得放弃很遗憾。

3.2 自动思维和情绪识别

看着坐在面前的成成，这位18岁的来访者，一个本应该在学校念书的学生，却因为心理问题而辍学在家，咨询师瑞阳不禁感到有些心疼。好在成成和家人愿意求助，心理问题便有可能得到解决。

瑞阳很清楚，在心理教育完成后自己要做的事就是帮助成成识别和评价自动思维。

3.2.1 技能解析

识别自动思维和情绪是干预自动思维的前提条件。咨询师要搜集相关问题背景资料，并且通过具体化和概念化技术，识别来访者在特定情境中的自动思维和情绪。

识别自动思维和情绪是咨询师最基本的技能之一，新手咨询师需要认真练习才能快速掌握。它包括情绪识别和自动思维识别两部分。

1. 情绪识别

对自动思维和情绪的识别通常是从情绪识别开始的。当我们体验到某种情绪时，探究其自动思维才是有意义的，如果来访者有某个想法但这个想法并没有引发某种情绪体验，那么这样的想法不需要进行讨论。咨询师对来访者情绪的识别，最简单的方法就是让来访者报告其情绪体验是什么。比如，咨询师可以用“你体验到什么情绪”，或者“你有什么感受”之类的提问方式。

有时候，来访者能够意识到自己有某种情绪感受，却不能用准确的情绪词汇加以描述。在这种情况下，咨询师可以提供一个情绪词汇表，让来访者从中挑选能准确描述自己情绪的词汇。表 3-1 就是一个包含积极情绪和消极情绪的情绪词汇表。考虑到来访者有自己的用词习惯，所以在这个词汇表中，对于相同的情绪意涵，我们给出了多个词汇。

表 3-1　情绪词汇表

担忧	郁闷	失望	抑郁	哀愁
悲伤	伤心	难过	沮丧	哀痛
焦虑	着急	烦恼	不安	担心
心烦	苦恼	害怕	紧张	恐惧
生气	愤怒	不满	恼火	仇视
憎恨	耻辱	尴尬	嫉妒	内疚
厌恶	恶心	讨厌	孤独	疑虑
自卑	自豪	羡慕	高兴	愉悦
喜欢	快乐	甜蜜	幸福	爱

2. 自动思维识别

相比之下，我们对自己思维的识别更加困难，因为自动思维可能处于意识之外。尽管如此，我们还是要想办法让来访者意识到自动思维。对于自动思维的识别，我们可以按照下面的方法来处理。

第一，直接提问。

识别自动思维，咨询师往往直接询问来访者的自动思维。来访者报告自己的情绪（如焦虑）后，咨询师就可以直接问：**“当你体验到某种情绪（如焦虑）时，你在想些什么（或者脑海中出现什么想法，或者你对自己说了些什么）？”**

第二，提供选项。

如果来访者不能直接告知其自动思维，咨询师就可以根据其情绪的意涵，设身处地去感受在那种情境下可能会有哪些想法，然后把这些想法说给来访者听，看他是否是这样想的。咨询师可以通过以下两种形式为来访者提供选项，一是给出一个与可能答案截然相反的选项，二是给出包含可能答案的多个选项。

例如，来访者只要走在铺地砖的路上，他的脑海中就会出现不好的想法，于是他感到焦虑。咨询师认为其焦虑情绪的意涵是对不确定的担忧（特别是担忧出现不好的结果），便对来访者说：“你是在担心有不好的事情发生吗？”

其实，无论咨询师给出的想法是否包含答案，只要咨询师给出选项，就有可能刺激来访者，来访者就很有可能意识到自己的自动思维。我们常常会发现来访者报告的自动思维与咨询师给出的选项并不一致。

第三，自动思维三问。

咨询师也可以针对具体情境询问来访者“怎么回事？”“意味着什么？”“会怎么样？”这三个问题。来访者的自动思维一般都是围绕这三个问题而产生的，因此咨询师通过提问这三个问题也可以找到来访者的自动思维。

对于刚才提到的来访者只要走在铺地砖的路上他的脑海中就会出现不好的想法，即体验到焦虑情绪。咨询师可以通过“自动思维三问”来寻找来访者的自动思维。

咨询师：你觉得这是怎么回事？

来访者：不知道，我经常会有这种情况。

咨询师：脑海中出现了不好的想法意味着什么？

来访者：可能有不好的事情发生。

咨询师：出现了不好的想法，会怎么样呢？

来访者：我觉得可能有不好的事情发生。

从来访者的回答情况来看，咨询师可以明确“怎么回事”通常是为了了解来访者对情境的解释，在这里来访者并没有解释，这意味着来访者没有这方面的自动思维；“意味着什么”是指情境对来访者的影响；“会怎么样”是为了了解这个情境导致的后果。来访者对这两个问题的回答都指向“可能有不好的事情发生”。从这里我们就可以发现，来访者的自动思维就是“可能有不好的事情发生”。需要补充说明的是，这个案例的回答比较特殊，在通常情况下，三个问题会指向不同的认知内容，而这些内容都包含在自动思维中。

第四，情境再现。

在咨询中，应用得非常多的方法就是情境再现。当来访者不能报告自动思维时，咨询师可以邀请来访者进行情境再现。

情境再现的具体方法是：咨询师让来访者闭上眼睛，做几次深呼吸，让他处于放松、平静的状态；咨询师让来访者在脑海中再现当时的情境，情境越具体越好，直到来访者产生与当时相同的情绪体验；咨询师要来访者体验这种情绪感受，并且问他脑海中有什么样的想法冒出来；来访者报告自动思维后，咨询师让其把注意力集中在呼吸上，离开刚才那个引发情绪的情境，待情绪平静后再睁开眼睛，结束情境再现练习。

如果在情境再现过程中，来访者无法报告自动思维，咨询师就可以让来访者停留在情境中，体会他自己的情绪感受，并且问自己：“**我的情绪感受和躯体反应（如果能够说话）想告诉我什么？**”咨询师也可以应用“自动思维三问”，让来访者意识到自己的想法，从而能够成功报告其自动思维。

3.2.2 咨询现场

成成看了一眼窗外，北风把树枝吹得左右晃动，他感到一丝寒意。

咨询师瑞阳注意到成成看了看窗外，便问成成看到了什么，成成说：“外面起风了，应该很冷。”

瑞阳附和说：“是的，今天挺冷的。”

瑞阳接着说：“接下来，我们来讨论你希望首先讨论的与父母冲突的议程。好吗？”成成点头表示同意。

咨询师瑞阳问成成：“最近什么时候和父母发生了不愉快？”成成想了想，说：“两天前。”

瑞阳问道：“那是在什么时候，以及是在什么情形下发生的？”

成成回答说：“晚饭后，母亲要我和她一起出去走走，我不想去，她坚持让我出去，我们为此发生了冲突。”

“你不愿意和母亲一起出去，而母亲坚持让你出去，这时你体验到了什么情绪？”

“我非常不高兴。”

“这种不愉快是一种什么样的情绪，如愤怒、沮丧、焦虑，或者其他什么情绪？”

“我的情绪应当是愤怒。”

“你体验到愤怒情绪的时候，你在想些什么？”咨询师瑞阳问成成的自动思维，成成表示自己没有想些什么，能想到的就是自己很不高兴。咨询师瑞阳决定用自动思维三问帮助成成识别自动思维，便问：“你表示不愿意和母亲一起出去，而母亲坚持让你出去，这是怎么回事？”

“我母亲就是要我听她的，我当然不听。”

“你不愿意而你母亲坚持让你出去，对你意味着什么？”

“我没有长大，还要听母亲的。我已经长大了，我当然不能听她的。”

“你不愿意和母亲一起出去，而她坚持要你出去，这样下去会怎么样？”

“我们就僵在那里了，我坚持不出去，她就拿我没办法。”

瑞阳总结：“你表示不愿意和母亲一起出去，而她坚持让你出去，这种情境下引发了你的自动思维。母亲要你听她的，而如果听她的就意味着你没有长大。你认为当然不能听她的，你就坚持不出去，她就拿你没办法。是这样吗？”

成成回答说：“是的，就是这样。”

“这样的话我们就识别了前天和母亲发生冲突时自动思维和情绪。”咨询师瑞阳说，“完成了议程干预的第一步。”

3.2.3 课堂练习

请以下面的个案信息为依据，练习“识别自动思维和情绪”会谈技能。建议分别应用“技能解析”介绍的多种方法来识别情绪和自动思维。

个案1　雨涵个案

参见前文“雨涵个案”。

个案2　鸿辉个案

参见前文“鸿辉个案”。

3.3　自动思维与情绪评估

咨询师瑞阳通过提问的方式帮助成成识别“晚上吃饭后母亲要我和她一起出去走走，我表示不去，但她坚持让我出去”这个情境中的情绪和自动思维，发现成成的情绪是愤怒，其自动思维是母亲要我听她的。

完成了对情绪和自动思维的识别，接下来要做的工作就是对二者的评估，瑞阳心里很明白这一点。

3.3.1　技能解析

对自动思维和情绪进行评估有两个目的：一是为了评估咨询进展和咨询效果，二是让来访者认识到自动思维不一定为真，从而形成理性思考的习惯，让来访者认识到情绪（特别是消极情绪，如焦虑、抑郁）往往不是有无问题而是强度大小的问题。

1. 情绪评估

在来访者识别情绪后，咨询师就可以邀请来访者评估其情绪强度。情绪评估除了使用心理问卷之外，最简便易行也是使用最多的是情绪标尺法。这种方法就是应用0 ~ 100%之间的百分数来刻画某种情绪的强度。

咨询师要教会来访者使用情绪标尺法来评估其情绪强度。咨询师先要讲解情绪标尺的含义：0表示完全没有那种情绪，100%表示来访者体验无以复加的那种情绪（或者说那种情绪体验达到极致的程度）；百分数越大表示那种情绪越强烈，百分数越小表示那种情绪越轻。在来访者理解情绪标尺的意涵之后，咨询师会邀请来访者对当前识别的情绪给出其情绪强度的分数。

2. 自动思维评估

自动思维评估通常也是用 0 ~ 100% 之间的百分数进行评估的。在初次进行自动思维评估时，咨询师要向来访者解释观念评定标尺中不同分数的含义。与情绪标尺用来刻画情绪强度不同，观念评定标尺用以表示来访者对某个想法（如自动思维、中间信念及核心信念等）的相信程度。0 表示来访者完全不相信这个观念，即相信程度为零；100% 表示来访者完全相信这个观念，没有怀疑。而 0 ~ 100% 之间的百分数表示其相信程度从完全不相信到完全相信之间的变化。百分数越大，就表示其相信程度越高；百分数越小，就表示其相信程度越低（见图 3-2）。

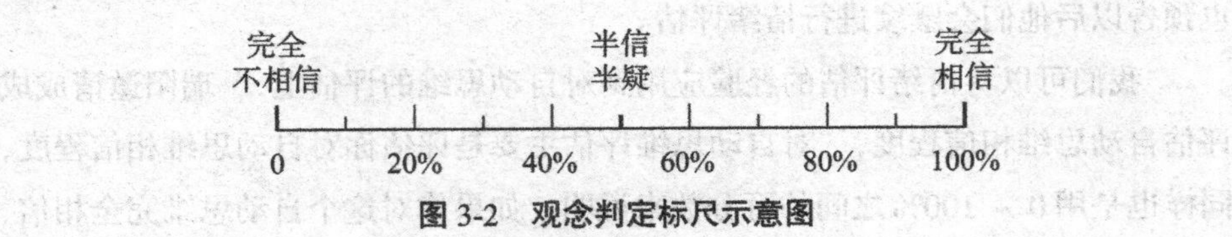

图 3-2　观念判定标尺示意图

如果来访者对于自动思维（或中间信念等）的相信程度无法判断，那么可以考虑在自己的经验中是否存在支持或反对自动思维的证据。如果支持证据多、反对证据少，咨询师就可以判断其相信程度高，反之亦然。

3.3.2　咨询现场

咨询师瑞阳伸手捋了捋头发，眨了眨眼睛，看看成成，微笑着说："刚才我们识别了情绪和自动思维，现在要对它们进行评估。"

听到"评估"这个词，成成感到很陌生，便问道："评估是什么意思？"

瑞阳解释道："评估就是用数字（如 0 ~ 100% 之间的百分数）描述你情绪程度和自动思维相信程度。"

成成点了点头，没有说话。

瑞阳接着说："你说你当时的情绪是愤怒，我们来看你给它多少分。"

成成说："好的。"

瑞阳解释情绪强度的评估方法："我们用 0 ~ 100% 之间的百分数来描述情绪强度。对你感受到的愤怒而言，如果你当时没有愤怒情绪，就评定为 0；如果你的愤怒情绪达到极限，就评定为 100%；如果不在两个极端，就用

0 ~ 100% 之间的百分数进行评定。当然，愤怒情绪越强烈，评定的分数就越高；愤怒情绪越弱，评定的分数就越低。”

解释完评定方法后，瑞阳担心成成无法给出确切的分数，建议成成参考过去的情绪体验，“你可以参考过去体验愤怒情绪的经验，把这次的愤怒情绪和之前的愤怒情绪相比，就容易评估了。”听到这里，成成点了点头。

“那你怎样评估这次的愤怒情绪？”

“65% 左右。”

“很好，你给自己的愤怒情绪进行了评分。像这样对情绪强度进行评分方法我们将来还会使用，目的是了解你的情绪状况和咨询进展。”瑞阳鼓励成成，也预告以后他们会继续进行情绪评估。

“我们可以将情绪评估的经验应用到对自动思维的评估上，”瑞阳邀请成成评估自动思维相信程度，“对自动思维评估主要是评估你对自动思维相信程度，同样也是用 0 ~ 100% 之间的百分数来说明。如果你对这个自动思维完全相信、没有怀疑，就评定为 100%；如果你完全不相信，就评定为 0；如果不在两个极端，就用 0 ~ 100% 之间的百分数进行评定。”

“现在你评估对‘母亲要你听她的’这个自动思维相信程度是多少？”瑞阳解释完评估方法后，邀请成成评估其自动思维相信程度。

成成回答说：“100%。”

瑞阳说：“这样的话，我们就对情绪强度和自动思维相信程度都进行了评估。在你不想出去而母亲坚持让你出去的这个情境中，你的情绪强度为 65%，你的自动思维相信程度为 100%。”成成点头表示赞同。

瑞阳接着说：“我们需要把这两个评估结果记录下来，以便我们以后评价会谈效果时使用。”成成在笔记本上记下了这两个数据。

3.3.3 课堂练习

请以下面的个案信息为依据，练习“自动思维和情绪的评估”会谈技能。在评估之前，需要先进行概念化，识别来访者的自动思维和情绪，同时请复习本节中所学习的内容。

个案 1　华宇个案

华宇，男，25 岁，单身，在事业单位上班。从小父亲对他苛刻，有时会体罚他。他在单位的人际关系一般，没有什么朋友。华宇自述对别人说脏话特别敏感，认为是在刻意针对他、羞辱他。一次他和一位同事开玩笑，同事冲他说了一句脏话，他觉得那位同事是在针对他，因为他无能，别人才会这样，于是他很愤怒。他说最近自己喜欢上一位女同事。这位女同事当面很热情，可有时会不回复他的微信信息。他认为对方故意不回复自己的信息，原因是自己没有吸引力，因此他感到非常失落。

个案 2　志红个案

志红，女，47 岁，已婚，育有一女，公务人员。从今年三月开始，她变得很焦虑，坚决认为自己患上了新冠肺炎，至今已经做了十次以上的核酸检测（检测结果均为阴性）。她同时要求爱人和孩子进行了多次核酸检测。志红坚信自己感染了检测不出来的新冠病毒，她害怕自己危害社会。她极度关注周围人，别人一咳嗽，就认为是被自己传染的。她的想法极为顽固，完全不理睬客观检查结果。

3.4　控辩方技术

在咨询师瑞阳与成成会谈时，咨询师依娜与小慧在隔壁的咨询室会谈。小慧前些年因为生育和照顾孩子而辞职，做了全职太太。现在孩子已经上小学，她的空闲时间比较多，便想找些事做。目前，她很难找到合适的工作，另外，离开职场多年，她的心态和职业技能也不适应现在的环境。于是，小慧希望依娜能够帮助她解决这个问题。

后来，小慧找到了一份做网课销售推广的兼职工作。有一天，一位同事成功拿到了一笔订单，看到公司微信群里领导给那位同事发的喜报，便产生了自己没有能力的想法，感到沮丧。小慧与咨询师依娜在咨询室里讨论了这个议程。

3.4.1 技能解析

控辩方技术是基本认知行为技术之一，它要求来访者从相互对立的两个思维出发，分别寻找支持各个思维的证据，并综合双方结果得出替代思维，在替代思维指导下做出行为改变的过程。

1. 控辩方技术的典型问题

控辩方技术咨询会谈围绕支持自动思维和相反想法的证据而展开。在会谈中，咨询师首先询问支持自动思维的证据，然后询问支持想法的证据，最后根据两个方面的证据得到替代思维。应用控辩方技术有以下四个典型问题。

- 支持自动思维的证据是什么？
- 还有什么支持自动思维的证据？
- 支持相反想法的证据是什么？
- 还有什么支持相反想法的证据？

2. 替代思维：有效与有用

咨询师接下来需要和来访者一起总结控辩双方的主张和证据，归纳得出一种有效且有用的替代思维。替代思维需要同时满足有效和有用两个指标。有效是指替代思维与控辩双方的证据吻合，有用是指它有助于实现来访者的期望。

找到有效且有用的替代思维是控辩方技术的难点。有效的替代思维往往揭示了一种并不理想的现实，为此，咨询师还需要从来访者的期望中找到有用的替代思维，把自动思维变成有效且有用的替代思维，这个替代思维既描述了不理想的现实，也给走出困境带来了希望。

3. 行为改变

认知改变总是要用行为改变来配合的。控辩方技术的行为改变策略主要是从有用的替代思维角度来考虑来访者应该做些什么。来访者需要实施一些有助于实现其期望的行为，只有这样来访者的愿望才有可能实现。

4. 控辩方技术记录表

为了方便咨询师记录咨询会谈的内容，我们通常需要简要地记录会谈要点，而不会把每句话都写下来。通常我们按照下列表格样式记录相关内容要点（见表 3-2）。

表 3-2 控辩方技术表（样例）

控辩方	控方	辩方
主张	能力不行	能力比别人强或者与他人相当
支持证据	1. 没有成功销售网课课程 2. 别人对我推荐的课程不感兴趣	1. 群内除了 3 ~ 4 人有业绩以外，其余 20 多人的业绩都为零 2. 大家都通过微信朋友圈的方式进行推销
替代思维	尽管销售业绩不理想，我还是有机会卖出去网课课程的	
行为举措	向优秀人员请教，学习他人的推销策略	

5. 应用范围

控辩方技术往往用于对自己的评价，如在认为自己无能、不幸，感到悲观或者自卑等自动思维中。控辩方技术也可以用于来访者对他人的指责或夸大的评价，如在来访者觉得他人不做家务、不照顾家庭、总是和自己对着干、不配合、不尽责，或者认为他人有能力、有才华等认识中。

3.4.2 咨询现场

10 多分钟过去了，小慧一直保持着端庄的姿势，腰挺得非常直。看着小慧的坐姿，咨询师依娜知道她是一个有教养的人。

对小慧的情况有所了解后，依娜开始对议程内容进行概念化。通过提问，咨询师确认，领导赞许其他人的情境，引发了来访者觉得自己能力不行的自动思维，这个自动思维引发了沮丧的情绪。

显然，情境与自动思维之间的关系并不直接，依娜问小慧："领导赞许其他人，你怎么就会觉得自己能力不行？"

小慧眨了眨眼睛，说："别人销售成功，而我却没有销售出去，可见，我的能力不行。"

"显然，这个情境下你得到了自己销售能力不行，而不是整体能力不行，是吗？"依娜试图确认真正的自动思维，小慧回答是的。接着，依娜问小慧对自动思维相信程度，小慧说有 95%。依娜又问小慧沮丧情绪强度，小慧说有 70%。

干预前识别和评估完成，依娜决定针对销售能力不行这个自动思维应用控辩方技术讨论。依娜从支持自动思维的证据开始讨论，她语气温和地问道：

“支持你销售能力不行这个想法的证据是什么？”

小慧说：“我没有成功地把网课销售出去。”

依娜追问道：“还有呢？”

小慧回答说：“别人对我推荐的课程不感兴趣。”

依娜追问道：“还有其他证据支持你能力不行这个想法吗？”

小慧说：“想不到别的了。”

咨询师依娜便讨论与自动思维相反想法的证据问题，笑着问小慧：“如果支持相反想法‘你的能力比别人强或者你的能力与他人相当’，你能找到什么证据？”这个问题对小慧来讲有些难度，她需要转变思考方式。

很快，小慧就想到了证据，说：“有许多人和我一样，业绩为零。”

依娜想进一步确认，便问：“你们这个群里有多少人，有多少人和你一样都没有业绩呢？”

“我们这个群里有 30 多人，除了 3 ~ 4 人有业绩以外，其余 20 多人的业绩都为零。”

“还有其他证据支持你的能力比他人强或与他人相当吗？”

“我们基本上都是通过微信朋友圈的方式进行推销。”

“还有其他证据吗？”

“想不起来了。”

询问了支持控方和辩方的证据，依娜需要引导小慧得出有效且有用的替代思维，便启发小慧：“我们综合控方和辩方的证据，你看我们得出什么样的想法更符合实际？你既有自己能力不行的证据，也有能力与他人相当的证据，那么怎样看待自己更客观、准确呢？”

“我可能既不是没有能力，也不是能力很强。我该怎么说呢？”小慧也不确定。依娜知道寻找替代思维对小慧来说有难度，于是她建议小慧说：“你认为‘网课销售业绩不理想’这个说法会不会更符合实际？”小慧点头同意这个说法。

依娜为了得到有效且有用的替代思维，便问小慧对网课销售的期望是什么。小慧告诉依娜说自己希望能够成功推销给几位客户。依娜启发小慧说：“那你觉得在‘网课销售业绩不理想’的基础上，自己还要怎么想才能够把网课成功销售出去呢？或者说你要怎样想才有助于自己把网课销售出去呢？”

“可以认为尽管销售业绩不理想，我还是有机会把网课销售出去的。”小慧想到了这个答案，依娜要求小慧确认：“你对这个想法认可吗？”小慧说可以。依娜就建议把这句话作为替代思维，小慧点头表示同意。

得到替代思维，依娜把话题转移到行为改变上，问道：“既然你觉得‘尽管销售业绩不理想，我还是有机会把网课销售出去的’，回去做些什么才能让你的期望成为现实？”

小慧思索片刻，回答说：“我想向成功人士请教，问问他们是怎么做的、怎么把那些潜在客户变成真正的客户。”

依娜继续鼓励小慧想到更多做法，以便做出最佳选择，说：“这是一个思路，你还想到其他的吗？”

小慧又陷入了思考，过了一会儿，说：“模仿他人，我可以复制他们成功的销售广告策略。”

依娜肯定了小慧的想法，便对小慧说：“这也是一个思路。你刚才谈了两个思路，你愿意去尝试吗？”小慧表示愿意回去试试，依娜询问小慧做这些尝试会不会有问题，小慧笑着说没有问题。

为了评估会谈效果，依娜再次询问小慧对自动思维的相信程度，小慧说有50%；对于替代思维的评估，小慧说有85%。看着这些评估结果，依娜对本次会谈感到满意。

3.4.3 课堂练习

请应用控辩方技术处理下面的个案问题。请以下面的个案信息为依据，补充相关信息，虚构一个可以应用控辩方技术的事件，并且通过概念化确定事件中的情境、自动思维、情绪和行为，再针对自动思维应用控辩方技术进行干预。

个案1　浩翔个案

浩翔，男，27岁，未婚，定居于三线城市，在国企工作。自述性格内向，不善交往，自信心不足，对未来有悲观情绪，总是自我否定。浩翔觉得自己工作一般，收入不高，也没有发展前景和晋升空间。在人际关系方面，他没有朋友，与同事关系一般，下班后没有社交活动，目前也没有女朋友，曾经喜欢过两三个女孩子，但没有“修成正果”。

个案 2　蕙兰个案

蕙兰，女，30 多岁，两个孩子的妈妈。最担心自己没能力养孩子、养家，让自己感到痛苦的是不知道该往哪个方向努力，不知道怎样才能提升价值感。蕙兰的丈夫家境殷实，夫妻名下有几套房，一辆车。但这些都是公婆给的，孩子出生后请保姆的钱都是他们给的。蕙兰在婚前是老师，婚后在公公的公司上班。夫妻二人挣钱不多，花钱还要向公婆要，自己觉得不自由。

3.5　发散思维技术

依娜结束与小慧的会谈走出咨询室，看到咨询师瑞阳已经在休息区等候了。

听到依娜和来访者的说话声，瑞阳抬起头看着依娜，说：“结束了？”

依娜回复道：“是的，刚结束。”

瑞阳说：“你可以歇息一下了，我们还有一个咨询。”

依娜给瑞阳做了一个加油的手势，就没再说什么，大家自己忙自己的去了。

瑞阳的来访者娅娅提前 5 分钟来到咨询中心，娅娅看到瑞阳，和他打了个招呼，助理阿蕊带领她到咨询室休息。娅娅是一位二十多岁的女孩，目前正在为恋爱的事情烦恼。她与男朋友关系尚好，俩人恋爱已有一年多了。两个月前去男友家，见了男方家长，男友妈妈对自己不太满意，嫌自己太瘦。回来后，俩人的关系比较微妙，她感觉男友有意疏远她，担心这段感情“无疾而终”，前来求助咨询师。

3.5.1　技能解析

发散思维是指从不同角度探索问题解决之道或问题成因的思维过程。在心理咨询过程中，我们也可以应用发散思维对来访者生活中的某个情形，从多个角度进行思考或探索，这就会避免产生先入为主、固执己见的问题。发散思维是一种认知行为技术，咨询师通过发散思维技术标准化的若干问题，引导来访者走出认知偏见。

1. 发散思维技术的三个问题

发散思维技术主要包括以下三个问题。

- 其他可能的不同解释有哪些？
- 支持每个解释的证据是什么？
- 对于每个解释，你所相信的程度是多少？

咨询师提出第一个问题的目的是帮助来访者找到更多的备选思维，这是发散思维最为关键的一步。等来访者找到至少三个以上的解释时，咨询师再问第二个问题，这个问题为每个解释寻求支持证据（当然，有些解释有证据支持，有些解释没有证据支持）。之后，咨询师就可以邀请来访者回答第三个问题，说明自己对每个解释的相信程度。

2. 他人参照方法

发散思维技术会谈可能遇到的一个难点就是来访者想不到其他可能的解释。出现这一难点主要有两个原因，一是因为来访者被自己的想法所束缚，不愿意去思考其他可能的解释；二是因为来访者的思维不够开阔，想不到其他解释。

我们可以应用他人参照的办法化解这个问题，让来访者想象自己身边的其他人遭遇相同情境时，他们可能会认为存在的解释有哪些？一旦来访者站在他人角度而不是从自身立场来思考可能的解释，就能比较容易想到其他解释。

3. 替代思维：两种可能性高的解释

发散思维技术为来访者指出了存在多种可能的解释，有些解释成立的可能性高，因为有更多证据支持；有些解释成立的可能性低，因为证据少或者没有证据。咨询师通常邀请来访者保留 2 ~ 3 个可能性高的解释作为替代思维。这个替代思维中可能包括（也可能不包括）原有的自动思维。无论是否包括原有的自动思维，当来访者接受一个包含更多可能解释的思维时，情绪就能得到缓解。

4. 行为改变：验证和沟通

发散思维得到的替代思维是一个包含两个或更多可能的解释。至于两个（或更多）解释中哪一个符合事实（或者两个都不符合事实），来访者需要去验证，了解事情真相。发散思维的行为措施是采取适当的方法来验证，如果涉及他人言行，就需要与他人沟通，澄清他人言行的意涵。

5. 发散思维技术会谈记录表

在应用发散思维技术进行会谈时，咨询师可以把会谈内容要点记录在表 3-3 中，现在我们把个案会谈结果填写在下表中。

表 3-3　发散思维技术会谈记录表（样例）

思维	想法	证据
自动思维	故意不接听电话，想疏远自己	早上出门时不想理我；昨天我们吵架了；她妈妈希望我们分手（70%）
更多思维	手机不在身边	可能在洗澡、下楼取快递、在厨房做饭、逗小侄子玩（50%）
	手机静音	他在看书和与我聊天时经常将手机调至静音状态（60 %）
	环境嘈杂	无（10%）
	正在开会或与人谈话	有几次（80%）
替代思维	男友没有接听电话有可能是因为正在开会或与人谈话，也可能是故意不接听电话想疏远我	
行为举措	换个时间打电话，或者用他人电话给男友打电话，以及在电话打通之后询问对方	

6. 发散思维技术的典型应用

发散思维技术应用范围广泛，只要涉及对客观情形的原因解释和分析时都可以应用。在心理咨询中，发散思维技术往往用于在人际互动中对他人言行的解释。比如，在情人节当天，对方没有给自己买玫瑰花，邀请朋友一起逛街对方不愿意，或者对方说了一句话令你生气等。发散思维技术也常常用于健康焦虑个案中，健康焦虑来访者往往对身体状态，如头昏、不明原因的疼痛等做出糟糕的解释，认为自己患了严重疾病，但实际上并非如此。此外，发散思维还可以应用于个体对自我表现的解读中，如考试成绩、个人业绩的分析。

3.5.2　咨询现场

在咨询室里，咨询师瑞阳坐在单人沙发上，娅娅则坐在长沙发靠近瑞阳的一侧。瑞阳和蔼可亲，娅娅感到很亲切，愿意离他近一些。今天谈娅娅想讨论与男友打电话的事情，男友不接听她的电话，这让她很心烦。

瑞阳先请娅娅说说当时的情形，娅娅心情很低落，说话声音有些低沉。她告诉瑞阳自己那天晚上约了朋友一起吃饭，想问男友几点到，便给他打电话，但他没有接听。她在半个小时内给男友打了很多通电话，但他都没有接听。

瑞阳问娅娅："你当时是什么样的心情？"娅娅说自己心情很复杂，不能说得清楚。瑞阳便给了她一个情绪词汇表（见前文），让她从中挑选自己能够描述自己当时心情的词汇，她从中选择了着急、生气和疑虑这三个词。

瑞阳接着问："当你体验到这些情绪时，你在想些什么？"娅娅说不知道自己当时在想些什么。瑞阳让她闭上眼睛，想象当时给男友打电话时的情形。娅娅进入情境时，瑞阳能够看到她脸上表情的变化。瑞阳问："你现在想到了些什么？"

娅娅说："打不通电话就会误了聚会，自己在朋友面前没法交代，他竟然不接听我电话，太不把我当回事了。他是故意不接听我的电话，为了疏远我，想和我结束关系。要是这样的话，他就是不想参加我的朋友聚会。"

瑞阳让娅娅把注意力放到呼吸上，然后睁开眼睛，回到会谈中来。娅娅很快调整了情绪，表现得比较平静。刚才娅娅报告了比较多的自动思维，瑞阳需要和娅娅确认其自动思维的内容和顺序，便把自动思维内容稍作整理，然后寻求娅娅的反馈。他对娅娅说："你当时的自动思维是这样的吗？电话打不通的时候，你首先想到的这可能会耽误聚会，然后对他不把你当回事感到愤怒，后来你想到有可能是他故意不接你电话想要疏远你？"

娅娅同意瑞阳的分析，自己当时就是这样想的。瑞阳让娅娅对自动思维相信程度和情绪强度做了评估。为了避免娅娅认为自己不理解或者认为她帮男友说话，瑞阳在干预之前和娅娅一起回顾自动思维的两个特点：一是自动涌现，二是信以为真（但实际上可能不是真实的）。他们也回顾了自动思维阶段的两个任务：一是识别自动思维，二是评估自动思维。

复习完自动思维的特点和任务后，瑞阳再和娅娅讨论自动思维问题，瑞阳说："我们现在来看，对于你男友没有接你电话这件事，你的自动思维是他故意不接你电话想疏远你，除了这个解释之外，你还能想到有其他可能的原因或解释吗？"

娅娅提出了一种解释，但很快就被她否定了："可能手机不在身边？这不可能，他从来都是手机不离身的。”

瑞阳鼓励她去思考，并指导她不要急于评价自己的解释，就说：“很好，你找到一个其他可能的解释。不过我们现在不用判断这些解释是否成立，以后我们再做这件事情，你只需要找到更多可能的解释就行。”

娅娅同意了瑞阳的建议，但她还是想不到其他解释，坚持认为男友就是故意不接听她的电话。瑞阳便使用他人参照技术，启发她：“看起来，这是一项有挑战性的工作。我们换一种情境，假设是你的朋友给他上班的男友打电话而对方没有接听的话，有什么可能的原因？”

这样一来，娅娅的思路打开了，想到了多种可能性：有可能是因为手机静音没有听见，有可能是因为周围环境嘈杂没有听见，有可能是因为正在开会或与人谈话不方便接听。

咨询师瑞阳听到娅娅找到了三种以上的解释，就不再继续要求更多解释了。接下来，瑞阳邀请娅娅分别为每种解释寻找证据，便对娅娅说：“我们接下来看一看这些可能解释能否得到证据支持。我们先看你的自动思维，你认为他故意不接听你的电话是想疏远你，你有证据吗？”

娅娅说：“有。今早出门上班时，我和他说话他都没有搭理我。”

娅娅想了想，接着说：“昨天我们吵架了。还有，上周末去见他父母，她母亲对我不满意，而且他事后告诉我说他母亲希望我们分手。”

瑞阳问娅娅：“你对于手机不在身边这个解释有证据吗？就是说你见到他手机不在身边的情况吗？”

娅娅想了想，说：“一次是他在洗澡，一次是他下楼取快递，一次是他在厨房做饭，还有一次是他逗小侄子玩的时候。”

咨询师瑞阳问：“在手机静音这个方面你有证据吗？”

娅娅说：“他看书和与我聊天时就经常把手机调成静音状态。”

对于工作环境嘈杂和开会或与人谈话接听电话不方便的证据，娅娅报告说自己想不起来。瑞阳请娅娅想想他们闹矛盾之前有没有相关证据，这提醒了娅娅，她说印象中有好几次因为他正在开会或与人交谈不方便接听电话。

各种解释的证据搜集完毕，瑞阳要求娅娅根据每个解释证据的数量和质量，评估自己对每个解释的相信程度。娅娅说的时候，在纸上记下各种解释及其相信程度，结果如下：

（1）故意不接听电话，想疏远自己（70%）；

（2）手机不在身边（50%）；

（3）手机静音（60%）；

（4）环境嘈杂（10%）；

（5）正在开会或与人交谈（80%）。

记完之后，瑞阳把它递到娅娅面前，对娅娅说："我们一般挑选相信程度高的解释作为替代思维，你看看哪两个解释的相信程度高呢？"

娅娅看了好几遍，斟酌着这些解释和相信程度，说："应该是正在开会或与人交谈，还有故意不接听电话想疏远自己。"

瑞阳解释说："得到验证之前，我们可以接受两个或更多的可能性解释，而不认定其中一种解释。"娅娅点了点头。

瑞阳说："我们暂时把这两种可能解释作为替代思维，它可以表述为'男友没有接听电话有可能是因为正在开会或与人交谈，也可能是故意不接听电话想疏远我'，当你想到还有其他可能性的时候，你的情绪会不会好一些呢？"娅娅表示自己轻松了一些。

"刚才我们讨论了在电话没有打通的情况下有两种可能的解释，我想了解这件事情后来怎么样了。"瑞阳把她拉回现实，娅娅并没有立即回答，而是拿起自己带的瓶装饮料喝了一口后，说："后来电话打通了，我问他怎么回事，他告诉我说，他同事把他的手机拿走了，事后那位同事发现了才把手机送回来。足足有两个小时手机不在他身边。"

"后来的事实证明真相不是你想象的那样。"瑞阳微笑着说。娅娅有些不好意思地说："还真是，是我多心了。"

瑞阳引导娅娅应对未来可能遭遇的类似情形，就问娅娅："如果下次遇到类似的情况，你该怎么做？要是你相信我们刚才讨论的替代思维，你男友可能因为正在开会或与人交谈，可能故意不接听你电话想疏远你的话。"

"我想我可以过一段时间再给他打电话，或者用别人手机给他打电话。"

"这是一个好办法。在我们没有掌握真相的情况下，不要往坏处想，要考虑多种可能性，然后想办法去验证，不要停留在猜想中，这就是我认为你的这个办法好的原因。"

听到瑞阳肯定自己，娅娅脸上露出了灿烂的笑容。

瑞阳建议娅娅制作一张“应付卡”，以便在发生类似情况时提示自己选择恰当的思维和行为指南。瑞阳拿出一张空白应付卡，指导娅娅在正面写上“当我给男友打电话而对方未接听的时候”，并在卡片背面填写替代想法和可选择的行为。瑞阳问娅娅准备写些什么，娅娅想了想，说：“当我担心男友故意不接我电话时，我想他可能正在开会不方便接听电话。如果有猜疑的话，我可以一会儿再给他打电话，或者用朋友的电话给他打过去验证。还有，你刚才说的那句话‘在我们没有掌握真相的情况下，不要往坏处想’很对，我要把这句话记下来。”

瑞阳听了娅娅的总结，笑着对娅娅说你总结得好，请娅娅把这些内容写在卡片背面。娅娅把刚才的话稍作整理后写在卡片背面。写完后，娅娅翻看着卡片，感到非常满意。

3.5.3 课堂练习

请应用发散思维技术处理下面的个案问题。请以下面的个案信息为依据，补充相关信息，虚构一个可以应用发散思维技术的事件，通过概念化确定事件中的情境、自动思维、情绪和行为，再应用发散思维技术干预自动思维。

个案1 华宇个案

参见前文“华宇个案”。

个案2 鑫华个案

鑫华，女，30岁，已婚，育有一女。鑫华自述因为女儿小，自己还要上班，就请妈妈帮自己带女儿。妈妈每天都要在自己面前抱怨各种各样的事情。她对我养育孩子的方式不认可，我们经常因为孩子的教育问题发生争吵。她总数落我，结果她还生气，我也觉得很辛苦、难受。

3.6 可能性区域技术

今天，咨询师大伟的第一个来访者是中考生小轩。离中考不到30天，小轩担心考试时发挥失常而不能升入理想的中学。看到小轩的状态和考试成绩的波动，其父母也十分担忧，便找咨询师求助。这是第二次咨询，首次咨询会谈是在前天。

小轩和其父母准时前来，大伟看到他们来了，便迎上去招呼他们，助理爱芬把小轩带到咨询室休息，大伟留在等候区和小轩父母寒暄了几句，并告诉他们说，自己要先和小轩谈一谈，然后留出一点时间给他们，看看他们有什么问题需要沟通。

3.6.1 技能解析

事情在未来的发展有好的可能，也有不好的可能。我们都希望出现好的可能，避免不好的可能。我们当然知道事情的发展往往并不能按照我们的意愿。对于未来的事情，我们可能存在担忧，也可能认为事情一定是糟糕的结局。如果担忧不确定性，我们就会体验焦虑情绪；如果认定事情有糟糕的结果，我们就会体验抑郁情绪。

可能性区域技术探讨未来事情发展的可能性，避免来访者陷入消极预测未来，避免不确定性中来访者的失控认知，改善来访者的焦虑或抑郁情绪，指导来访者有所作为。

1. 可能性区域技术的典型问题

可能性区域技术有以下典型问题。

（1）最糟糕的情况是什么？最理想的情况是什么？最可能的情况是什么？

（2）支持糟糕可能性的证据是什么？支持理想可能性的证据是什么？

（3）如果最糟糕的事情发生了，你该怎么办？

（4）有没有可能做些什么，争取更好的结果？

第一类问题确定从最糟糕到最理想结果之间的可能性区域；第二类问题要求来访者提供两个相反可能结果的证据；第三类问题探讨在出现了让人担心的局面之后该如何应对；第四类问题讨论在事情没有发生前可以做些什么来争取更好的结果。

2. 可能性区域与证据

来访者对未来往往容易想象到糟糕的可能结果，却经常想象不到理想的可能结果。我们可以将奇迹发生或者一切顺利等作为前提，帮助来访者大胆想象理想的可能结果。一旦来访者想象到有美好结果的可能，其消极情绪就能得到初步缓解。

可能性区域的证据分为消极方面和积极方面。消极方面证据是指已经发生的糟糕的事情，这些情形可能意味着出现糟糕结果的可能性；而积极方面的证据是指那些已经发生的或存在的情形，这些情形意味着可能出现良好的结果。

3. 替代思维：可能结果

经过可能性区域讨论，特别是寻找消极和积极方面的证据，来访者对未来结果就会有更为客观和符合实际的预期，这个预期就是替代思维，它替代来访者原来过于悲观的预期（当然，在特殊情况下，来访者可能有过于乐观的预期）。

4. 行为改变：面对糟糕，争取最好

可能性区域技术的行为改变可以归纳为“面对糟糕，争取最好”这八个字。对于未来，我们不能完全控制其结果，糟糕结果的出现是可能的，如果我们能够预先考虑到糟糕结果出现之后的应对方案，就不必忧心忡忡。在行为层面，最重要的还是争取最好，毕竟我们还是可以做一些事情，使得结果朝着我们所期望的方向发展。

5. 可能性区域技术会谈记录表

我们可以将可能性区域技术会谈要点记录在表 3-4 中。

表 3-4　可能性区域技术会谈记录表（样例）

情境或事件		不到 30 天就要中考
可能区域	最糟糕的结果	中考成绩在班里排第 30 名
	最好的结果	中考成绩在班里排第 3 名
	可能的结果	中考成绩在班里排第 30 名
证据	事情会变糟糕的证据	上课和考试时走神；不容易入睡，起床后觉得没有精神；在上次模拟考试中物理基础题出错，数学考试成绩下降 8 分
	事情会变好的证据	作文被评为全班范文；做出来了数学考试压轴题；在政治、历史和化学考试中发挥稳定
结果	替代思维	中考成绩在班里排第 10 名
	行为举措	调整考试心态，改掉粗心的毛病；重点抓好数学和物理

6. 可能性区域技术的典型应用

可能性区域技术应用非常广泛，可以说，凡是涉及未来预期的想法，我们都可以应用可能性区域技术来讨论。比如，有关人际关系的预期（恋爱关系、婚姻关系和朋友关系的未来）、健康状况的预期（疾病是否会恶化还是会好转并康复）、学业或职业的预期（升学、就业、创业的期许能否实现）等。

3.6.2 咨询现场

小轩抱怨自己无法集中精力复习，在听课、做题和看书时经常会想到中考。他担心自己考不上父母认为的理想高中。看到小轩急切的心情，大伟安慰他说，随着咨询的推进一切都会好起来的，并且告诉他今天就讨论他所关心的问题，不过在讨论之前还有一些事情要做，他表示愿意听从安排。

由于这是第二次会谈，大伟先与小轩细化了咨询目标和自动思维心理教育工作，随后与小轩讨论具体问题。大伟问小轩："最近在什么情况下出现了对考试的担忧？你可以举个例子吗？"

小轩想了想，说："就拿昨天晚上来说吧，我在书桌前做数学模拟题，我发现半小时过去了，选择题还没有做完，我想自己做得太慢了，照这样下去，在规定的时间内我是做不完数学模拟题的，数学成绩就肯定不好，结果就是中考失败。我越想越烦，甚至想到自己中考失败后的情景：父母绝望，自己被迫去职业高中读书……当我意识到自己胡思乱想时，时间已经过去 20 多分钟了。"

咨询师大伟问道："你发现做题速度太慢的时候，体验到什么情绪？"

小轩回答说："着急和担忧。"

大伟接着问道："你着急的是做题速度慢，担忧的是因为数学考不好而被迫上职业高中吗？"

小轩回答说："是的。"

关于是否做题速度慢这个自动思维，大伟询问正常的做题速度应该是多少，小轩说应该在 20 分以内完成，自己多花了 5 ~ 6 分钟。可见，这个自动思维是符合实际的，大伟就没有把讨论焦点放在这个想法上，而是把讨论聚焦在数学考不好导致中考失败这个自动思维上。

在进行干预前，大伟邀请小轩评估担忧情绪的强度和对"中考会失败"自动思维的相信程度，小轩认为自己的担忧情绪的强度为 80%，对"中考会失败”自动思维的相信程度不低于95%。

大伟语气温和地对小轩说：“你非常担心中考成绩不理想，我们来仔细想一想中考的各种可能性结果，好吗？”小轩点了点头。

大伟问道：“你觉得如果中考发挥失常，用班级排名来衡量的话，自己能排第几名呢？”

小轩想了想，说：“第30名。”

大伟接着问：“如果中考一切顺利，不排除有奇迹发生，你觉得取得最好的排名是第几名呢？”为了拓展小轩对最好可能的假设，大伟用“奇迹发生”来引导。

这招果然有效，小轩有些喜悦，说：“我觉得有可能是第3名，我的成绩曾经就排在班里第3名。”

“对于这次中考，你觉得最有可能考多少名呢？”这是可能性区域的第三类问题“最可能的结果”。

小轩回答说：“第30名。”

大伟说：“你预计的结果刚好和最糟糕的结果相同。”小轩点头表示认可。

在了解了小轩对中考结果的可能性区域后，接下来大伟要与小轩讨论证据从而修正其预期。大伟对小轩说：“接下来，我们讨论支持不同可能性的结果的证据，看看你能找到多少证据来支持糟糕结果或美好结果。你觉得可能出现糟糕结果，也就是你的中考成绩排第30名，在学习或考试方面出现什么事情才让你这样想的呢？”

小轩报告说：“这段时间我的学习状态不好、睡眠不好，在上次模拟考试中也没有考好。”

大伟接过话问小轩：“你提到了几个方面的问题，不过不太具体，你可以说得具体一些吗？‘不好’到什么程度，‘错’在什么地方？”

小轩尝试说得具体一些：“好吧，我上课时经常走神，晚上做题时也这样。我不容易入睡，早上起床后觉得没有睡饱，精神状态不如从前。在上次模拟考试中物理基础题丢了6分；数学考试成绩下降了8分，只考了78分。”

大伟了解了影响可能结果的负面证据，转而问相反证据：“现在我们来看一看支持理想可能结果的证据，我想在你学习和考试的过程中也一定有一些好的迹象，这些迹象使得你有可能取得好成绩。我们一起来回想。”

小轩说："我在上次考试中，作文写得特别好，老师还把我的作文作为全班范文展示。"听到这里，大伟鼓励小轩继续寻找正面证据，小轩接着说："虽然物理基础题丢了6分，总分下降，但最后一道题我做出来了。"小轩停顿了一下，抬起头看着天花板继续回想，片刻后，补充说："政治、历史和化学考试成绩还是比较稳定的，没有出现过失误。"

大伟看小轩也想不起更多证据，便引导小轩整合证据并得出合理结论。大伟问小轩："如果我们综合考虑两个方面的证据，你估计最有可能现实的是中考取得多少名次呢，如果你把初三这一年历次考试结果都考虑进去的话。"小轩认真权衡证据，得到的结论是第10名。

从第30名到第10名，小轩的认知得到了调整，接下来就该讨论行为改变了。于是，大伟问小轩："如果真的出现你担心的糟糕结果，即你考了第30名，你有什么办法面对吗？"

小轩无奈地说："没有办法，只能去上职高了。"

大伟启发他说："幸好考试还没有到来，我想你可以做一些事情，让自己取得更好的成绩。你觉得自己可以做些什么事情让自己考得更好呢？"

小轩想了想，说："考试时候心态好一些，做题仔细一点，减少因粗心而导致的扣分。"

大伟发现小轩提到的做法是有关考试的，便问道："复习期间，你可以做些什么？"

小轩说："把数学和物理好好'抓一抓'。"

大伟鼓励小轩说："这些都是好的思路，一会儿我们可以把这些措施细化，让它变得切实可行。"听到这里，小轩看到了希望，觉得自己还是有可能考好的，在考试前自己可以做些事情让自己考得更好。

3.6.3 课堂练习

请应用可能性区域技术处理下面的个案问题。请以下面的个案信息为依据，补充相关信息，虚构一个可以应用可能性区域技术的事件，通过概念化确定事件中的情境、自动思维、情绪和行为，再针对自动思维应用可能性区域技术进行干预。

个案1　鸿辉个案

参见前文“鸿辉个案”。

个案2　潇潇个案

潇潇，女，26岁，未婚，某公司文职工作人员。潇潇自述最近苦恼于难以走出舒适区的问题，她想做很多事（如换工作），但是一直没有付诸行动，总是拖延，害怕主动做出选择后反而过得比现在辛苦。自己不知道可以选择哪些工作，也担心投简历后没有结果，于是就没有投简历。总之，她害怕辛苦，又觉得自己一事无成、得过且过。

3.7　行为试验技术

咨询师依娜与小慧的会谈结束了。助理爱芬觉得今天的会谈效果不错，从咨询师和来访者的面部表情就能够看出来，他们都显得很轻松，离开咨询室时还有说有笑的。

小慧离开咨询室来到爱芬面前，爱芬拿出咨询记录表让小慧在表上签字。小慧在签字时，依娜在旁边等待，等小慧签完字并离开后，她再回到咨询室。

看到依娜回来，爱芬告诉她下一个咨询会谈在一小时后进行。依娜觉得可以利用这段时间看看《认知行为疗法咨询方案：10大心理障碍》这本书，书中有社交焦虑障碍的咨询方案和咨询技术知识，这些知识能用在来访者涛涛身上。依娜从事咨询工作已经十余年了，这些年的从业经历让她认识到只有继续学习和实践，自己的业务水平才能更高。

来访者涛涛给依娜留下了深刻印象，他是一个30多岁的“IT男”，对于人际交往有着显著的焦虑。他的问题主要在和别人一对一的交谈中，他非常担心自己的言谈举止给别人留下不好的印象。当对方跟自己说话而自己并没有回应对方时，他就担心对方会认为他对自己不感兴趣、不礼貌。他觉得这会影响他们的关系，这让他感到焦虑，只好拼命找话说。

3.7.1 技能解析

行为试验是认知行为疗法中非常重要的行为改变技术，它是从行为入手，从而改变认知或者巩固认知的技术手段。

1. 行为试验类型

心理咨询的行为试验有探索性行为试验和假设检验型行为试验两种形式。所谓探索型行为试验，是指事先并没有明确的替代思维（或信念），咨询师希望通过行为试验的结果来提出符合客观实际的替代思维（或新信念）。所谓假设检验型行为试验，是指在行为试验之前，咨询师和来访者已经明确了两个相互对立的想法或观念，通过试验可以证实哪个想法或信念为真的试验形式。

2. 行为试验的结果指标

对于检验来访者自动思维（和替代思维）的真实性而言，行为试验结果指标非常重要，这个结果指标就是记录表中“担心结果”部分的内容。如果出现来访者担心的结果，就说明自动思维是有道理的；如果没有出现这种情况，就说明自动思维没有得到证实。因此，在行为试验中找到客观的结果指标是行为试验成功实施的保障。

确定行为试验结果指标有三种方法。第一种方法是把来访者的担忧具体化或形象化。例如，来访者担忧对方会觉得他对谈话不感兴趣而显得自己不礼貌。具体化为对方在没有得到回应后表现出生气、转身离开，或者什么话也不说。

有时候，来访者担忧的是未来，这种担忧用上述方法就没有办法得到验证。这时，我们可以应用第二种方法，即未来预期当下验证法。我们知道任何事情都有一个发展的过程，一件糟糕的事情也是如此。比如，一位强迫洗涤的来访者认为接触东西后必须洗手，否则就会生病，他解释说生病有潜伏期不会马上显现出来，因此无法验证。咨询师与其讨论碰触脏东西后会有什么变化（正是这些变化导致最终疾病发生），他找到了体温变化作为指标。

有时你发现对方的想法是无法被证实的。比如，有的强迫症来访者认为，如果他出门后看到第一个车牌上的数字加起来能够被 7 整除的话，自己就会倒霉。这时，我们可以采取第三种方法（证伪法），即与来访者讨论如果发生了什么事情就可以否定原来的想法。咨询师和这位来访者协商讨论后，确定了三种说明他并没有倒霉的情形：被领导肯定、被同事赞扬和今日业绩排名靠前。

3. 行为试验技术记录表

咨询师可以将行为试验的结果填写在行为试验记录表（见表3-5）中，规范的表格有助于搜集资料及评价行为试验的效果。在这个表中，非常重要的内容是要确定想法被证实或证伪的标准，这个标准就是“担心结果”，因此“担心结果”的填写要求是“具体、客观和可检验”。

表3-5 行为试验记录表（样例）

自动思维：
替代思维：
担心结果：

时间	情境（试验内容）	实际结果	自动思维相信程度	替代思维相信程度

4. 行为试验的一般思路

在心理咨询初期，咨询师一般对替代思维没有特定的想法。有时候，咨询师即使知道替代思维应该是什么，贸然讲出来，来访者也不会接受。在这种情况下，咨询师往往用探索型行为试验的方法设计行为试验，以检验来访者的自动思维是否为真。

当行为试验取得一定成果（试验结果并不支持来访者的自动思维）时，咨询师就可以借助现有试验结果提出替代思维。来访者通常对替代思维的相信程度不高，咨询师就有必要继续进行行为试验，如进行假设检验型行为试验。在进行假设检验型行为试验时，需要扩大试验对象范围，不能在原有范围内重复试验。

从上述分析可知，进行行为试验的一般思路是：设计方案检验原有想法；根据试验结果提出新想法；在进行扩大化试验的同时检验之前的想法；试验结果巩固或修正新想法。

5. 行为试验的应用时机

在改变求助认知方面，可以先选择认知技术（控辩方、发散思维、可能性区域技术），如果这些认知技术缺乏证据支持，那么可以选择行为试验技术。这在焦虑障碍（如焦虑症、强迫症及恐怖症等）中比较常见，因为来访者采取了安全行为，这就导致认知改变缺乏证据。

应用认知改变技术得出替代思维（或新信念）后，来访者对新想法或新信念的相信程度并不理想，我们需要行为改变结果证据来提高来访者的相信程度。这时，行为试验往往就是很好的选择。

行为试验还经常被应用于促成来访者做出行为改变的场合。有时，虽然来访者接受替代思维（或新信念），但还是不敢采取新行为。这时，咨询师往往建议进行行为试验，通过试验来检验行为方式是否有效或有用。

3.7.2 咨询现场

一个小时转眼就过去了，涛涛已经坐在咨询师依娜面前。涛涛背着一个双肩电脑包，一副不修边幅的样子。

涛涛已经是第四次来见依娜了，会谈开始环节的内容对涛涛来说非常熟悉，会谈进展得非常顺利，不到10分钟就结束了。今天涛涛特别希望讨论自己和他人说话中，自己不得不拼命找话说的问题。依娜同意把这个议程作为今天会谈的首选。

依娜需要了解更为具体的情况，便问涛涛："请你描述一下最近发生的类似情境，在这个情境中你不得不拼命找话说，可以吗？"

对涛涛来说，这样的情形经常发生，每天都会出现好几次。他对依娜说："就拿昨天下午来说吧，我和同事艾伦一起去拜访客户，路上我们在聊天。艾伦说自己出钱在老家建新房，父母邀请很多亲戚来他们家吃饭，父母感到很有面子。他说得很高兴，我就在一旁听着，插不上话。我注意到自己没说话他又这么投入，心想他要是看到我没有反应的话，肯定会我觉得我对他的事情不感兴趣，觉得我不礼貌，以后就不再搭理我了，我们的关系就无法维系下去了。想到这里，我只好搜肠刮肚地找话说。"

依娜问道："在这个过程中，你体验到什么情绪，是焦虑吗？"

涛涛点了点头，回答说："是的，我非常焦虑。"

依娜把涛涛的心理活动进行概念化，并分析说："在注意到自己没有说话的情境下，引发了你的自动思维，这样的自动思维引发了你的焦虑情绪，在焦虑情绪驱使下出现了拼命找话说的行为，这样做的结果就是不再焦虑。是这样吗？"

涛涛激动地说："对，就是这么回事。我该怎么办？"

"就像我们讨论其他议程那样，我们需要针对自动思维工作，一旦自动思维得到了调整，问题就解决了。"依娜给涛涛解释了干预策略，接着又问涛涛："你说，对方认为你对谈话不感兴趣、不礼貌。对于这个想法，我们怎样验证呢？"

"我故意不说话，然后看结果怎样？"

"是的，这样就可以证明了。"

"可是我不敢，如果给人留下不好的印象，从而影响我们的关系就糟了。"

依娜说："这的确是一个问题。我们可以找其他对象来尝试如何？"涛涛同意这个方法。

依娜接着说："一般来说，家人或好朋友等的关系比较稳固。你看可以找谁来试试看？"

"我有两个好朋友，就拿他们来试吧。"

"好的，我们以你的两个好朋友为试验对象，检验你的想法在多大程度上是真实的。你觉得出现什么情形就说明你的担心被验证了？"确定了试验对象，依娜与涛涛讨论检验标准，因为没有标准就无法被证实或被证伪，涛涛想到一个标准："对方生气而转身离开，或者质问我为什么不说话。"

"很好，你决定了两个明确的指标，要是对方没有上述表现，你会怎么认为？"

"也许对方会认为我对聊天不感兴趣、不礼貌。"

"这种情况要怎么验证？"

"不知道。"

当来访者没有思路的时候，依娜知道这个时候可以提供一些参考建议："遇到这种情况，我们一般会邀请来访者询问当事人。"涛涛担心对方不说实话，依娜语气温和地说："这要看你的说话方式了。"

"怎么说？"涛涛急切想知道，依娜告诉涛涛："你看这样说好不好？'我刚才没有回应你的话，你有没有觉得我对你说话不感兴趣或不礼貌，你要告诉我实话，我想看看自己猜得对不对。你不要有顾虑！'”涛涛觉得这样说就很好，说：“可以，我把这句话记下来。”

依娜嘱咐涛涛：“接下来，我们就要付诸实施了。既然是行为试验，我们就不能做一次，因为一次的试验结果是有偶然性的。行为试验最好做十次以上，当然次数越多越好。”

涛涛说：“明白，我争取完成十次这样的试验。”

咨询师依娜取出行为试验记录表，指导涛涛填写表：“这里有一张记录行为试验结果表，你把试验结果填写在表里。在‘时间’栏填写日期和具体时间，在‘情境’栏填写对话和场合，在‘实际结果’栏填写你观察到对方的表情或询问之后的结果，这里重点是记录有无你担心的结果，如对方生气而转身离开，询问后对方说你不感兴趣或不礼貌这些内容。在每次试验后，你还要填写‘自动思维相信程度’栏，注意‘替代思维相信程度’栏不用填写。”涛涛看着这张表，表示理解。

依娜继续说：“我们先把表头填写好，‘自动思维相信程度’栏就填写你担心的内容‘对方说我不感兴趣或不礼貌’，‘替代思维相信程度’栏先空着，在‘担心结果’那里填写你刚才说的对方可能的反应‘生气而转身离开、说我不感兴趣或不礼貌’。一旦出现这种情况，就说明你的想法是正确的；如果没有出现就说明你的想法没有得到验证。”依娜边说，涛涛边在表上填写相关内容。

依娜提醒涛涛说：“你回去以后做十次以上的行为试验，尽量跟不同的人在不同场合下进行尝试。我们下次讨论行为试验结果，看能不能从中得到新的启示。”

涛涛回答说：“没有问题。”

就这样，依娜把行为试验的作业交给涛涛，并且期待涛涛下次把试验结果带来。

一周后，涛涛再次来到咨询室，依娜和涛涛把讨论行为试验结果作为第一项议程。依娜看着涛涛的行为试验记录表，对他说：“我们来看看行为试验结果。行为试验记录表记录你实际进行了九次行为试验，在这九次行为试验中，没有出现你担心的情况——对方生气而转身离开、对方说你不感兴趣或不礼貌。”涛涛点头说是。

依娜抬起头看着涛涛，微笑着说：“从这张表上可以看到你对自动思维的相信程度从100%下降到了50%。”涛涛用微笑回应。依娜希望通过这个结果启发涛涛提出替代思维，便问道：“从这九次的试验结果来看，我们可以得到什么新的看法？”涛涛不知道该怎么说，回了一句“不清楚”。

依娜提出一个参考建议：“你觉得这样说‘对方觉得正常并不奇怪’，如何？”涛涛接受了这个建议。依娜要涛涛继续进行行为试验，她告诉涛涛：“我们有了两个想法，一个是新的想法，一个是原来的想法，我们可以继续进行行为试验来验证哪个想法更符合实际。”

涛涛没有料到还要进行行为试验，有些吃惊。依娜说：“是的，不过这次试验是上次试验的升级。”然后，她强调这次试验与上次试验不同，引导涛涛更换试验对象。依娜说：“我们需要更换试验对象了，上次你是在好朋友身上做的试验，这次我们选择更具挑战性的对象来做试验，你觉得选择什么人合适？”

涛涛想了好久，终于选定了试验对象，回答依娜说：“培训班的男同学，找几个关系一般的，万一我得罪了他们也不要紧。”

依娜同意了涛涛对试验对象的选择，同时嘱咐他需要重复进行多次行为试验，在行为试验表中增加替代思维内容，还需要同时评估自动思维和替代思维的相信程度。

涛涛表示理解并计划实施第二次行为试验。对此，依娜感到满意，她相信随着行为试验的推进，涛涛的社交焦虑能逐步缓解并最终得到解决。

3.7.3 课堂练习

请应用行为试验技术处理下面的个案问题。请以下面的个案信息为依据，补充相关信息，虚构一个可以应用行为试验技术的事件，通过概念化确定事件中的情境、自动思维、情绪和行为，然后针对自动思维应用行为试验技术进行干预。

个案1 鸿辉个案

参见前文“鸿辉个案”。

个案 2 潇潇个案

参见前文“潇潇个案”。

3.8 代价收益技术

一位穿着时尚的年轻女士走进来，咨询助理阿蕊抬头一看，小睿妈妈来了。离她预约的咨询时间还有 28 分钟，阿蕊安排她在等候区休息。

咨询师瑞阳结束了娅娅的咨询来到前台区。他一眼就看见了正在等候区认真看书的小睿妈妈，于是走过去跟她打招呼。感受到咨询师的热情，小睿妈妈很高兴，跟着瑞阳走进了咨询室。

3.8.1 技能解析

凡事都有利弊，事情和行为如此，人的观念或想法也如此。代价收益技术的目的就是希望通过讨论来访者某个想法（或两个想法）的收益和付出，从而帮助来访者做出明智的选择，并按照选择的想法或观念行事。

1. 代价收益技术的典型问题

代价收益技术有以下两个典型问题。

（1）如果你相信这个想法，那么你能得到什么好处？

（2）如果你相信这个想法，那么你有什么损失？

第一个问题询问的是来访者相信某个想法的好处，也就是相信这个想法的收益是什么；第二个问题则旨在讨论相信这个想法的坏处，也就是这个想法让来访者付出的代价。来访者可以通过对收益和代价之间的比较来判断相信这个想法是否合算。

2. 代价收益技术会谈记录表

代价收益技术会谈涉及对两个想法的利弊的讨论。我们可以将会谈内容要点记录在代价收益技术会谈记录表中（见表 3-6）。

表 3-6　代价收益技术会谈记录表（样例）

想法	收益	代价
旧想法：孩子笨	不会再度失望；不用费心辅导作业	感到绝望
新想法：孩子智商不高，但勤能补拙	看到希望；孩子成绩提高，更有自信；做父母也感到自豪	家长要承担责任；花时间和精力去培养孩子

3. 代价收益的具体化

让来访者认识到想法的代价和收益是这项技术的难点。来访者往往不觉得一个想法有代价或收益，咨询师就需要引导来访者去思考：一旦他相信这个想法，那么他会有什么样的情绪体验，会采取什么样的行为，这样的情绪和行为会带来什么样的结果，有什么样的社会功能损害或改善等。通过这样的讨论，来访者就能够认识到想法所带来的积极影响（收益）和消极影响（代价）。

4. 选择相信

相信是选择的，这是代价收益技术背后一个很重要的理念。在通常情况下，我们对想法不是信或不信，而是信多或信少的问题，既然如此，我们需要基于代价收益分析而选择一个更为有利的想法或信念。我们强调“选择相信”而不是真的相信，目的就是告诉来访者想法或观念是可以选择的，他可以选择一个对自己更为有利的想法或观念。

5. 代价收益技术的应用时机

代价收益技术被用于激发来访者产生改变的想法。在心理咨询过程中，来访者经常知道新想法或信念是正确的，自己却不愿意按照新想法行事。比如，有的来访者知道乘坐飞机相当安全，但自己还是害怕乘坐飞机，他们的说法常常是“不怕一万，就怕万一”。如果应用代价收益技术让来访者发现任何一种想法都是有利弊的，那么他才可能愿意选择新想法，并按照新想法行事——乘坐飞机。

代价收益技术也被用于选择替代思维。有时候，来访者对现实情形的认识是准确的（有效），但是自己的看法过于悲观，不利于实现期望（无用）。这时，咨询师可以应用代价收益技术比较不同的想法，让来访者认清哪种想法更好、更利于实现目标。比如，“考试有可能成功”和“考试有可能失败”这两句话都是有效的，但前者比后者更能促进学习，对来访者而言，选择相信前者更有益。

3.8.2 咨询现场

小睿前几天参加期中考试，结果考试成绩不理想，小睿妈妈非常沮丧。在这次会谈中，小睿妈妈想讨论儿子期中考试成绩差这个议程。

和往常一样，瑞阳在了解了小睿考试成绩相关信息后再进行概念化，得到这样的结果：看到儿子考试分数（情境）——儿子脑子笨，将来没有希望（自动思维）——沮丧（情绪）——训斥孩子 20 多分钟（行为）。

瑞阳针对“儿子脑子笨”这个自动思维，应用控辩方技术与小睿妈妈展开讨论，小睿妈妈提出的支持儿子笨的控方证据有：期中考试成绩排名靠后，上小学以来学习成绩一直处于中下水平，智力测验分数处于中下水平；支持儿子聪明的辩方证据有：做家务劳动还可以，绘画不错。综合双方的证据，咨询师瑞阳发现，小睿妈妈觉得孩子笨的认识还是基本符合事实的。因此，咨询师瑞阳引导小睿妈妈得出符合有效性标准的替代思维“小睿的智力处于中下水平”。

得到这样的替代思维，小睿妈妈显然无法看到希望。瑞阳询问她对于孩子的期望是什么，得到的答案是希望孩子成绩提高，将来有出息。既然小睿妈妈希望孩子成绩提高，很显然“小睿智力处于中下水平”的替代思维不能达成目的，是无用的。

瑞阳告诉小睿妈妈：“通过我们刚才的讨论，发现小睿的智力处于中下水平，我想这样的想法无法达成你希望的孩子成绩提高和将来有出息的目标，你觉得是这样的吗？”小睿妈妈点头表示认同。

瑞阳接着说：“我们刚才讨论的结论是小睿目前的智力处于中下水平，但不意味着他往后的智力都处于这个水平，我想你一定听说过‘天才出于勤奋、勤能补拙’这样的话。这里有两句话可以供你选择，一句是尽管孩子智力水平不突出，但勤能补拙，另一句是将来孩子的智力水平能提高。你更喜欢哪句话，或者说哪句话更能实现你对孩子的期望？”

小睿妈妈选择了“尽管孩子智力水平不突出，但勤能补拙”这句话，因为她能从这句话中看到希望。瑞阳为了让她坚定自己的选择，决定应用代价收益技术与她展开讨论。瑞阳对她说：“你知道吗？凡事有利弊，人的想法也一样。接下来，我们讨论自动思维的利弊。如果你相信孩子笨这个想法，对你有什么好处？”

小睿妈妈吃惊地问道："这还能有好处吗？"

"我们换一个想法来比较一下。孩子在期中考试中没有考好，如果你认为孩子不是笨而是聪明的话，会怎么样？"

"我会要求他好好努力，一定要考好。"

"如果你这样要求的话，事实上结果会怎么样？"

"孩子会和以前一样考不好，我也会很失望，亲子之间的冲突也多。"

"你发现相信孩子笨有什么好处？"

"我就不会再失望，因为压根就不用对他抱太高的期望。"

"嗯，还有吗？"

"我不用费心辅导他做作业，反正成绩也不好，辅导也没有用。"说到这里，小睿妈妈意识到悲观、消极的想法也是有益处的。

瑞阳接着问："相信孩子笨这个想法，有什么坏处呢？"小睿妈妈说自己会感到绝望。

在讨论完自动思维的收益和代价后，瑞阳转而讨论替代思维的收益和代价，便问小睿妈妈："孩子智力处于中下水平，但勤能补拙这个想法对你来说有什么好处？"小睿妈妈表示，这让她看到希望，如果真是这样，孩子的成绩就会提高，将来更有出息，我也能宽心。

接下来，咨询师瑞阳询问替代思维的代价："相信这个想法有什么坏处吗？"

小睿妈妈对这个问题比较坦然，语气平缓地说："那就是家长的责任感，既然孩子还能变好，做家长的就需要花时间和精力把孩子培养出来。"

瑞阳把两个想法的收益和代价总结在表 3-6 里，让小睿妈妈比较两个想法的收益和代价，让她从中选择一个想法来相信。

小睿妈妈看了看这张表，思考片刻，说自己选择新想法"勤能补拙"。瑞阳问："毕竟能够看到希望，家长辛苦点也值得，如果孩子的成绩真的能提高的话。"瑞阳肯定了她："是的，虽然目前你还没有看到孩子的成绩提高，但如果你愿意相信'勤能补拙'并为此而努力，孩子真的改善了，你就会更加愿意相信这个新的想法了。"

"按照这个新想法行事，也就是你相信勤能补拙，你可以做些什么？"

小睿妈妈回答说："多辅导孩子学习，把成绩提上去。"瑞阳意识到小睿妈妈试图重复过去不成功的做法，便建议她改变做法，小睿妈妈表示同意。瑞阳也表示愿意和她一起想办法改善辅导孩子学习的方法。

谈到这里，小睿妈妈不再沮丧，而是对未来充满希望。

3.8.3 课堂练习

请应用代价收益技术处理下面个案问题，利用本章中对该个案的认知技术的成果为基础进行练习。在前面应用认知行为技术得到替代思维的基础上，应用代价收益技术分别讨论自动思维和替代思维的收益与代价，通过比较促使其选择相信替代思维，并进行相关行为反应。

个案 1　华宇个案

参见前文“华宇个案”。

个案 2　鑫华个案

参见前文“鑫华个案”。

3.9 识别自动思维作业

与小睿妈妈有关孩子期中考试的议程取得了理想效果，但咨询师瑞阳知道小睿妈妈的情绪肯定会有波动，所以要进一步巩固会谈效果，并且帮助小睿妈妈识别自动思维和情绪。一旦能够识别它们，小睿妈妈就有可能应用认知行为技术修正自动思维，进而增强对“孩子智力水平不高，但勤能补拙”这一想法的相信程度，缓解沮丧情绪，始终对孩子的未来抱有希望。

3.9.1 技能解析

自动思维阶段有两项任务：一是识别自动思维，二是评价自动思维。这两项任务都需要来访者完成。如果能够掌握技巧，来访者就可能成为自己的咨询师。因此，在开始咨询性会谈后，咨询师就会布置作业让来访者识别自动思维，并要求来访者学习评价自动思维。

自动思维的识别主要通过自动思维监控表（或称为三栏表）来完成。为了让来访者尽快学会填写三栏表，咨询师需要给予必要指导，下次咨询还需要回顾三栏表，检查来访者填写情况（如果有必要）。同时，还可以把三栏表的完成情况（或其中内容）列入本次会谈议程。

（一）布置作业填写监控表

1. 自动思维监控表（三栏表）

自动思维监控表（见表 3-7）包含四栏内容，除“时间”一栏外还有三栏，这三栏内容是自动思维监控的主要内容，因此我们也把这张表称作“三栏表”。有时我们需要了解来访者的行为反应，就在三栏表的基础上增加“行为”一栏，这样三栏表就变成了四栏表（见表 3-8）。

表 3-7 自动思维监控表（三栏表样例）

时间	情境	自动思维	情绪
	是什么现实的事情或意识到的事情导致当前的情绪？	1. 有什么思维 / 意象？ 2. 自动思维相信程度是多少？	1. 体验到的情绪是什么？ 2. 情绪强度是多少？

表 3-8 自动思维监控表（四栏表样例）

时间	情境	自动思维	情绪	行为
	是什么现实的事情或意识到的事情导致当前的情绪？	1. 有什么思维 / 意象？ 2. 自动思维相信程度是多少？	1. 体验到的情绪是什么？ 2. 情绪强度是多少？	在这种情形下，你的言行表现是什么？

2. 布置作业与示范填写

首次咨询性会谈结束后，咨询师通常会给来访者布置作业——完成自动思维监控表。咨询师要向来访者讲解并示范如何填写自动思维监控表。

3. 有关作业可能问题的预告

来访者在填写自动思维监控表时可能会出现各种问题，这些问题的出现可能会影响来访者的自我评价，进而影响来访者的情绪，甚至影响来访者继续咨询的意愿。咨询师为了减少这种事情的发生，需要在给来访者布置作业时做出预告。

在监控表填写过程中，咨询师需要事前说明两件事：一是来访者可能填写得不完整，完成质量不高；二是来访者对自动思维信以为真，恶化情绪，从而带来行为问题。

（二）回顾自动思维监控作业

在布置监控自动思维作业后，下次会谈开始环节的一个任务就是回顾家庭作业。咨询师要检查来访者自动思维监控表的完成情况，并根据具体情况进行处理，如果有必要，可以把完成自动思维监控表作业列入会谈议程，在咨询会谈中解决。

1. 没有填写怎么办

如果来访者没有填写自动思维监控表，咨询师应主动承担责任，向来访者表示是自己考虑不周所致，然后了解来访者没有完成作业的具体原因。如果有必要，可以把完成自动思维监控表作业列入议程，在议程中详细讨论完成自动思维监控表作业的自动思维和行为问题，这部分可以参考家庭作业技能方面相关内容。

2. 不能报告自动思维怎么办

如果来访者没有填写‘自动思维’一栏，不能报告自动思维，那么咨询师可以把它列入议程。来访者可以挑选那些希望讨论并且没有填入‘自动思维’一栏的话题。在会谈中，咨询师要一方面教会来访者识别自动思维，另一方面干预这个自动思维，解决来访者的实际问题。这样，来访者就学会了将识别自动思维和处理问题结合起来。

3. 填写不完整怎么办

很多时候，来访者能够报告自动思维，但不会报告与情境直接相关的部分自动思维，而这部分正是自动思维阶段最需要处理的。如果出现这种情况，咨询师可以通过提问的方式把它找回来。

比如，一位初中生期末考试没有考好，从年级前 3 名下降到年级后 20 多名，她觉得活着没有意思，出现了抑郁情绪，有自杀意念并做了相应的准备工作。经过咨询师的询问，这位学生补充了相应的自动思维内容：名次下降很多，自己的努力遭遇失败，老师和同学会看不起自己，父母对自己的成绩也不满意，自己辛辛苦苦就这么一个结果，活着真没有意思，不如死了，自己就解脱了。父母也不会对我感到失望了，我也听不到他们的抱怨和唠叨了。通过提问，咨询师找到了与情境直接相关的自动思维“名次下降很多，自己的努力全白费了。”

4. 填写不准确怎么办

填写不准确是一个常见的问题。有不少来访者描述的情境中包含解释（自动思维），如“儿子命令我让他玩”“她生气地对我说”等。在这里，“命令”和“生气”就是解释，它属于自动思维，实际上应该表现为“儿子提高声音对我说要我同意他玩”，以及“她咬紧牙关对我说”。大家要注意对于情境不能解释，只能描写。

自动思维中包含联想和讨论。这些内容并不属于自动思维，它不需要出现在自动思维中，我们需要把它删除。比如，一位来访者“想起明天要交作业”（情境），她感到“焦虑”（情绪），她填写的自动思维是“已经太晚了，完不成的话就糟了。我过去就曾经出现过这种情况，这次可不能这样，我一定要完成作业。”在这里，“我过去就曾经出现过这种情况，这次可不能这样，我一定要完成作业”就不属于自动思维，而是来访者的内心辩论。自动思维内容之间经常缺乏逻辑，即认知观念的先后顺序和因果关系颠倒。如果出现这种情况，咨询师需要把它调整过来。

3.9.2 咨询现场

小睿妈妈认识到相信“尽管孩子智力处于中下水平，但勤能补拙”更有可能让孩子提高成绩，因为时间关系，咨询师瑞阳没有讨论如何做能够让孩子的成绩提高的问题，而是把它留在下次会谈中讨论。最后，瑞阳交代小睿妈妈监控自动思维和情绪，便于调整自动思维和管理情绪。

瑞阳把自动思维监控表放在小睿妈妈面前，对她说："这里有一张自动思维监控表，请你回去后填写。填写表格的目的是帮助你识别自动思维，这样我们就可以在下次会谈中讨论你的自动思维。"

小睿妈妈看着表格，点了点头。

瑞阳解释说："这张表共有四栏，分别是'时间''情境''自动思维'和'情绪'。在'时间'栏填写自动思维发生时候的日期和具体时间，'情境''自动思维'和'情绪'三个栏的填写要求表格中有说明，你先看一看。"说完后，瑞阳让小睿妈妈看表，并问她有没有不明白的地方，她表示没有。

瑞阳进一步解释表的填写方法，以刚才的议程为例加以说明。他告诉小睿妈妈："当你在生活中体验到某种情绪时，就可以识别自动思维。一般来说，当你体验到情绪时，先给自己的情绪命名，意识到自己的情绪，然后观察自己处于什么情境，对情境进行简要描述，最后觉察自己的内心活动，问自己在想些什么。"小睿妈妈"嗯"了一声。

瑞阳提高声音说："我们以刚才讨论过的议程为例进行说明。你还记得自己在看到儿子期中考试成绩在班里靠后时是什么情绪体验吗？"

小睿妈妈回答说："沮丧。"

瑞阳请小睿妈妈把"沮丧"填写到'情绪'栏中，接着问："'情境'栏该填写什么？"

小睿妈妈有些不确定地说："应该填写看到儿子期中考试成绩在班里排名靠后？""是的，"瑞阳给了肯定的答复："你就是在那种情境中产生了这样的情绪，现在你把它填写到'情境'栏中就可以了。"小睿妈妈照做后，瑞阳问她当时的自动思维是什么，小睿妈妈回答说："儿子脑子笨，将来没有希望。"

瑞阳说："是的，当时我们就是这样概念化的，请你把它填写在'自动思维'栏中。"

"最后，我们还要把当时的日期时间，和对自动思维和情绪的评估结果填写到相应栏中。你还记得这些内容吗？"瑞阳说，小睿妈妈回答说记得。"那你就把它填写到表中。"瑞阳说，小睿妈妈在瑞阳的指导下完成了表格填写

（见表 3-9）。

表 3-9　自动思维监控表（样例）

时间	情境	自动思维	情绪
	是什么现实的事情或意识到的事情导致当前的情绪？	1. 有什么思维 / 意象？ 2. 自动思维相信程度是多少？	1. 体验到的情绪是什么？ 2. 情绪强度是多少？
10 月 15 日晚上 8:40	看到儿子期中考试成绩在班里排名靠后	儿子脑子笨，将来没有希望（100%）	沮丧（70%）

交代了自动思维监控表的填写方法后，咨询师就要说明什么时候填写表了。瑞阳对小睿妈妈说："你回去以后，当你意识到自己有某种情绪体验时，就可以填写自动思维监控表了。"

小睿妈妈想到一个问题，问道："我要是没带自动思维监控表或者不方便填写表该怎么办？"

瑞阳没有马上回答她，而是让她自己寻找答案："这的确是一个问题，你能想到什么变通的方法吗？"

果然，小睿妈妈想到一个办法："我记在手机里，或者用语音录音，事后再填写在表中，怎么样？"

瑞阳肯定了她："这是一个好主意。你愿意这样去尝试吗？"

小睿妈妈回答说："愿意。"

对于填写自动思维监控表中的问题，瑞阳觉得需要"打预防针"，避免小睿妈妈感到挫折或让自己的情绪更加糟糕。瑞阳说："需要提醒你一点，最初你可能会漏掉许多自动思维，当情绪体验发生时，你可能想不起来这件事，这是正常现象。还有可能出现这种情况：能识别情绪但不知道自动思维是什么，这也是正常现象。"听到这里，小睿妈妈提出疑问："我要是无法填写完整怎么办？"

瑞阳安慰小睿妈妈说："你可以先空着，把自己能填写的内容写上就可以了。"听到这里，小睿妈妈放宽了心。

瑞阳继续说："你放心，随着我们咨询的进行，以及使用自动思维监控表次数的增加，你会做得越来越好。"小睿妈妈点了点头。

瑞阳最后提醒小睿妈妈说："当你识别自动思维以后，你可能会认为它是真的，但它事实上可能不是真实的。你可以提醒自己'这是一个需要检验的想法'。把一个未经检验的想法信以为真，可能会让你的心情变得更糟。"

小睿妈妈说："明白。"

3.9.3 课堂练习

1. 对话练习

请给小慧布置填写自动思维监控表的作业，以咨询师依娜与小慧有关"销售能力不行"议程讨论内容为例，说明自动思维监控表的填写方法。

2. 情境与自动思维辨析

下面是几位来访者填写的自动思维监控表（见表3-10，该表省去了具体日期和时间），请你说出每个概念化中的"情境"和"自动思维"是什么？

表3-10 自动思维监控表（样例）

情境	自动思维	情绪
是什么现实的事情或意识到的事情导致当前的情绪？	**1. 有什么思维 / 意象？ 2. 自动思维相信程度是多少？**	**1. 体验到的情绪是什么？ 2. 情绪强度是多少？**
因为同学举报，上课报名被拒	1. 觉得对方认为会有利益冲突，所以把我拒之门外，不把我当回事 2. 觉得同学嫉妒我 3. 觉得我不够好，所以同学会在权衡之下牺牲我的利益 （50%）	失望、失落、愤怒、伤感 （80%）
再次去医院见到医生，感觉有距离感，不像之前那样轻松自如	1. 医生没那么好说话，他也是会有情绪的，有心烦的时候 2. 我好像有些得寸进尺 3. 他不接纳我、不重视我 4. 我没有那么好，让别人无条件地接纳我 （60%）	失落（50%）

（续表）

情境	自动思维	情绪
心里很乱，不愿坐下来做事情；猫也不像往常那样安静	思绪很多，又要按时完成任务，日子过得很压抑（80%）	压抑，有些烦躁（70%）
不愿意给妈妈打电话，不愿意看见她	我怎样做也不能让她满意，她对谁都不满意，在她面前谁都不是好人，只有对她有用的人才是好人（80%）	心烦，堵得慌（50%）
按原计划学习，醒来就忙着做饭、吃饭，吃完饭就犯困。感觉身心疲惫，只想躺在床上	感觉自己完全没有精力、经常犯困，觉得生活了无生趣（85%）	抑郁、了无生趣、痛苦、自责、羞愧（95%）
工作太多	我已经承担了超出责任范围的许多工作（80%）	心情烦躁（100%）

3.10 评价自动思维作业

小睿妈妈因为孩子的教育问题来到咨询室，但今天她想讨论职场方面的问题。她告诉咨询师瑞阳，她上班时接待过一位前来咨询、报名和缴费的客户，那位客户对她说："你是新来的吗？"这个问题让她很不舒服，她的第一反应是"他是在说我业务不熟练"，为此她感到非常尴尬。虽然这件事已经过去很久了，但是她依然耿耿于怀。

对于小睿妈妈的自动思维"他是在说我业务不熟练"，瑞阳决定使用发散思维技术来处理。在会谈中，瑞阳引导小睿妈妈提出了"对方觉得我还年轻""对方觉得我很热情""对方想和我聊天"等多种备选思维，经过讨论各方面证据，小睿妈妈觉得"对方想和我聊天"的可能性最大，对此相信程度也更高。在讨论的最后，瑞阳建议小睿妈妈遇到类似情形，在对他人言行的含义有歧义时候，可以邀请对方澄清或解释，避免造成误解。

鉴于小睿妈妈已经完成了三次自动思维监控表作业，本次会谈最后，瑞阳决定指导她填写思维记录表，学习评价自动思维，能够主动应用认知行为技术帮助她自己修正自动思维和调整情绪状态。

3.10.1 技能解析

同识别自动思维一样，评价自动思维也是来访者需要掌握的一项技能，一旦来访者掌握识别和评价自动思维的技能，来访者就可以自己解决许多问题。对来访者来说，评价自动思维和识别自动思维一样，也是需要花费一些时间才能掌握的。在这里，给大家说明如何指导来访者完成评价自动思维作业。

（一）布置作业

1. 思维记录表

思维记录表经常涉及以下几个标准问题（见表 3-11）。

表 3-11 思维记录表（样例）

时间	情境	自动思维	情绪	适合的反应	结论
	是什么现实的事情或意识到的事情导致当前的情绪？	1. 有什么思维 / 意象？ 2. 自动思维相信程度是多少？	1. 体验到的情绪是什么？ 2. 情绪强度是多少？	1. 对自动思维进行评价，列出各种想法 2. 评价这些想法的相信程度	1. 自动思维相信程度是多少？ 2. 情绪强度是多少？ 3. 准备做些什么？

思维记录表中对于“适合的反应”的讨论有六个标准化的问题，它们分别是：

（1）支持自动思维的证据是什么，支持相反想法的证据是什么？

（2）有其他解释吗？分别都是什么？

（3）最糟糕的结果是什么？最好的结果是什么？最可能的结果是什么？

（4）相信自动思维会有什么影响？如果改变想法会有什么影响？

（5）如果身边的某个人遇到相同情况，有同样的自动思维，我会怎样告诉他？

（6）我该怎么做？

上述六个问题实际上分别关联不同的认知行为技术：第一个问题涉及控辩方技术，第二个问题涉及发散思维技术，第三个问题涉及可能性区域技术，第四个问题涉及代价收益技术，第五个问题涉及他人参照技术，第六个问题涉及行为激活技术。

2. 布置作业与示范填写

在来访者能够正确地填写自动思维监控表的情况下，咨询师要布置作业，让来访者完成思维记录表的填写。咨询师要给来访者解释表格填写的要求，并且举例说明如何正确填写表格。

3. 有关作业可能问题的预告

咨询师需要通过实例给来访者讲解如何填写表格，还需要对填写表格过程中可能出现的问题进行预告，以免来访者感到挫折或焦虑。

（二）回顾作业

给来访者布置家庭作业，要求其完成思维记录表，下次会谈的开始环节回顾家庭作业时，咨询师就需要对思维记录表的完成情况进行检查。

1. 没有作业

虽然大多数来访者都会按照要求完成作业，但也有部分来访者并没有完成。如果出现这种情况，咨询师不要指责来访者，也不要再次强调作业的重要性，因为这样做的作用不大。

咨询师需要做的是承担责任，表示是因为自己考虑不周而导致来访者没能完成作业，然后与来访者一起回顾完成作业的过程，寻找原因。一般而言，来访者未能完成作业可能是担心自己做得不好，也可能是嫌麻烦，还有可能认为填表没有作用等。

如果来访者关于家庭作业的自动思维妨碍其完成思维记录表，就可以将它列入会谈议程，在正式会谈中处理妨碍家庭作业的自动思维。

2. 没有效果

在完成作业的过程中更为常见的情况是，来访者觉得填写表格没有效果。这属于正常现象，咨询师可以把来访者使用后没有效果的自动思维列入会谈议程，在正式的会谈中，带领来访者再次按照程序处理自动思维，给来访者示范如何正确使用思维记录表。

使用思维记录表无效的主要原因有两个：一是未能正确使用认知技术，也就是不能够正确回答思维记录表中的问题，没有找到合适的证据；二是找错了自动思维，由于未能找对自动思维，针对该自动思维的干预就不会有效果。

3.10.2 咨询现场

咨询师瑞阳对小睿妈妈说："接下来，我们讨论家庭作业，你已经做了三次自动思维监控，基本上掌握了识别自动思维的技术。接下来的家庭作业，我们将更往前推进一步。"小睿妈妈询问做什么样的作业，瑞阳将思维记录表递给小睿妈妈，说："我们将填写思维记录表，你看看思维记录表和自动思维监控表有什么区别？"

小睿妈妈把表格拿起来，仔细看了看，抬起头看着瑞阳说："我觉得'时间''情境''自动思维'和'情绪'这四栏是相同的，不同的是思维记录表还有'适合的反应'和'结论'这两栏。"

咨询师瑞阳肯定了她，并进行指导："我们要在识别自动思维的基础上，学习评价自动思维。在完成'情境''自动思维'和'情绪'这三栏的填写后，你还要填写'适合的反应'一栏。这一栏通过回答表格下面的六个问题来完成，每回答一个问题还要对其评定相信程度。最后你要填写'结论'一栏，再次评估自动思维相信程度和情绪强度，还要填写你打算采取什么行动。"

小睿妈妈边听边看表，感叹地说："这六个问题比较麻烦。"

瑞阳点了点头，然后说："我们举例来说明填写方法。我们以刚才讨论的议程'你是新来的吗'为例，我们先填写'时间''情境''自动思维'和'情绪'这四栏。这四栏的填写方法和自动思维监控表相同，你可以自己填写吗？"

小睿妈妈说可以，然后低头填写相关信息：时间是"6月12日上午10:30"，情境是"客户问我，你是新来的吗"，自动思维是"对方说我业务不熟练"，相信程度为"90%"；情绪强度为"70%"。

小睿妈妈填写好后，瑞阳向她说明"适合的反应"一栏的填写方法："在填写这一栏时，我们需要按照顺序回答下面六个问题，你可能已经注意到了每个问题里可能还有几个小问题，你需要逐一回答。当然，如果你无法回答，可以跳过去。"

小睿妈妈点了点头。

瑞阳告诉小睿妈妈："现在开始，我来提问，你来回答，然后我们把回答的内容填写在表中。"小睿妈妈"嗯"了一声。

“第一个问题的第一问：‘支持自动思维的证据是什么？’”

“对于客户提出的有些业务问题，我回答不上来。”

“你对这个想法的相信程度是多少？”

“80%。”

瑞阳提醒她说：“很好，现在把这两项内容填写在表中。”小睿妈妈低头填写，写完后抬起头看着瑞阳。瑞阳继续问：“‘相反想法’是什么？”

“我业务熟练？”

“可以。支持这一想法的证据什么？”

“我能较好地处理业务问题。”

“你对这个证据的相信程度是多少？”

“70%。”

瑞阳说：“好的。你现在把刚才回答的内容填写在表中。”

瑞阳见小睿妈妈填写完成，说：“好的，第一个问题我们已经回答完了，接下来我们看第二个问题。有其他解释吗？”小睿妈妈对此不太确定。

瑞阳看了看小睿妈妈，笑着说：“我们刚才已经讨论过了，我们可以把它直接填写在下面。你需要填写其他解释是什么，以及相信程度就可以了。比如，对方觉得我年轻的相信程度是多少？”

小睿妈妈回答说：“90%。”

“对方觉得我热情的相信程度是多少？”

“80%。”

“对方想和我聊天的相信程度是多少？”

“90%。”

瑞阳鼓励小睿妈妈说：“你看，第二个问题也回答完了，你现在把三个其他解释和相信程度填写在表中。”小睿妈妈感到很轻松，顺利地写下相应内容。

咨询师瑞阳接着说：“我们来看第三个问题：最糟糕的结果是什么？”

小睿妈妈说自己不知道该怎么回答，瑞阳告诉她说，如果回答不上来，可以跳过问题不用回答。对于“最好的结局”和“最现实可能的结果是什么”，小睿妈妈也无法回答，都跳过去了。

接下来是第四个问题，瑞阳说：“这个问题其实在大多数情况下都可以回答上来，你试试看，相信自动思维会有什么影响？”

“如果我相信他说的我业务不熟练，我就会心情不好，不能很好地接待客户。”

“你的相信程度是多少？”

“60%。”

“如果改变想法的话，你觉得对方说你业务不熟练，会有什么影响？”

“相信自己业务能力不行，心情就不会受影响，能干好工作。”

“你的相信程度是多少？”

“80%。”

第四个问题就这样完成了，瑞阳与小睿妈妈开始讨论第五个问题：“如果生活中的某人遇到相同情况，有这样的自动思维，你会怎样告诉他？”

“要是单位同事阳阳碰到相同的情况且有相同的想法，我会对他说，‘对方没有恶意，也不是说你能力不行，你只要做好自己，努力工作就行’。”

“你的相信程度是多少？”

“90%。”

下面，我们开始讨论第六个问题，瑞阳问：“我们看最后一个问题‘我该怎么做’，你该怎么做？”

“我应该热情地接待客户，询问他有什么需要帮助的吗。”

“不错，你对此的相信程度是多少？”

“80%。”

小睿妈妈很快就回答完了六个问题，瑞阳问她的感受：“你看，这样我们就回答完了六个问题。你觉得有困难吗？”

小睿妈妈说：“还好，对于多数问题我都能回答上来。”

瑞阳追问道：“你对回去做思维记录表，回答六个问题有多大信心？”

小睿妈妈觉得自己应该都能完成。

瑞阳嘱咐她说：“如果有问题，我们下次再讨论。”

最后，还有一项“结论”没有完成，瑞阳引导小睿妈妈再次评估自动思维和情绪。小睿妈妈评估自动思维相信程度为50%，情绪强度为30%。至于最后一个问题“你准备做什么？”，小睿妈妈刚才的回答是“我应该热情地接待客户”。

经过这样的讨论，小睿妈妈对于完成思维记录表更加有信心了。

瑞阳还嘱咐了小睿妈妈几句，避免小睿妈妈在填写表格的过程中产生挫败感。瑞阳对她说：“在完成作业的过程中，你可能会遇到一些问题，首先是我们在刚才的练习过程中遇到的情况，有些问题你可能没有答案，不知道该怎么回答，这是正常的现象，可能是因为这个自动思维并不适合这个技术，也可能是因为你一时想不起来。其次你可能对有些提问感到困惑，你需要经常把自动思维代入问题，提问相反想法时要换个角度去思考它到底指的是什么。你要允许自己有一个学习过程，相信自己练习得越多就掌握得越好。你会这样想吗？”小睿妈妈面带微笑，表示认可。

最后，瑞阳提高声音，强调有一种情况很有可能会发生，他对小睿妈妈说：“你完成表格后自动思维和情绪的评估结果没有改善，这意味着使用表格没有效果。遇到这种情况你不要气馁，这种情况在学习初期很正常，随着你对技能的掌握程度的提升，这种情况会有所改善，下次会谈中我们也会讨论让你感到无效的内容。”小睿妈妈听到这些，终于完全放心了，她告诉瑞阳：“我可以接纳自己做得不好了。”

3.10.3 课堂练习

1. 对话练习

请给娅娅布置填写思维记录表的家庭作业，以咨询师瑞阳与娅娅有关“男友未接听电话”议程讨论内容为例，说明思维记录表的填写方法。

2. 思维记录表实战分析

下面给大家列出两个使用思维记录表的真实案例（见表 3-12），你觉得来访者在对这两个自动思维的处理过程中存在什么样的问题，怎样处理更为有效？

表 3-12　思维记录表（样例）

情境	自动思维	情绪	适合的反应	结论
是什么现实的事情或意识到的事情导致当前的情绪?	**1. 有什么思维 / 意象? 2. 自动思维相信程度是多少?**	**1. 体验到的情绪是什么? 2. 情绪强度是多少?**	**1. 对自动思维进行评价，列出各种想法 2. 评价这些想法的相信程度**	**1. 自动思维相信程度是多少? 2. 情绪强度是多少? 3. 准备做些什么?**
考试成绩出来了，语文、数学、英语考得都不好，数学在全班排倒数第二，老师反映孩子上课总是不集中	孩子的成绩一直不理想，现在越来越差，该怎么教育（100%）	心烦、失望（80%）	这几天看孩子种种不好的习惯，我总是想训斥他，不自觉地想强制他改变（80%）	自动思维相信程度：90% 情绪强度：80% 准备请教咨询老师
在婆婆家	感觉没有真正融入他们家，总是有隔阂，还是放不开（90%）	心烦（70%）	我就是不想待在婆婆家，很不自在，吃完饭就想走，不想和他们交流（90%） 有时候想一想，公公天天给我们做饭，婆婆帮我照顾孩子，在我最需要帮助的时候，是他们帮助了我，我应该感激他们（90%） 不应该烦他们，是我没有敞开自己的心扉（80%） 改变自己的看法，能够融入他们家（80%） 多和他们沟通、交流（80%） 如果是我的朋友香香，她的性格开朗，她就不会有这种自动思维，我会说不是他们的问题，是我个人的问题（90%）	自动思维相信程度：50% 情绪强度：50%

第4章 中间信念会谈

自动思维会谈针对的是来访者生活中的具体事件，这些事件被列入咨询会谈的议程，来访者通过议程中的讨论使自己对这个事情的认知发生改变，使行为发生改变，其结果是这个问题情境（或事情）得到解决。由此看来，开展自动思维会谈的策略是各个击破，即逐一解决来访者面临的具体问题。

中间信念会谈则是对自动思维会谈的提升，它是从点到面的跃升，它关注来访者对于某一生活领域的深层信念和行为方式，一旦来访者改变中间信念和相应的行为方式，其影响范围就是这个生活侧面，这个侧面的心理问题也就得到了解决，它比自动思维会谈的各个击破策略的效率高。因此，多数的心理咨询会谈都会进行到中间信念会谈阶段。

第一，中间信念会谈需要咨询师识别来访者的中间信念，找出来访者在某个生活侧面的信念；第二，咨询师要对来访者进行中间信念心理教育，目的是让他们了解中间信念，使他们能够更好地配合咨询师完成咨询会谈；第三，咨询师利用前期会谈积累的正面经验或证据，通过苏格拉底式提问以及认知行为技术提出新的中间信念（新信念）；第四，新信念被提出来后，咨询师和来访者依然要一起通过议程讨论的形式，讨论生活中的各种议题，实践和检验新信念，并在这个过程中巩固新信念；第五，无论是新信念的提出还是新信念的巩固，都需要咨询师应用评估零点、认知连续体、饼图、多重环节、信念利弊比较等技术。

4.1 识别中间信念和假设

安莉是一位大学三年级的学生，因为强迫症状来昭良心理机构咨询，她已经坚持了十余次每周三下午的咨询，她的强迫症状显著缓解。她首次前来咨询时存在的强迫症状包括出门前要反复检查寝室的门窗是否关好，反复检查、确认抽屉是否锁好；总觉得手碰到了脏东西，想反复洗手，通过戴手套来避免碰到脏东西；考前复习时总怀疑自己跳过一行文字，因而不得不反复检查；等等。这些症状在这十多次的会谈中基本得到解决。

为了帮助安莉保持咨询效果，避免强迫症状以其他形式出现，咨询师慧玲和安莉协商后开展了中间信念会谈。安莉了解到下一步的咨询会谈能够帮助自己从根本上治愈强迫症状后，显得较兴奋。她期待完全治愈的那一天的到来。

4.1.1 技能解析

在识别自动思维、中间信念和核心信念方面，识别中间信念的难度最大，我们要多加练习才能很好地掌握。识别中间信念的方式有三种：从自动思维中直接识别、对自动思维进行归纳和利用箭头向下的提问方式。这部分将介绍箭头向下的提问方式。更多内容请阅读《认知行为疗法入门》的相关章节。

1. 确定问题领域和核心信念

中间信念是来访者对于某个生活领域的认知信念，它是来访者在该领域的行为方式背后的认知基础。咨询师先要确定来访者的若干自动思维涉及的领域，还要确定来访者的中间信念能概括的范围。咨询师要根据这两个因素界定中间信念涉及的领域的大小。

比如，一位来访者报告的自动思维都是关于和女儿之间的冲突和矛盾的，咨询师借此就可以知晓来访者的中间信念是关于亲子关系的。再比如，一个来访者报告的自动思维既涉及与领导相关的议程，也涉及与同事相关的议程，还涉及与客户相关的议程。如果这三类议程中的自动思维背后的行为方式都是一致的，来访者都采取努力讨好对方的方式，或者采取顺从他人的方式，这时咨询师就可以确定其中间信念领域为职场关系领域。如果来访者对待三类人的行为方式不一样，比如，面对领导时很顺从，面对同事时居高临下，面对客户时溜须拍马，咨询师就分别得到三个领域：与上司的关系、与同事的关系和与客户的关系。不同的领域中有不同的中间信念，咨询师需要分别加以修正。

为了更准确地理解和把握来访者的中间信念，咨询师需要了解来访者的核心信念。咨询师只有在了解其核心信念后才能知道自己得到的中间信念是否正确。

2. 确定态度和规则

中间信念的识别通常需要咨询师从态度或规则入手。从态度入手就是找到来访者在这个领域内"担忧的点"或"痛点"（或"底线"），总体来说，就是找到来访者极力避免的事情。咨询师可以从自动思维入手了解态度，通过箭头向下技术询问对方，如果自动思维成真"会怎么样"。通过不断追问"会怎么样"，咨询师就能找到来访者最担心的点，这个点就是来访者最担心的事情。

例如，对于婚姻，有些来访者最担心的事情是"离婚"，他们认为离婚就意味着失败，自己会被人看不起；有些来访者不能容忍配偶肉体出轨，他们认为这意味着自己没有魅力；有些来访者不能容忍配偶精神出轨，他们认为这意味着自己没能赢得对方的心，意味着自己很失败；有些来访者不能容忍没有独立的经济来源，他们认为对方养着自己意味着自己没有价值，没有独立人格，是寄生虫，迟早会被抛弃。

从规则入手，通常就是直接询问来访者在中间信念领域的做人做事的原则（或者策略、做法）。如果我们没有通过某种提问得到我们想要的规则，我们可以换一个方式再问。比如，对于亲子教育，我们可以使用下列提问方式了解来访者的规则。

- 你一般用什么方式管教孩子？
- 在教育孩子的问题上，你有没有一种策略？如果你有的话，它是什么？
- 你教育孩子的原则是什么？
- 你一般用什么方法教育孩子？
- 你是怎样对待孩子的？

无论是从态度入手，还是从规则入手，咨询师一旦得到其中一个，就可以通过提问的方式得到另一个。得到态度之后，我们就可以提问："为了避免你担心的事情发生，你是怎么做的？"如果我们得到的是规则，我们就可以提问："你这样做，是因为你希望避免什么样的事情发生呢？"

3. 确定积极假设或消极假设

假设才是中间信念的关键。我们得到态度和规则后，还需要通过提问的方式得到积极假设和消极假设。我们得到态度和规则后，得到假设就比较容易了。

咨询师如果从态度入手，可以通过提问得到积极假设或消极假设。咨询师常用的询问有“**你要怎样做，才能避免你担心的事情（即态度的内容）发生呢？**”“**你怎样做会导致你担心的情形出现？**”

咨询师如果从规则入手，可以这样询问：“**如果你这样做（即规则的内容）了，结果会怎么样呢？如果你不这样做，结果又会怎么样呢？**”需要说明的是，一旦来访者说，如果自己不这样做，担心的后果就会出现，咨询师还应当对“不这样做”具体化，了解它是指什么样的做法。

为了确定我们了解到的假设是否准确，咨询师可以分别从态度和规则两个角度切入，并将得到的结果进行比较，得到来访者认可的假设。

4. 常见问题

刚入行的咨询师在识别中间信念时，最容易犯的错误就是把具体情境中的认知观念看成中间信念。比如，一位大学生来访者正在寝室里学习，其室友在用电脑播放音乐，来访者对此感到心烦，认为音乐影响自己学习。咨询师通过询问得到其自动思维——“他太不自觉了，难道他没有看见别人在学习吗？”这位咨询师在此基础上得到的中间信念如下。

态度：室友拒绝我是很糟糕的情况。

积极假设：如果我避免向室友提要求，我就没事儿。

消极假设：如果我要求室友不出声，我就会很尴尬。

规则：我应该保持沉默，或者离开寝室。

上述内容是咨询师从一个特定情境中得出的，内容过于具体，缺少概括性或一般性，并非中间信念。中间信念一定是一般性的信念，它可以被应用于该领域的各种场合。因此，用于描述中间信念的词应具有概括性和一般性。就这个来访者而言，中间信念应当是这样的。

态度：被人拒绝是糟糕的。

积极假设：如果我避免向他人提要求，我就没事儿。

消极假设：如果我向他人提要求，我就会被拒绝。

规则：我应该避免向他人提要求。

4.1.2 咨询现场

咨询师慧玲对安莉说："接下来我会连续提出若干个问题，目的是为了了解你的强迫症状的深层信念，一旦我们能够识别这些深层信念，我们就可以应用认知行为技术处理它。如此一来，强迫症状的存在基础就清楚了。"安莉点头表示认可。

慧玲从一个强迫症状开始提问，以便了解安莉担心的内容。她问道："你担心有人从门窗进到寝室里，因此你会把门窗关好。但你在已经关好门窗的情况下，还要多次检查门窗，你在担心什么呢？"安莉告诉咨询师说，她担心自己之前没有关门窗，或者没有关好门窗。

慧玲继续问："如果你的担心成真，你没有关好门窗，什么样的情况会发生呢？"

"坏人可能进来。"

"如果坏人真的进来了，你会怎么样呢？"

"我会感到害怕。"

慧玲向安莉澄清，自己希望了解后果而不是情绪，并继续问道："如果坏人进来了，什么样的情况会发生呢？"安莉最担心的是坏人因为偷不到东西而把自己给杀了。

慧玲进一步澄清："所以你觉得门窗没有关好是危险的？"安莉说，是的。慧玲向安莉确认："你认为有危险就是一件很糟糕的事情？"安莉表示肯定。

得到安莉肯定的答复后，慧玲明白了安莉的中间信念的态度部分是"有危险就是糟糕的"。考虑到安莉的强迫症状内容比较复杂，慧玲决定换一个症状再重复一遍刚才的过程，看看提问的结果是否一致。

慧玲又提出一个话题："我们来聊一聊你复习考试这件事。你在看书的时候担心自己跳行，或者漏掉重要的内容，因此，你会反复检查。你真正担心的是什么呢？”

“我担心漏掉重要的内容会影响考试成绩。”

“如果你担心的事真的发生了，你的考试成绩受到影响，接下来会怎么样呢？”

“我的成绩不及格。”

慧玲接着追问下去，安莉的回答是，自己会被要求退学，最终没有脸面活在世上。慧玲向安莉澄清道：“所以，你觉得跳行或漏掉重要内容是危险的？”安莉很显然认同这个说法，她还反问道：“是呀，难道不是吗？”

慧玲从两个强迫症状出发都得到了相同的中间信念的态度内容。慧玲便告诉安莉说：“我们讨论了两个强迫症状，我发现，对你而言，存在危险是非常糟糕的，是这样吗？”安莉表示同意。

得到了态度部分的内容后，慧玲要进一步识别规则部分的内容，便问道：“既然危险对你而言是糟糕的，为了避免危险出现，你是怎么做的呢？”安莉回答得很干脆：“通过反复检查来确认没有危险。”

慧玲把安莉回答的规则部分整理成为规范的形式后，问道：“我们是否可以把它概括成这样一句话——‘我应该反复检查，以便确认危险不存在’？”安莉非常赞同：“是的，我就是这样做的，我通过这样做来确保自己远离危险，确保自己担心的事情不会成真。”

如此一来，中间信念的态度和规则部分已经被找到，接下来要识别的就是假设部分的内容了。慧玲问：“存在危险对你来说是很糟糕的，你认为你怎么做就可以避免危险呢？”

“如果我多检查、多确认的话，危险就不会出现。”

“相反，你认为你怎么做会导致你担心的情况出现，并且可能导致悲剧发生？”

“如果我疏忽大意，悲剧就可能出现。”

通过简单的几句话，慧玲了解了安莉的积极假设和消极假设的内容。刚才的提问是从态度的角度出发的，出于慎重，她决定换个角度，即从规则的角度出发，再提问一次，看看两次的结果是否吻合。慧玲问安莉：“你刚才说你把‘我应该反复检查，以便确认危险不存在’作为自己做事的一项原则。如果你真的这样做了，你会怎么样呢？”

“我就会平安，就会没事儿。”

“那如果你不这样做，你又会怎么样呢？”

“那么悲剧可能发生，不可挽回的局面会出现。”

安莉只是回答了糟糕的结果，慧玲没有得到自己想要的东西——安莉的行为方式，于是她进一步明确问题：“怎样的做法会引发悲剧呢？”安莉回答了八个字，“粗心大意，放松警惕”。

经过上面的提问，慧玲已经得到了安莉的中间信念，这个中间信念的跨度比较大，既涉及学习，也涉及生活，慧玲把它概括为“做事”领域。她需要把刚才的结果反馈给安莉，让她对自己的中间信念有初步的了解，并确保她认可这个结果。

慧玲说：“我们来总结一下刚才的会谈内容。无论你面对的是寝室的门窗还是考试，你都采取了反复检查、确认的行为方式，这是因为你坚持‘我应该反复检查，以便确认危险不存在’这一规则。”安莉点点头。

慧玲向安莉求证：“你坚持这个规则是因为你认为‘存在危险是非常糟糕的’，是吗？”安莉回答道：“是呀，有危险还不糟糕？”

安莉同意了咨询师对态度和规则的分析，慧玲进一步说：“你之所以想到用反复检查的方式排除危险，是因为你有这样的假设——‘如果我多检查、多确认，我就会没事儿；如果我疏忽大意，悲剧可能发生’，你同意这个观点吗？”安莉对积极假设和消极假设也表示认可。

慧玲便把中间信念的四句话写在白纸上。

态度：存在危险是糟糕的。

积极假设：如果我多检查、多确认，我就会没事儿。

消极假设：如果我疏忽大意，悲剧可能发生。

规则：我应该反复检查，以便确认危险不存在。

安莉看到这四句话后，非常认同，她说这就是自己做事时的真实想法。看到安莉对中间信念的识别结果非常认同，慧玲感到非常高兴，一丝笑容浮现在她的脸上。

4.1.3 课堂练习

请以下面的个案信息为依据，练习识别中间信念。对于第一个个案，请从态度入手，得出规则，然后再确认积极假设和消极假设；对于第二个个案，请从规则入手，得出态度，然后再确认积极假设和消极假设。

个案 1 薇薇个案

参见前文“薇薇个案”。

个案 2 胜飞个案

参见前文“胜飞个案”。

4.2 中间信念心理教育

可晴女士有一个正在读高一的女儿。女儿进入高一不久，便和班上的一位男同学谈恋爱了。有一天可晴在整理女儿的房间时，发现了女儿和这位男生的亲密合影。这犹如晴天霹雳，吓坏了她，她为女儿的行为感到愤怒。她把这件事告诉了丈夫。女儿放学回家后，夫妻俩一起质问女儿，女儿承认了恋情。

夫妻俩要求女儿中止恋爱关系，女儿答应了。可晴不放心，于是暗地里跟踪女儿，发现他们依然在谈恋爱。可晴警告女儿说，如果她再不斩断感情的话，自己就要给她转学，拆散他们。然而女儿的回应让她不知道怎么办，女儿说，如果可晴给她转学的话，她就不读书了。

可晴处理不好女儿早恋的事情，便来寻找帮助。大伟咨询师通过七次咨询会谈帮助可晴解决了女儿早恋的问题。考虑到女儿处于青春期，母女之间的矛盾和冲突过多，大伟建议可晴女士继续参加咨询，以便系统地解决亲子关系和亲子教育方面的问题。

4.2.1 技能解析

咨询师在识别中间信念之后，修正中间信念之前，需要进行中间信念心理教育。中间信念心理教育的目的是帮助来访者了解中间信念的有关知识，增进来访者对本阶段的咨询知识和任务的了解，使其更好地配合咨询师开展本阶段的心理咨询。有关中间信念心理教育的内容可以参考《认知行为疗法进阶》中的第八章。下面是对于相关要点的简单说明。

1. 中间信念的内容

中间信念心理教育通常是从咨询师与来访者一起识别来访者的中间信念的内容开始的。识别中间信念的方法可以参考节 4.1 的相关内容。

2. 中间信念的习得与失效

咨询师向来访者解释清楚中间信念与行为方式的联系（中间信念就是个体的行为方式背后的认知观念，它是个体的行为方式的认知基础），以及中间信念内部的态度、假设和规则之间的逻辑关系（态度是来访者的“痛点”，也是中间信念的起点；积极假设和消极假设是两条路线、两种行为方式，不同的选择会导致不同的结果；规则就是结论，是个体的行为方式指南）后，可以向来访者解释中间信念是如何形成的（它是个体在成功应对外部环境的尝试中形成的），是怎样变得不再有效的（环境或客观要求的改变导致原有的信念和行为方式不再有效）。

3. 中间信念的修正与验证

当来访者认识到一个曾经有效的中间信念，因为环境的改变，变得不再有效时，咨询师就可以向来访者提出，中间信念需要修正了，并帮助来访者发展出一个适应新环境的、更加有效的中间信念。在这个过程中，咨询师需要向来访者说明，对一个信念是否有效或哪个信念更有效的判断是有客观的标准的。

4. 中间信念的任务

中间信念心理教育的最后一项内容是对本阶段任务的说明。咨询师需要向来访者说明，本阶段的任务就是在自动思维阶段的工作的基础上，提出新的中间信念，形成更有效的行为方式。

4.2.2 咨询现场

可晴女士接受了咨询师的建议，继续参加咨询。中间信念会谈一开始，大伟咨询师就通过提问的方式得到了可晴女士在教育子女方面的中间信念：不能教育好女儿是糟糕的（态度）；如果女儿听我的话，未来就是好的（积极假设）；如果女儿不听我的话，未来就是糟的（消极假设）；我要让女儿听我的（规则）。

接下来，大伟要和可晴聊聊有关中间信念的知识，开展相应的中间信念心理教育工作。他对她说："从过去到现在你觉得自己在教育女儿方面采取的是哪种方式？是让女儿听你的，是让女儿自己做主，还是别的方式呢？"可晴回应说，女儿还小，很多事情她不懂，因此，自己希望女儿能够听话，这样女儿就可以少走弯路。大伟同意可晴的分析。

大伟要揭示可晴的行为方式背后的认知信念，便说道："通过前面的咨询，我想你已经了解了行为是受认知驱使的。"可晴点头称是。大伟继续说："让女儿听你的话这种行为方式背后有认知方面的原因，这个原因就是中间信念。让女儿听话、顺从的教养方式是由中间信念的规则——'我要让女儿听我的'决定的，你觉得是这样吗？"

"是，我就是这样想的。"

"为什么你会这样想呢？因为你想通过这种方式避免'不能教育好女儿'的结果。"

"作为母亲，我当然希望把女儿教育好。"

"'不能教育好女儿是糟糕的'是中间信念的态度部分，'不能教育好女儿'是你极力想避免的情形。"

"是呀。"

"你认为不能教育好女儿是非常糟糕的事情，为了避免这种情形出现，你决定让女儿听从你的安排。这和中间信念的'假设'有关。你觉得'如果女儿听我的话，未来就是好的；如果女儿不听我的话，未来就是糟的'。你觉得事情是这样吗？"

"嗯。"

说到这里，大伟总结道："从刚才的讨论中，我们可以发现中间信念的内部逻辑关系，你认为'不能教育好女儿是糟糕的'，并且相信'如果女儿听我的话，未来就是好的；如果女儿不听我的话，未来就是糟的'，于是你得到结论——'我要让女儿听我的'。在这个信念的指导下，你常常替女儿做决定，要求女儿按照你的意思办事。"

可晴顿悟了："是这么回事。当妈太不容易了。孩子的事情多，一旦我考虑得不周到，孩子就会惹出祸事来。"

大伟表示了对可晴女士的辛苦的理解。解释完中间信念的内部逻辑关系后，大伟便要解释中间信念的形成了。于是他询问："你知道，要求女儿听你的话这种观念是什么时候开始出现的吗？或者，这种观念是怎样形成的呢？"

"孩子一出生，我就变成这样了。那个时候孩子小，什么也不会，什么也不懂。如果我有一点没考虑到，她就给我惹出事了。如果我能处处考虑周到，事情就比较顺利。"

"其实，在孩子成长的过程中，让女儿听你的话这种行为方式还是管用的。"

"那当然，周围的同事和其他家长都说我在教育孩子方面非常成功。"

"是呀，我想你女儿能够考上重点高中也是一个证明吧。"

"嗯，如果没有我在这方面尽心尽力，我的女儿不会这么优秀的。"

简单的几句对话让可晴认识到，让女儿听话的策略因为有效而被沿用至今。大伟接下来的问题让她认识到，这个策略不再有效了。大伟稍作停顿，端起水杯，喝了口水，放下杯子，然后说道："你为孩子付出了很多。你什么时候发现孩子开始不听你的话了？"

"其实她在初二、初三的时候就有过这种情况，不过我都压制下去了。可是这次无论我怎么说，她都不听。"

"除了恋爱这件事，你们有其他方面的矛盾吗？"

"现在孩子最烦我管她，无论我说什么她都不听，我也很苦恼。"

大伟总结道："让女儿听话这个曾经的教育方式，今天不管用了，女儿不听你的话，导致你们母女之间出现冲突，这种方式看来进行不下去了。"可晴女士附和道："孩子大了，不听话了。"

大伟接过话说道："你的话太对了。一个过去有效的教养方式，因为孩子长大了，就不再有效了。"可晴女士连说两声"对"。大伟点题道："因此，我们需要修正不再有效的中间信念和行为方式，找到能够适应孩子的变化的信念和行为方式。"

显然，这是可晴感兴趣的地方，她急切地问道："我们怎么找呢？"

大伟没有回答这个问题，而是先与可晴讨论衡量中间信念是否有效的标准。他对可晴说："这个问题我们以后会讨论。你觉得一个更有效的信念和行为方式应当带来什么样的结果呢？"

"孩子有出息，母女关系更和谐。"

"你认为在现阶段孩子有出息的具体表现是什么呢？"

"学习成绩更好、能够参加更多社会活动，我就想到这些。"

"已经有三条标准了，以后你可以补充其他内容。"

"好的。"

通过讨论，大伟得到了三条评估中间信念的有效性的标准：母女关系和谐、女儿的学习成绩提高、女儿参加更多社会活动。可晴女士对这三条标准表示认可。

在中间信念心理教育的最后，大伟针对中间信念会谈做出预告："在接下来的咨询会谈中，我们会围绕提出和巩固新的中间信念展开讨论，即通过回顾前面的咨询会谈议程，收集你和女儿互动的经验，提出新信念，巩固新信念。在这个过程中，我们还将讨论新的行为方式。比如，除了让孩子听话以外，你还可以试着相信孩子的能力，允许孩子在一定范围内自由地尝试，从错误中学习、成长，发展自己的能力。"可晴女士表示同意。

4.2.3 课堂练习

请以下面的两个案例为基础进行中间信念心理教育。你需要先识别来访者的中间信念，然后在此基础上开展中间信念心理教育，中间信念心理教育的内容包括中间信念的内容、习得与失效、修正与验证等。

个案1　华宇个案

参见前文"华宇个案"。

个案2　鑫华个案

参见前文"鑫华个案"。

4.3 新信念提出会谈

“吃亏是福”是许多人处理人际关系的规则，这条规则在处理与家人、朋友和同事的关系方面一般是合适的。与“吃亏是福”对应的伦理规范就是“来而不往非礼也”，以及“滴水之恩，当涌泉相报”。

但在生活中有的人利用这一点占别人的便宜却并不愿意回报对方。这样一来，一个人一味地坚持“吃亏是福”这个规则，不仅会使自己感到憋屈，也不利于对方修正自己。

永贵先生是一位中年男性，在本地的一家公司上班。他在生活中就坚持“吃亏是福”的规则，宽容地对待周围的人。但他发现有些人对他的“吃亏”感到理所当然，既不感恩，也没有回报的举动。时间久了，永贵先生感到心中不平。瑞阳咨询师为他提供咨询服务。在前期的咨询过程中，他通过与来访者讨论具体的人际关系情境，修正了其对人际关系的歪曲认知和适应不良的行为反应，其效果是他对于人际交往的满意程度提高，他的人际关系也变得更和谐。

根据咨询安排，瑞阳与永贵进入中间信念会谈，双方在前面的会谈中识别了永贵处理人际关系的中间信念，接下来的工作就是通过苏格拉底式提问提出新的中间信念。

4.3.1 技能解析

新信念提出会谈指咨询师在自动思维会谈阶段的基础上，通过苏格拉底式提问，从旧的中间信念入手，提出新的中间信念的会谈过程。

1. 以中间信念的假设为切入点

中间信念有态度、假设和规则三个部分，亚伦·贝克（Aaron Beck）认为态度和规则是无法被验证的，只有假设可以被证实或证伪，因此，他建议，咨询师在讨论中间信念时应当从假设入手。如果有必要，咨询师可以和来访者讨论中间信念的态度部分。

2. 使用反例

我们常用苏格拉底式提问提出新信念。苏格拉底式提问指咨询师从来访者的包含谬误的旧信念出发，寻找旧信念的反例（反例通常来自之前的咨询会谈的议程）。通过讨论反例，来访者会发现自己的旧信念被否定了，进而修正旧信念，得到一个适用于各种情况（包含反例）的新信念。

所以，对于咨询师而言，否定旧信念、提出新信念的关键就是找到反例。其实这个反例并不难找，咨询师只需要回顾自动思维阶段的会谈议程，寻找来访者放弃旧信念和旧的行为方式、改变认知和行为后收获良好效果的案例就可以了。

3. 认知行为技术的应用

反例只是提出新信念所需要的证据或素材，咨询师还需要通过论证才能说明旧信念是错的、新信念更合理。咨询师提出新信念时采用的论证方式就是认知行为技术。

在中间信念阶段，我们主要用到评估零点技术、认知连续体技术、饼图技术和多重环节技术等。当然，如果有必要，自动思维阶段的技术也是可以使用的。行为方面的技术，如行为试验、行为表演、行为激活等技术，都可以用。总体来说，咨询师只要能够利用自动思维阶段的证据并通过一定的论证向来访者证明其旧信念的不合理性并提出合理的新信念就可以。

4. 提出与评估新信念

在一个又一个反例面前，来访者发现自己的旧信念是不合理的，来访者对旧信念的相信程度下降，新信念呼之欲出。咨询师可以通过归纳、总结的方式，与来访者一起提出更具适应性的新信念，并评估来访者对新、旧信念的相信程度。

5. 布置行为作业

得出新信念或新假设后，来访者需要将新信念付诸实践，把认知转变为行为。咨询师要促成来访者的行为改变。咨询师可以通过布置作业的方式来达成这个目标。

来访者在学习新的行为方式时需要一个过程，也需要更多的练习。另外，一旦来访者通过运用新信念和新行为方式取得积极结果，他对新信念的相信程度也会增加。随着时间的推移，新信念和新行为方式会变得更加稳固。

4.3.2 咨询现场

在前面几次的咨询会谈中，瑞阳咨询师都是针对永贵先生提出的具体人际互动情境展开讨论，讨论的结果和咨询师的建议让永贵非常受用，他对他人的不满减少了，人际关系也得到改善。来访者对于接下来的咨询充满了期待。

看到永贵充满期待的眼神后，瑞阳受到鼓舞。他希望通过今天的会谈提出新的中间信念，为永贵未来的人际交往提供指导。他对永贵说："你过去按照'吃亏是福'的方式与人相处，你发现他人会利用这一点占你的便宜，这说明我们需要对这种为人处事的方式进行必要的调整。"永贵点头称是。

瑞阳求证道："'吃亏是福'的行为方式背后是你认为'如果我不让着他人，我和他人就没法相处'，对吧？"永贵先生回答，是的。咨询师要求他评估自己对这个信念的相信程度，永贵报告相信程度为85%。

确认永贵的消极假设后，瑞阳开始了提出新信念的会谈。他对永贵说："接下来我们要回顾我们在过去的咨询会谈中讨论过的一些议程，目的就是看看你的这个想法在多大程度上是正确的，以及我们有没有可能提出新的信念。"永贵用微笑表示认可。

瑞阳需要找到反例修正消极假设，于是他问道："你还记得和朋友外出郊游的事吗？在那次郊游中你没有采用'吃亏是福'策略，而是采用了均摊费用的策略。你还有印象吗？"

"有的。"

"根据'如果我不让着他人，我和他人就没法相处'的观念，你们之间的关系会变成什么样呢？"

"他们会不喜欢我，关系会疏远。"

"实际情况是什么样呢？"

"没事儿，大家的关系依旧很好。"

通过讨论，永贵认识到自己的担心是多余的。瑞阳询问永贵，如果他当时采用'吃亏是福'策略，那么人际关系会是什么样。永贵报告说，大家的关系还是很不错。瑞阳说："我的意思是，你采用独自承担费用的方式时的人际关系，与你采用均摊费用的方式时的人际关系之间有多大的不同？"

"我觉得没什么差别。"

“也就是说，均摊费用这种方式并没有损害你们的关系。”

“那倒是。”

通过比较“吃亏”策略和“不吃亏”策略，永贵发现两种条件下的人际关系没有差异，而且自己在采用“不吃亏”策略时，没有出现心理失衡。因此，均摊策略自然更好。瑞阳明白一个证据是不够的，于是他又提出一个证据：“我们再来回顾一项议程，当时你提到单位领导准备把一个棘手的问题交给你解决，而你手上的事情已经很多了，你认为把问题交给清闲的人解决更合适。你还记得吧？”经过瑞阳提醒，永贵很快就想起来了。

瑞阳询问：“如果你采用‘吃亏是福’的策略，你会怎么样？”

“我的心里会有抱怨，但我会装作没事，接下这个任务。”

“事实上你并没有接下这个任务，这个任务最后落在别人身上。如果你秉持‘如果我不让着他人，我和他人就没法相处’的观念，你们之间的关系会变成什么样呢？”

“领导会对我有意见的，同事也会对我有意见的。”

“你们之间的关系会怎么样？”

“疏远呗。”

“事实是什么样呢？你观察到关系的改变了吗？”

“没有。”

通过上面的对话，瑞阳让永贵先生认识到，即使他没有采用‘吃亏’策略，他担心的事情也没有发生。接着咨询师将‘不吃亏’策略与‘吃亏’策略对人际关系的影响进行比较，并问道：“如果你采用‘吃亏是福’的策略，接下任务，你们之间的关系会怎么样？你们的关系会变得更好吗？”

“不会。”

经过上述讨论，瑞阳总结道：“我们回顾了在前面的会谈中讨论过的几件事情——外出游玩时与同事均摊费用，拒绝接受更多的任务，等等。在这些事情中，你原来的想法‘如果我不让着他人，我和他人就没法相处’并没有得到证实，你坚持的平等策略也能维持关系，而且你也认识到‘吃亏是福’策略并不能让关系变得更好。你看我这样总结可以吗？”

永贵先生向咨询师求证道：“你说的是，自我采用新的方式与人相处以来，我发现自己不用事事吃亏。”

瑞阳说，是的。之后，他引导永贵提出新的信念："现在，你觉得对于'如果我不让着他人，我和他人就没法相处'这个想法，你应该做怎样的修正呢？我们要怎样表述才能把刚才讨论的情况包括进去？"永贵先生不确定自己的答案："即使我不让着他人，我与他人的关系也能维持，我这样说行吗？"

"你似乎对此有些不确定。我相信你也发现有些时候，让着他人是有必要的，也是有利于维持关系的，对吗？"

"对，处处不让他人也不太好，我从经验中发现有时让着他人是有利于维持关系的。"

"你说的对，我们把这句话改成'在某些情况下，即使我不让着他人，我也能维持人际关系'，你看怎么样？"

"好。"

新的中间信念得出来了，瑞阳需要永贵先生评估自己对新、旧信念的相信程度，便询问永贵现在对旧信念的相信程度是多少，永贵回答说，50%。这比初评时的 85% 低。永贵对新信念的相信程度为 80%。

瑞阳对永贵说："在接下来的会谈中，我们将把会谈的主题确定为检验并巩固新信念——'在某些情况下，即便我不让着他人，我也能维持人际关系'，我们会讨论新信念在多大程度上是正确的，并且应用这个信念处理人际关系。"永贵表示没问题。

瑞阳给他布置了一个家庭作业："这次你回去先做一个作业好吗？在某些情况下，让着他人还是有必要的，在另外一些情况下，你不用让着他人。你回去后记录一下你在下一周遇到的各种人和事，以及你觉得在哪些情况下你可以让着他人，在哪些情况下你不用让着他人。"永贵先生接受了家庭作业，同时表达了自己的认同："是的，如果我用错的话，问题就大了。"

瑞阳嘱咐说："你将人和事记录下来，下周我们讨论'吃亏'和'不吃亏'策略的应用条件。有了这些方面知识，你就能更好地应对人际关系问题了。"永贵对瑞阳的回应感到满意，便微笑着说："那就太好了。"

4.3.3 课堂练习

请根据下面的个案素材进行新信念提出会谈练习。在练习的过程中，请先评估来访者对中间信念的相信程度，接着寻找反例（可以虚构一些可以反驳中间信念的素材），并运用中间信念阶段的常用技术进行干预，得出新的信念，最后再次评估来访者对新、旧信念的相信程度。

个案1　鸿辉个案

参见前文“鸿辉个案”。

个案2　志红个案

志红，女，47岁，已婚，育有一女，职业是政府公务人员。今年三月份她开始出现焦虑发作。她坚信自己患有新冠肺炎，已经做了十次以上的核酸检测，结果均为阴性。她要求爱人和孩子多次参加核酸检测。志红女士坚信自己感染了机构检测不出来的新冠肺炎病毒。她害怕自己危害社会，因此极度关注周围的人，其他人一咳嗽，她就认为对方被自己传染了。她的观念极为顽固。她不理睬客观的检查结果，认定自己感染了新冠肺炎。

志红女士在人际关系方面的中间信念：给人带来麻烦是糟糕的（态度）；如果我对他人有益，他人就会接纳我（积极假设）；如果我给他人带来麻烦或损失，他人就会疏远我（消极假设）；我应该避免给他人带来麻烦（规则）。

4.4　中间信念议程讨论

按照咨询会谈的要求，永贵先生在遇到涉及时间和金钱等方面的付出的社交情境时，会记录自己打算采取的策略（即‘吃亏’或‘不吃亏’策略）。

时间过得很快，转眼又到了咨询会谈时间，瑞阳又见到了永贵。瑞阳决定在上次会谈时提出的新的中间信念（即新信念）的基础上，用新信念指导后面的会谈。永贵对此次会谈的期待是希望自己能够讨论自己选择的策略是否正确。另外，他对于一些人际互动情境的处理有些犹豫不决，希望得到指导。

4.4.1　技能解析

进入中间信念阶段后，咨询会谈还是以讨论议程为主，来访者将其在生活中遇到的难以解决的事情或问题列入议程后，与咨询师进行讨论。不过，中间信念议程讨论和自动思维议程讨论有所不同。

中间信念议程讨论通常是在提出新中间信念之后进行的会谈，因此，这个时期的议程讨论，一方面是为了解决来访者在具体情境中的自动思维和行为反应，另一方面是为了检验新的中间信念并促成来访者的新行为方式的建立和巩固，后者也是最重要的一个方面。

1. 搜集资料与概念化

和自动思维阶段的工作一样，当来访者把某个事情或问题拿出来讨论时，咨询师需要做的就是搜集资料，了解与事情有关的背景信息。完成资料搜集的工作之后，咨询师要通过提问开展横向概念化，并且开展识别情境、自动思维、情绪和行为等工作。

2. 揭示自动思维与中间信念之间的关联

中间信念阶段与自动思维阶段不一样的地方，就在于在中间信念阶段，咨询师和来访者对自动思维和行为反应的讨论是在中间信念的指导下进行的，咨询师需要用新的中间信念指导来访者改变自动思维，来访者要用新行为方式指导自己的行为选择。

要做到这一点，咨询师需要揭示来访者的自动思维与中间信念的关系，要让来访者意识到自动思维是旧信念发挥作用的结果（特别是中间信念的态度部分和消极假设部分）。一旦来访者认识到这一点，咨询师就可以引导来访者用新的中间信念指导自己。

3. 认知行为技术的应用

来访者在新信念的指导下提出的新想法是通过逻辑推导得到的，咨询师和来访者还需要一起运用认知行为技术对这个新想法进行论证，以增加来访者对新想法的相信程度。在这里，咨询师可用的认知行为技术既包括自动思维阶段的技术，也包括中间信念阶段的技术。

4. 家庭作业

运用认知行为技术的结果是来访者的认知得到改变，以及来访者在认知改变的基础上，按照新行为方式的要求在情境中进行新的行为实践。当然，这样的行为实践是以家庭作业的形式呈现的。如果来访者在完成家庭作业方面存在困难，咨询师可以对此进行更细致的指导。如果有必要，咨询师可以通过角色扮演或场景模拟的形式来增加来访者的经验和信心。

4.4.2 咨询现场

咨询会谈的开始环节完成得非常顺利，瑞阳询问永贵希望首先讨论哪个议程。永贵说他希望讨论“朋友还的钱自己该不该收”的问题。瑞阳表示同意，并要求永贵说说具体的情形。

永贵便讲述了事情的过程：“上周末，我和一位朋友一起逛超市。我想买东西，他没有准备买东西。他见我买了许多东西，就顺手买了两件小东西。我们到收银台的时候，他把自己的东西和我的东西放在一起结账，我就替他把钱付了。”

瑞阳试图澄清：“你们没有各付各的？”永贵说自己替对方把钱付了，当天晚上对方通过微信把钱转给了自己。他对咨询师说：“我不知道自己该不该收。”咨询师接着问永贵，他替对方付了多少钱。永贵说，27元。

在了解清楚相关的过程和细节之后，瑞阳试图了解永贵的想法，便问道：“当朋友把钱转给你的时候，你是怎么想的呢？”

“我想如果自己收下对方的钱，对方会认为我小气，会不愿意和我做朋友。”

“如果你不收呢？”

“我就吃亏了。钱是我替他付的，他也应该还给我。”

“所以你犹豫不决，并没有立即收下它。”

“我很犹豫。”

“你当时体验到什么样的感受呢？”

“有些心烦。”

通过几轮问答，瑞阳完成了概念化，他把概念化结果反馈给永贵：“朋友把钱还给你时，你产生了自动思维——‘如果我收下对方的钱，对方会认为我小气，会不愿意和我做朋友；如果我不收钱的话，我就吃亏了’，你的情绪体验是心烦，行为反应表现为犹豫不决，是这样吗？”永贵点头表示同意。

瑞阳接着把自动思维与中间信念联系起来，启发永贵说：“你觉得这个自动思维和旧信念‘如果我不让着他人，我和他人就没法相处’之间，有没有什么关系？”永贵果然意识到了自动思维就是旧信念的具体表现。

瑞阳接着说："它的确就是旧信念的具体表现，你的头脑中仍然有这样的自动思维说明什么呢？"永贵有些不好意思地说："这说明我没有改过来。"

瑞阳安慰他说："新信念需要一个发挥作用的过程，你需要一些时间才能完全接受新信念。在这个过程中，旧信念时不时地跳出来，是很自然的，也是很正常的。"听到咨询师这样说，永贵感到轻松些了。

瑞阳希望永贵通过新信念而不是旧信念来指导思维，就询问道："我们已经提出了新信念，你还记得那是什么吗？"永贵回答说："在某些情况下即使我不让着他人，我也能维持人际关系。"

瑞阳说："是的，如果你按照新信念思考的话，在这种情境下你的思维应该是什么呢？"

"收回我代付的货款，不会影响朋友关系。"

"你对这种想法的相信程度是多少呢？"

"是 60%。"

在新信念的指导下，永贵得出了新的思维，也评估了自己对新思维的相信程度。显然，60% 的相信程度并不高，咨询师决定讨论这个新的思维，便问道："如果你不收下朋友给的钱，你们的关系会变得更好吗？"

"不会，我们是邻居，也是多年的朋友，关系比较稳定。"

"如果你收下钱呢？"

"我们的关系可能会受影响。"

瑞阳向永贵指出："你注意到了吗？旧信念又跳出来了。"永贵有些不好意思。咨询师安抚道："看来我们需要和旧信念做斗争。你想想在你过去的经验中，有没有你没有让着他人，但维持了人际关系的例子。你能想起来一些吗？"咨询师试图让永贵寻找支持新信念的证据。

永贵回想起来了："我想起来了，比如，在外出时与朋友均摊费用，拒绝承担更多的任务。"瑞阳问，根据这些经验，他可以得到什么结论。永贵答复说："收下朋友的钱，应该不会影响关系。"

通过对新信念的讨论，永贵巩固了新的思维，瑞阳邀请他再次评估新的思维，永贵报告，相信程度为 85%，这比首次评估时的 60% 高。

对于认知的讨论结束后，瑞阳回到行为层面，询问永贵："后来你收下了吗？"

"没有，24 小时后钱自动退回去了。"

"很遗憾，你失去了一个验证这个想法的机会。如果你以后碰到类似的情况，你会怎么办呢？"

"我就收下它，看看朋友关系是否受损。"

"是的，即使朋友关系受损了，我们还可以想办法弥补。"

4.4.3 课堂练习

请以下面的个案素材为基础进行中间信念议程讨论练习。请从搜集资料和概念化开始，而后揭示自动思维与中间信念的关系，再引导来访者在新信念的指导下得到替代思维，最后布置家庭作业。

个案 1　华宇个案

参见前文"华宇个案"。

个案 2　蕙兰个案

蕙兰，女，30 多岁，是两个孩子的妈妈。她担心自己没能力养孩子、养家，让她感到痛苦的是她不知道向哪个方向努力，不知道怎样挣钱，怎样找到自己的价值感。蕙兰的现状是丈夫家境殷实，夫妻名下有几套房，一辆 10 多万元的车，但这些都是公婆给的。两个孩子出生后，孩子的花销也都是他们给的。

经过咨询会谈，蕙兰女士在家庭方面的旧信念"如果我不能挣钱养家，我就是没有用的"得到修正。之后，她提出了新信念——"如果我对家庭有贡献，我就是有价值的"。

在本次会谈中，蕙兰希望围绕以下情况展开讨论：自己目前在公公开的公司上班，公公没有给自己发工资，自己需要花钱时得向公婆要，自己感到不自由。

4.5 信念利弊比较技术

仁旭是国内顶尖名校的大学生。自上小学以来，他在学习方面的信念就是

“我必须考第一”，但抱着这样的信念的他在进入大学后遭遇困难——无论他怎么努力，他的成绩总是处于中下等水平。这样的成绩让这个从未出过班级前三名的学生感到既难堪又无奈！

显然，这样的信念对于目前的仁旭来说，是不适合的，需要调整。慧玲咨询师希望在这次会谈中与他讨论这个信念的利和弊，促使他放弃这个适应不良的旧信念，并以开放的心态接受一个更具适应性的新信念。

4.5.1 技能解析

信念利弊比较技术与代价收益技术有着相似的作用，它们主要被用于评估想法或信念的收益与代价的大小，其结果都是激发来访者改变认知观念的动机。

两个技术之间略有差别，代价收益技术主要被用于讨论自动思维（即具体的想法）的利和弊，此外，代价收益技术一般需要来访者同时比较两个想法的代价和收益，比较的结果是来访者选择其中一个想法。而信念利弊比较技术主要被用于讨论信念（并非某个具体情境中的想法）。

1. 信念利弊比较的基本形式

信念利弊比较的基本形式就是讨论来访者当下的旧信念的利和弊。当来访者认识到旧信念的弊大于利时，来访者会产生改变旧信念的动机，进而开始改变中间信念阶段的咨询进程。

一个希望孩子听话的家长，与处在青春期的不再顺从的孩子之间的矛盾和冲突非常激烈，孩子的学习和人际交往出现了问题。经过咨询会谈，咨询师发现家长在教育孩子方面的中间信念是“我应该让孩子听我的”。咨询师为了引导家长比较信念的利和弊，与家长展开了下面的对话。

咨询师：你觉得坚持让孩子听你的话的好处是什么呢？

来访者：孩子的学习和品德都好。

咨询师：你说的情况是理想的情形，实际上，孩子在学习和品德方面表现如何呢？

来访者：学习成绩下滑，品德还行。

咨询师：让孩子听你的话还有什么具体的好处呢？

来访者：我可以维护自己作为家长的尊严吧。

咨询师：我们来看看坚持让孩子听你的话有什么弊端。你发现它有什么弊端了吗？

来访者：孩子和我对着干、厌学，学习成绩下滑。

咨询师：还有吗？

来访者：应该没有了。

咨询师：我们归纳一下，坚持让孩子听你的话的好处是你可以维护家长尊严、孩子的品德还行；弊端是亲子关系紧张，孩子学习成绩下降、厌学。这个观念的好处多还是坏处多？

来访者：当然是坏处多。

咨询师：这个弊大于利的信念看来需要调整了，你说呢？

来访者：嗯。

咨询师：如果有一个信念能够改变目前的局面，而且这个新的信念带来的利大于弊，你愿意尝试吗？

来访者：愿意。

2. 信念利弊的纵向比较

通过和来访者讨论旧信念在过去的利和弊与它在当下的利和弊，咨询师能帮助来访者认识到一个曾经具有适应性的信念如今变得不合适了。出于这样的目的，咨询师需要与来访者分别讨论旧信念在过去的利和弊与它在当下的利和弊，并进行比较，并且引导来访者得出过去它利大于弊，而现在它弊大于利的结论，进而促使来访者下决心改变旧信念。

3. 新、旧信念利弊的对比

当咨询师与来访者应用苏格拉底式提问技术得到新信念后，咨询师可以仿照代价收益技术，要求来访者比较新、旧信念的利和弊，以便强化来访者放弃旧信念转向新信念的决心。

4.5.2 咨询现场

看着坐在面前的仁旭，慧玲决定与他讨论原有信念的利和弊，使他认识到旧信念已经不适用了。她从这个信念曾经利大于弊入手，问道：“‘我必须考第一’这个信念给你的过去，也就是你的中小学时期，带来了什么好处呢？”

“学习成绩好，老师、家长喜爱我，我有自信。”

“还有别的吗？”

“同学羡慕我能上好学校。”

之后，慧玲便询问对方信念带来的弊端：“这个信念，给你的过去带来了什么弊端呢？”仁旭回答说，自己比较辛苦，花费了很多时间学习，没有时间参加娱乐活动、社交活动和体育锻炼。

接下来，慧玲引导仁旭比较利和弊：“请你比较一下‘我必须考第一’在过去的好处和弊端，你觉得好处大还是弊端大？”仁旭回答：“好处大。”仁旭明白了这个信念在过去具有合理性，是适合的。

慧玲接着讨论这个信念在当下的利和弊：“事情在你进入大学后有了变化。你似乎不再能享受到这个信念的好处，却倍受其弊端的困扰。你觉得‘我必须考第一’这个信念在大学阶段给你带来的好处是什么呢？”

“它激发了我的斗志。”

“还有别的吗？”

“它让我过得充实。”

慧玲询问这个信念现在带来的弊端：“弊端呢？”仁旭想了想回答说，自己压力大、不开心，没时间交朋友和发展其他才能，等等。

仁旭罗列了这个信念的好处和弊端后，慧玲让他比较利和弊：“你觉得你进入大学以后，‘我必须考第一’这个信念给你带来的好处大还是弊端大？”

“很明显它的弊端大。”

“你看，这个信念过去利大于弊，现在弊大于利，这说明什么？”

“情况变了，这个信念不适用了。”

慧玲肯定了仁旭的话，并强调信念要与现实情况相适应。她提高声调缓缓说道：“你说的对，一个曾经具有适应性的信念因为内、外环境的改变变得不再适用了，这个时候，最明智的办法是改变，‘穷则变，变则通’指的就是这个道理。在接下来的咨询会谈中，我们会一起寻找一个新的信念。这个新的信念将更具适应性，它应该是利大于弊的。”仁旭点头称是。

在仁旭愿意改变中间信念的情况下，慧玲通过苏格拉底式提问，利用自动思维阶段的证据，帮助仁旭得到了新的信念——“尽力就好，全面发展”。为了促使仁旭选择新信念，并在新信念的指导下实践，慧玲再次应用了信念利弊比较技术，不过这次她用的是新、旧信念的利弊比较。

慧玲问："坚持新信念的好处是什么呢？"

"它帮助我开辟了新的发展领域；它有利于我将来找工作；我有时间谈恋爱了，也变得更放松了。"

"坚持这样的新信念的弊端是什么呢？"

"我需要学习书本以外的新东西，我有可能失败。"

询问完新信念的好处和弊端后，咨询师请仁旭评估利和弊的大小："这个新信念的好处大还是弊端大呢？"仁旭肯定地说："好处更大。"

接下来，慧玲再次询问旧信念在现阶段的好处和弊端，仁旭报告说："除了帮助我保持斗志以外，它没什么好处了，它的弊端可多了，它导致我压力大、心情不好，它使我没时间参加娱乐和社交活动，没时间发展就业所需的技能，也没时间谈恋爱。"

慧玲请仁旭比较"我必须考第一"这个旧信念的利与弊，仁旭非常肯定地说："弊大于利。"于是慧玲问："旧信念是弊大于利，而新信念是利大于弊，你会如何选择？"

仁旭的回答让慧玲非常满意："我肯定选择新信念，尽管我还不能完全相信它。"

4.5.3 课堂练习

请以下面的个案素材为基础练习信念利弊比较技术。在第一个个案中，请练习信念利弊纵向比较方法，在第二个个案中，请练习新、旧信念的利弊对比的方法。

个案 1　华宇个案

参见前文"华宇个案"。

个案 2　蕙兰个案

参见前文"蕙兰个案"。

4.6 评估零点技术

瑾瑄即将参加市级教育部门组织的优质课教学比赛，她希望今天能在会谈中和依娜咨询师聊一聊这件事情。瑾瑄是一所普通中学的青年教师，从来没有参加过市、区级的教学比赛。这类比赛的参赛者都是各校的精英，很多参赛者来自名校，比赛的评委都是专家、学者。瑾瑄担心自己发挥得不好，并为此感到忧心，这影响了她的参赛准备工作。

4.6.1 技能解析

经验在经过比较后才有意义，一个人将相同的经验与不同的标准（或参照点）比较时，获得的意义和感受是不一样的。半杯牛奶的隐喻就很好地说明了这个道理——当我们把半杯牛奶与一整杯牛奶（这通常是我们期望的）相比时，我们就会感到沮丧或受挫；当我们把半杯牛奶与空杯相比时，我们就会感到庆幸或满意，从而产生正面的、积极的情绪。

在心理咨询会谈中，我们要做的不是歪曲事实（非要把半杯牛奶说成大半杯或一整杯牛奶），而是改变来访者的比较标准，这就是评估零点技术。评估零点技术就是改变来访者用过高标准要求自己的倾向，让来访者与自己比、与过去比，引导来访者改变认知经验，改善情绪体验和行为方式。

1. 评估零点技术的典型问题

评估零点技术的会谈主要围绕以下四个问题展开。

（1）你感觉怎么样？

（2）这种感受，是你在把自己的表现与什么标准比较后出现的？

（3）如果你改变评价标准，将自己的表现与零点相比（如自己的过去、表现欠佳的他人），你会怎么评价自己的表现？你会有什么体验呢？

（4）如果你希望感受变得更好，你愿意选择哪个比较标准呢？

2. 技术应用范围

评估零点技术主要被用于自我评价和对身边人（如配偶、子女、同事）的评价。人们常常以较高的标准要求自己或他人。一旦自己或他人的表现没有达到自己的期望，当事人就会感到沮丧、受挫，甚至愤怒。如果我们应用评估零点技术，调整来访者的比较标准，引导他将其表现与零点相比，我们就可以改善其认知和情绪体验。

3. 哪里是零点

零点的选择是评估零点技术的关键或核心。零点和完美点是相互对立的，当来访者希望自己表现得完美的时候，其不理想的过去就是零点；当来访者把优秀的他人作为标准的时候，更糟糕的他人就是零点；当来访者希望拥有美好的未来的时候，当下的现状就是零点。**实际上评估零点技术就是引导来访者学习和自己比、和过去比、和更差的他人比，而不是只和愿望比、只和优秀的人比。**

4. 在咨询会谈中的应用

在咨询会谈中，咨询师只要引导来访者将自己的经验与零点相比，放弃将其与优秀的他人或期望的标准比较，就可以让来访者体验积极的情绪。不同的情绪体验是由不同的比较标准带来的，咨询师只需要帮助来访者认识到这一点，并促使来访者“选择”对自己有利的比较标准或方式。

5. 在中间信念会谈中的应用

在新信念的提出和巩固会谈中应用评估零点技术的方式和前文中讨论过的方式有些不同。在提出新信念的过程中，咨询师引用双方在自动思维阶段讨论过的议程，该议程本身就可以成为支持新信念的证据。关于新信念提出会谈的技能和对话可参考节 4.3，该节就是关于如何应用评估零点技术提出新信念的。

在新信念巩固阶段的会谈中，咨询师也可以应用评估零点技术。在这个阶段，咨询师揭示自动思维与中间信念的联系，引导来访者通过新信念来形成替代思维，并应用评估零点技术帮助来访者巩固替代思维。有关这个部分的会谈技能和对话可参考节 4.4，此处不再赘述。

4.6.2 咨询现场

瑾瑄希望和依娜咨询师讨论参赛的事情，依娜同意把它作为优先议程讨论。双方进入议程后，瑾瑄主动地介绍了教学比赛方面的情况，也表达了自己的担忧。依娜问瑾瑄感到忧心的依据是什么，瑾瑄回答：“我没有参加过这样的比赛，台下都是专家、学者，我在他们面前会感到紧张，我的表现会受到影响。”

很显然，瑾瑄的自动思维是合理的，她会感到紧张，表现也会受到影响。对于这种情况，控辩方技术或发散思维技术显得不太直接，依娜决定应用评估零点技术干预。

依娜提问道："你希望自己表现得完美，发挥出自己的水平？"

"是的。"

"你有没有发现，这样的感受是你通过把自己的表现与你对完美的期望进行比较得来的？"

瑾瑄对咨询师的说法心存疑问："是吗？"依娜设想了一种情形："如果你把自己与那些不能参加比赛的老师相比的话，你会有什么感受呢？"

瑾瑄回答："我感到自豪。"

依娜加重语气说："比较的标准不同，情绪体验就不同。"她进一步指出："当你把自己的表现和完美的高标准相比时，你自然就发现问题和不足了，当你想到这些不足和问题的时候，你会体验到什么情绪呢？"

瑾瑄想了想说："沮丧和忧心。"

依娜表示认可瑾瑄的话："对的，你的沮丧和忧心就是这样来的。"依娜接着讨论改变比较标准的问题："现在我们来讨论另外一个可能性，如果你把自己的表现和零点相比，你会不会有不同的情绪体验呢？"

瑾瑄问道："零点是什么呢？"依娜解释说，零点就是半杯牛奶的故事里的空杯。在这件事里，零点可以是瑾瑄的现状或过去。瑾瑄理解零点之后，依娜引导瑾瑄应用评估零点技术："如果我们把零点界定为你的过去，你的过去是什么样呢？你在学校里课讲得好，但不曾被其他人知晓。你现在是什么样呢？你有机会参加市里的优质课比赛，有机会被更多人认识。当你把现在和过去相比时，你感觉怎么样？"

"我挺开心的。"

"这时你的情绪体验就不是刚才的沮丧和忧心了，而是开心。"

瑾瑄面露微笑，并表示同意。依娜继续应用评估零点技术，但换了一个零点标准："如果我们把零点界定为你的现在，你的现在是什么样呢？你第一次参加市里的优质课比赛，你说自己缺乏经验，可能会因为害怕评课的专家、学者而发挥失常。假如你付出更多的时间和精力准备课程，我们商量出应对专家评课的心理调适方法，你觉得自己会不会发挥得更好一些？"瑾瑄的回答是肯定的。

依娜想启发瑾瑄，缓缓地说："如果你把充分准备后发挥得更好的情形，和现在的缺乏经验、发挥得不好的情形相比，你会有什么情绪体验呢？"瑾瑄回答说自己更有信心了。

重点来了，依娜请瑾瑄做出选择："我们经过讨论发现，如果你把自己的表现和对完美的期望相比，你体验到沮丧和忧心；如果你把自己现在有机会为人所知的情形和自己过去不为人知的情形相比，你感到挺开心；如果你能通过多备课并与我商讨出应对专家评课的心理调适方法来让自己发挥得更好，那种状态与现在的状态——缺乏经验、害怕专家——的比较让你体验到了自信。你希望选择什么样的情绪体验呢？"

瑾瑄愿意选择自信或开心。当依娜要求瑾瑄做出选择的时候，依娜心里明白，自己在暗示，人是可以选择的情绪，对于比赛和情绪，瑾瑄都是可以有所作为的。瑾瑄做出了积极的选择，那么她要怎么样实现它呢？依娜告诉瑾瑄："要做到自信或开心，你只需要选择相应的比较方式即可。"

瑾瑄请教说："我希望自己有信心，我就要选择将准备得更好的情形和现状相比吗？"依娜回答是的，并询问瑾瑄是否有困难。瑾瑄说："困难不大，我只是对自己能否表现得更好有些担心。"

"你注意到了吗？你还是在将自己的表现与期望相比，我们需要改变这个思维方式。多做准备总会使情形更好些，如果我们不做的话，事情不会自动变好，是吧？"

"是的。"

瑾瑄愿意选择更好的结果，即选择自信，于是依娜和瑾瑄一起讨论行为策略："那好，你选择自信，选择让自己变得更好，那么接下来我们可以讨论备课和心态调适的问题了。"瑾瑄表示自己对此感兴趣，愿意讨论具体措施，以使自己表现得更好。

4.6.3 课堂练习

请以下面的个案素材为基础练习评估零点技术，请在第一个个案中应用评估零点技术直接处理来访者的自动思维，在第二个个案中应用评估零点技术提出新的中间信念，并补充一些与旧信念相关的想法的反例。

个案 1　景睿个案

景睿，男，初二学生。因为发烧，他在整个学期中的上课时间不到一个月。其父母一说让他去上学，他就开始发烧。现在他终于完全康复了。家长希望孩子去参加考试，并告诉他不管他考多少分都没关系，只要他去参加考试就可以，但是他还是坚决不去。父母很无奈，他们害怕强迫他去考试会使他又出现发烧的问题。

经过与景睿会谈，咨询师发现景睿的发烧和拒绝上学都和考试成绩有关。他进入初二后，班级排名迅速下滑，发烧、请假导致功课越来越糟，景睿因此愈发不愿意面对糟糕的排名和学习上的困难。

个案 2　雪晴个案

雪晴，女，30 岁，未婚，从事写作方面的工作，每周都需要定期交稿子。她自述自己每次交稿的时候都会崩溃——自己追求完美，会反复修改稿子，但总是不满意。例如，面对领导周一下达的任务，她在周一、周二、周三磨蹭，到了周四开始着急，到了周五，她如果完不成任务的话就会崩溃。经过会谈，咨询师通过箭头向下技术发现雪晴在工作方面的旧信念是“如果我工作完成得不好，我就会很惨”。

4.7　认知连续体技术

江南是一个规模较大的律师事务所的助理。他来昭良心理咨询中心求助的原因是自己在工作中非常害怕来自老板的批评和否定。他害怕老板对他的工作能力和职业素养的指责。为了避免这样的情形，他总是过度工作，花费比其他同事多 2 ~ 3 倍的时间做同样的事情。

大伟作为江南的咨询师，能够充分理解他的问题。他首先应用行为试验的技术引导江南验证自己的担忧是否会成真。具体做法就是让江南尝试缩短工作时间，看看老板是否会表现出他担心的反应。在当天的会谈中，在积累多项行为试验结果的基础上，大伟决定回顾既往的行为试验结果，并提出新的中间信念。

4.7.1 技能解析

对与错、善与恶、好与坏、聪明与愚蠢、高尚与卑鄙，这些都是经常被用来评价他人或自己的词汇，其背后是我们的黑白思维。黑白思维就是认为世界非黑即白，但现实却是黑白之间的不同程度的灰。要让来访者认识到事情不是有或无而是多或少，我们就需要用认知连续体技术。

1. 认知连续体设计

认知连续体经常是以直线坐标轴的形式出现的。坐标轴的两个端点就是事情的两个极端，两个极端之间的数字表示程度的大小。连续体坐标轴有三种形式。

（1）负轴：数值范围为 0 ~ 100%，左侧的 0 表示无，右侧的 100% 表示极糟（如笨、坏、失败），中间的百分数（如 30%、50%、70%）表示不同程度的糟糕。

（2）正轴：数值范围为 0 ~ 100%，左侧的 0 表示无，右侧的 100% 表示极好（如聪明、好、成功），中间的百分数（如 20%、60%、80%）表示不同程度的好。

（3）正负轴：数值范围为 –100% ~ 100%，左侧的 –100% 表示极糟，右侧的 100% 表示极好（如好与坏、成与败），中间的 0 表示中性、不好不坏，偏左侧的百分数（即负值）表示倾向糟糕，偏右侧的百分数（即正值）表示倾向好。

一般情况下，咨询师较多使用单向轴（正轴或负轴），较少使用双向轴（正负轴）。在进行连续体比较时，咨询师需要选择一种坐标轴形式。聪明与愚蠢、富有与贫穷、幸运与不幸等词汇似乎需要以正负轴（双向轴）的形式表示，实际上它们可以被转化为正轴（单向轴），我们用聪明程度、富有程度、优秀程度描述即可。

一般情况下，给来访者讲解连续体坐标轴比较简单，我们只需要告诉来访者两个端点的含义，并要求其用 0 ~ 100% 的百分数评估即可。一位高中生因为期末考试成绩不理想而觉得自己失败（或者笨），这个时候咨询师就可以向他解释："这个坐标轴表示成功的程度（或聪明程度），0 表示一点儿也不成功（或一点儿也不聪明），而 100% 表示极为成功（或极为聪明），你可以用 0 ~ 100% 之间的百分数描述你对自己的成功程度（或聪明程度）的评价，百分数越高表示你越成功（或越聪明）。"

如果来访者想知道他人对自己的行为有何评价，这时他该怎么办呢？比如，来访者在演讲或求助他人（或拒绝他人）后，当然可以邀请对方用 0 ~ 100% 之间的百分数对自己的行为评分。但实际上，这种做法对来访者来说有点儿困难，他可能不敢或不方便要求对方给自己评分。这个时候，他可以根据他人的反应进行评分。

2. 多点比较及其方式

坐标轴只是帮助我们确定了比较的尺度，连续体技术的最重要的地方在于选择多个比较点。正是因为对多个点（至少 3 个）的比较，来访者能够区分出好与坏，并得到启示，做出明智的选择。

当咨询师明确多点比较的方法时，咨询师还需要选择比较的方式。多点比较有两个方式，一种方式是逐一呈现的方式，咨询师一次只增加一个比较的点。例如，一位刚离婚的女士带着一个 6 岁的孩子，她对婚姻很失望，不想再婚，想一个人撑下去，但离婚对她的打击很大，目前她心情不好，状态很糟糕。咨询师针对她糟糕的心情进行了如下对话。

咨询师：这里有一个表示糟糕程度的连续体坐标轴，左侧是 0，右侧是 100%，0 表示一点儿也不糟糕，而 100% 则表示极度糟糕。我想请你用 0 ~ 100% 之间的百分数表示下列情况的糟糕程度，百分数越大就表示情况越糟糕，可以吗？

来访者：可以。

咨询师：刚才你谈了离婚对你的影响和自己的感受，你觉得离婚这件事对你来说有多糟糕呢？如果我请你用 0 ~ 100% 之间的百分数表示，你会怎么选呢？

来访者：90%。

咨询师：我们可以设想一些可能发生在他人身上，也可能发生在自己身上的情况。我想请你评价一下，假如，我说的是假如，假如你不仅遭遇离婚，还遭遇失业，这种情况的糟糕程度是多少呢？

来访者：95% 吧。

咨询师：你在对离婚加失业的情况进行评分时，是以最糟糕的 100% 为参照点的吧？

来访者：是的。

咨询师：现在请你以离婚加失业的 95% 为基础，判断只离婚未失业的情况的糟糕程度。

来访者：70%。

咨询师：现在我们设想一个更糟糕的情况，一个人非常不幸，她不仅离婚并失业了，还患了乳腺癌，这种情形的糟糕程度是多少呢？

来访者：这人得有多惨呀！ 100% 吧。

咨询师：现在我们以这种情况为基础，把它确定为 100%，请你以它为标准，针对一个人只是离婚和失业，重新评分。

来访者：70%。

咨询师：如果你对离婚加失业的糟糕程度的评价为 70% 的话，你觉得一个人仅仅离婚的糟糕程度是多少呢？

来访者：50% 吧。

咨询师：经过刚才的讨论，你是否发现，离婚这件事并没有你原来想象的那么糟？你原来给出了 90%，现在给出了 50%。

来访者：那倒是，我和惨的人一比，心情就好多了。

咨询师：和惨的人相比，你好多了。这意味着什么呢？这意味着和他们相比，你还有工作，有健康的身体，也不需要花钱治病，这些都是你的有利条件，你可以利用这些条件帮助自己，实现自己的目标。

来访者：这倒也是。

另一种方式是把需要比较的多个点同时呈现出来。比如，一位学生考试失利，感觉自己很失败，咨询师用认知连续体帮助他。咨询师询问了他理想的分数和实际的考试分数，以及班里成绩最低的那个学生的分数。他回应说，自己的理想分数是 560 分，但自己只考了 540 分，班上成绩最差的那个学生考了 257 分。咨询师先请这位学生就考试成绩的糟糕程度进行评分，这个学生给了 95%。

接下来咨询师没有像上述对话中呈现的过程那样逐点讨论，而是同时要求学生对多个点进行比较和评分，咨询师要求学生在坐标轴上依次标出自己考540分、500分、400分、300分和257分的糟糕程度。他认为考257分的糟糕程度为100%，考300分的糟糕程度为90%，考400分的糟糕程度为70%，考500分的糟糕程度为50%，考540分（他的真实成绩）的糟糕程度被评为30%。比较结束后，他对考试失利的糟糕程度的评分从95%下降到了30%。

3. 在中间信念修正中的应用

认知连续体技术是中间信念会谈中的常用技术。就认知连续体技术的应用而言，多点比较的数据通常来自行为试验的结果，也就是说，来访者在相同的情境中，尝试过多种行为方式。我们可以通过比较不同的行为方式的结果，得到适宜的行为方式。

4. 技术应用场景与结果

认知连续体技术是针对黑白思维存在的。只要是存在黑白思维的问题，我们都可以用认知连续体技术解决。黑白思维常常出现在自我评价和对他人的评价中。人们常常会认为自己（或家人、他人）聪明或愚蠢、富有或贫穷、幸运或不幸，这时我们就可以应用认知连续体技术。人们常常会认为自己很倒霉、事情糟透了等，这时我们也可以用认知连续体技术，帮助来访者认识到“没有最糟糕，只有更糟糕”（阿尔伯特·艾利斯）。

应用认知连续体技术的结果是什么呢？我们应用认知连续体技术后，就破解了黑白思维，来访者就不会走极端——不会认为情况极好，也不会认为情况是最糟的。对来访者来说，这种讨论的结果有两种：（1）接受当前的不理想的结果，在我们前面讨论的离婚案例和考试成绩不理想的案例中，来访者接受了不理想的结果，在此基础上前行；（2）选择能引发更好的结果的行为方式（如果某种方式能够帮助来访者达成更好的结果，我们就选择这种方式）。在下面的案例中，咨询师就给来访者呈现了更好的行为方式。

4.7.2 咨询现场

面前的江南先生的穿着打扮非常职业化，江南先生显得非常有精神，大伟心想，也许江南先生不再需要像过去那样过度工作了，也许如今他有比较充足的休息时间，也许他的精神压力有所降低。

大伟告诉江南，今天的第一个议程是对过去的行为试验做一些回顾，并归纳出一些行为原则，江南表示同意。大伟接着说："在开始回顾之前，我们先讨论一下老板对你的评价。这里有一个连续体，左边是 0，右边是 100%。0 表示老板对你没有一点儿好的评价，100% 表示老板对你的评价极高，0 ~ 100% 之间的百分数代表老板对你的不同的评价，百分数越高表示老板对你的评价越高。"江南点点头。

为了让江南能够在连续体上选择恰当的评分，大伟需要和江南确定代表老板的各种反应的百分数。大伟问道："在你为老板工作的过程中，老板对你的最高评价是什么？老板有什么表现？"

"老板当着大家的面表扬我文书工作做得好，要求其他人向我学习。"

"这种情况是你能想到的最好的评价吗？或者，你认为最高评价有其他的样子吗？"

"我觉得这就是最好的了，当然加薪也不错。"

"好的，我们把老板的这种反应标定为 100%。"通过讨论老板对自己的最高评价，江南确定了代表 100% 的情形。大伟在坐标轴右边的"100%"处记下"老板当众表扬我"。写完后，大伟又问道："老板对你的最差的评价是什么？老板有怎样的表现？"

"老板把我的文书生气地扔在地上，让我重做。"

"这种情形是你能想象的最糟糕的情形吗？"

"不是。"

"那你觉得最糟糕的情形是什么呢？"

"我因为能力不足被开除。"

经过讨论江南得到了最糟糕的情形。大伟在坐标轴的"0"处记下"因能力不足被开除"，接着提高了声音说道："你遇到过介于'被开除'和'老板生气地把报告扔在地上'之间的糟糕情形吗？"

"老板当众批评我能力不行。"

"你如何为老板当众批评你能力不行和把报告扔在地上要求你重新做这两种情况评分呢？"

"前者是 10%，后者是 20%。"

“除了你提到的上述反应，老板对你的工作还有些什么样的反应呢？”

“有时我递给他文书，他没有反应——既不表扬我，也没有批评我；有时他会把我叫去，告诉我要修改哪些方面；偶尔他也会说‘干得不错’。”

“你说了老板的三种反应，请再想想老板还有什么反应呢？”

“他也会批评人。有时他批评我犯低级错误，比如，文书中有错别字、病句，或者批评我引用的法律条文有误；有时他也批评我思路不对……”

江南一口气提出了六种情形，大伟让江南在连续体上对这些情形进行评分。他建议江南先把这些事情按照糟糕程度由高到低排序，然后再为每个反应选择合适的百分数。经过一番思考，江南报告说：“他批评我思路不对是最严重的，我放在最前面，第二位应该是批评我引用的法律条文有误，第三位是批评我写了错别字，第四位是语气平和地要求我修改文书，第五位是没有批评也没有表扬我，最后一位是说我干得不错。”

然后江南给六种情形评分道：“我把既没批评也没表扬的情形确定为60%，把批评我思路不对的情形确定为30%，批评我引用的法律条文有误是35%，批评我写了错别字是40%，语气平和地要求我修改是50%吧。我们老板很少表扬人，他说我干得不错这一情形为85%。”

老板的各种反应都有了合适的分数。大伟心想，这就是讨论行为试验的基础。大伟先和江南讨论了“撰写起诉书”这个行为试验的结果，这个行为试验前后持续了几周。

大伟先要确定评分基点，于是问道：“在行为试验之前，当你把你花了大量时间完成的文书交给老板时，老板一般是什么反应？”

“他一般既不表扬也不批评我，只是把东西收下。”

“按照我们制定的评分标准，对于老板的这种反应，你如何评分呢？”

“60%。”

接下来，大伟要讨论江南开展行为试验后老板的反应，便对江南说：“后来我们采取了准备时间减半的准备方法。你原来要花将近4小时完成起诉书，之后你先尝试用2小时的时间完成。当你把用2小时完成的起诉书拿给老板时，老板有什么反应？你如何为老板的反应评分呢？”

江南回忆说：“老板和往常一样，没有什么特别的反应，我的评分是60%。”

“后来你又把时间缩短了一半，把准备时间变成了1小时，结果是什么样的？”

“老板后来说我的起诉书中有几个错别字和几处语法问题，我的评分为50%吧。”

大伟总结说：“我们通过三次试验发现，当准备时间为1小时时，老板对你的工作的满意度下降，你对老板的反应的评分从60%下降到50%；而当工作时间为2 ~ 4小时时，老板的满意度没有变化。可见，起诉书的合理准备时间应为1 ~ 2小时。”

江南回忆说：“后来我们又进行了试验，测试了1.5小时的准备时间，我发现老板的反应和往常一样，他没有让我修改。我们最终确定1.5 ~ 2小时的准备时间是合理的。”

大伟试图让江南看到行为试验的成果，便说：“我们通过实验，比较了不同情况下的老板的反应，发现适度的准备时间为1.5 ~ 2小时。这个时间和原来的4小时左右相比少了很多。”

谈到这里，江南感到开心，他感慨道：“过去我因为担心被批评，总是投入过多的时间，行为试验让我既找回了信心，又节约了时间。”

大伟希望继续讨论更多的行为试验结果，便请江南把过去的行为试验记录表拿出来。江南把记录表拿出来后，大伟随意地翻了翻，看到了律师函部分的行为试验结果。他对江南说：“我们来看看‘撰写律师函’的行为试验结果。你的最大准备时间大约为2小时，老板的反应如常，你如何为这种反应评分呢？”江南回应说，60%。

大伟请江南根据记录表上的老板的反应进行评分，江南评分后把评估结果递给咨询师。江南对六次试验的评分如下。

第一次试验：准备时间为1小时，评分为60%。

第二次试验：准备时间为30分钟，评分为60%。

第三次试验：准备时间为15分钟，评分为30%。

第四次试验：准备时间为20分钟，评分为40%。

第五次试验：准备时间为25分钟，评分为50%。

第六次试验：准备时间为30分钟，评分为60%。

大伟询问江南：“根据六次尝试的结果，你认为比较合适的准备时间是多少呢？”江南说，30分钟。大伟提示说：“30分钟的准备时间与过去的2小时相比少了很多。”

接着，大伟用认知连续体技术与江南讨论了更多的行为试验：“我们再看看其他的行为试验，比如，撰写答辩文书。你可以先翻看撰写答辩文书的试验记录，读一读每次行为试验的准备时间，再为老板的反应评分。”

江南在评分时，大伟在一旁注视着他。

最初状态：准备时间为 13 小时，评分为 60%。

第一次试验：准备时间为 7 小时，评分为 70%。

第二次试验：准备时间为 4 小时，评分为 50%。

第三次试验：准备时间为 5.5 小时，评分为 60%。

第四次试验：准备时间为 5 小时，评分为 50%。

第五次试验：准备时间为 6 小时，评分为 60%。

从这些行为试验的评分中，江南发现 6 小时左右的准备时间是合理的，大伟不失时机地强调说：“当然，这和原来的 13 小时相比，这已经少了很多了。”

至此，大伟认为可以初步得出结论了，他看着江南的眼睛，面带微笑地说：“你可以翻看更多的行为试验，得到的结论应该是一致的，那就是你在减少准备时间后，工作效果（即老板的评价）也没有变差。”

于是，江南认真地翻阅了更多的行为试验结果，发现咨询师说的对。他感慨道：“的确是这样。”大伟接过话问道：“既然如此，你现在有什么新的想法吗？”

江南幽默地说：“准备时间不能多也不能少，这样效果刚刚好。”大伟肯定了他的总结，分享了自己的看法：“适度准备，结局也好，我们这样总结可以吗？”

江南说：“很棒。”显然，江南经过这番讨论，得到了新的中间信念，也接受了这个新的信念——“适度准备，结局也好”。

4.7.3 课堂练习

请以下面的个案素材为基础练习认知连续体技术，请在第一个个案中应用认知连续体技术直接处理来访者在完成作业方面的自动思维，在第二个个案中应用认知连续体技术提出新的中间信念。

个案1　倩倩个案

倩倩，女，15岁，初二学生，就读于本市的重点初中。她的考试成绩在班里排30多名。她在上课时常常不听讲，她说老师讲得太简单，她没有必要听。事实上，每门课程的作业她都不能全部完成。咨询师问她为什么不完成作业，她说不知道、不想做。

个案2　鸿辉个案

参见前文“鸿辉个案”。

4.8 饼图技术

今天爱芬助理在咨询中心值班。她早早地来到咨询中心，做咨询相关的准备工作——开启房间电源、打开饮水机、整理房间、检查咨询室的用品、准备咨询用的表格和问卷等。就在爱芬忙碌的时候，瑞阳咨询师和慧玲咨询师先后进来，爱芬热情地与两位咨询师打招呼。爱芬知道他们一早就有咨询安排，便回到前台把他们需要用的咨询记录本、测评问卷等资料准备好了。

瑞阳的来访者秋雪女士首先到来。秋雪的丈夫因车祸去世，她为此感到自责、内疚。在家人的建议下，她来昭良心理咨询中心求助。秋雪与爱芬相互问候之后，爱芬把秋雪引领到知秋室等待。秋雪完成咨询登记和心理测评后，瑞阳进入咨询室开始与秋雪会谈。

随后来到咨询中心的来访者叫嘉禾，她前来求助的原因是丈夫拒绝改正错误，她相信，如果她想获得幸福的婚姻，最重要的一点就是配偶知错能改，相反，如果一段婚姻是不幸福的，其原因就在于配偶拒绝改变。嘉禾被爱芬助理引领到知性室等待，随后慧玲到达知性室，与嘉禾开始今天的咨询会谈。

4.8.1　技能解析

为什么有的孩子学习成绩好，有的孩子学习成绩不好？为什么有的人喜欢你，有的人讨厌你？人们寻找原因的过程就是归因。在归因过程中，相当一部分人存在归因歪曲——他们常常把事情归因于某一个方面或某一个因素，而忽略其他方面或因素的影响。

在日常生活中，有些人倾向于内归因，习惯从自身找原因，有些人倾向于外归因，习惯从外部因素找原因。有些人有自我肯定归因倾向，他们一遇到成功的事就将其说成自己的功劳；有些人有自我否定归因倾向，他们一遇到失败的事就将其认定为自己的责任。

饼图技术就是破解个体的归因偏见的有效工具，事情的发生是由多方面因素促成的。饼图技术就是全面分析导致事情发生的多个方面的原因的过程。一个圆（饼）被切分为大小不同的若干个部分，一个部分表示一个方面的因素，比例的大小表示该因素的重要性或影响程度。

1. 饼图的结构

饼图技术的重点在于把来访者的单一的归因方式，修正为多因素归因方式。在咨询会谈中，咨询师可以从三个方面帮助来访者进行原因分析。

（1）个人因素。它包括当事人的能力、性格、知识、技能、形象、职位、客观条件等。

（2）他人因素。它包括他人的能力、性格、社会地位、形象等。

（3）客观因素。它包括时机（天时）、环境（地利）、成功的机会或概率等。

每个方面都可以被细分为若干个具体原因或因素。在确定具体原因或因素的过程中，咨询师要引导来访者寻找可能的因素，如果来访者找不到，咨询师可以给予其提示。如果提示因素得到来访者的认可，咨询师可将其列入影响因素中。

2. 饼图的赋分过程

确定饼图的各项因素后，咨询师和来访者就可以对具体的因素进行赋分了。一般来说，我们通过两步走的方式进行因素赋分：先分别给个人因素、他人因素和客观因素赋分（三因素的总分为 100%），再将进一步给各个细分因素赋分。我们可以以一个关于考试成败的原因的饼图赋分过程为例加以说明。来访者认为个人因素占 60%，他人因素占 20%，客观因素占 20%。在个人因素中，能力水平占 25%，知识水平占 20%，考试心态占 10%，应试技能占 5%；在他人因素中，对手的实力占 10%，对手的发挥情况占 10%；在客观因素中，试题难度占 10%，准备时间占 10%。

3. 饼图因素讨论

通过赋分或重新赋分，咨询师引导来访者认识到事情的发生或结果是由多个因素造成的，自己或他人在其中只是起一部分作用，从而达到修正来访者的认知和改善来访者的情绪体验的效果。

如果来访者能够相对客观地分析事情的多方面原因，对各方面因素所占权重的评估比较客观，来访者就能意识到自己原来的想法是有局限性的，需要修改，其认知也就得到了调整。

如果赋分呈现出显著的内归因模式或外归因模式，即来访者赋予自身因素或他人因素的权重太高（比如，80% 以上），这个时候赋分就很难起到改变认知的作用。此时，咨询师就需要采取客观化策略，即与来访者讨论如果他的朋友或他人遭遇类似的情况，对方会如何为各个因素赋分，以便帮助来访者对事件形成更客观的认识。

4. 在中间信念会谈中的应用

在中间信念中应用饼图技术的目的主要是为了修正来访者的内归因或外归因认知方式。在新信念提出阶段，咨询师应用苏格拉底式提问引导来访者寻找反例（即与来访者的归因方式相反的例子）。咨询师与来访者讨论这些例子，应用饼图技术修正来访者的归因方式，从而使其形成更客观的认识，接纳不理想的结果。在新信念的巩固阶段，咨询师可以继续应用饼图技术与来访者讨论事情的原因，帮助其巩固新信念。

5. 饼图技术的应用结果

应用饼图技术的目的是让来访者认识到所有问题都既有自己的责任也有他人的责任，因此他既不能完全将问题归咎于自己也不能完全将其归咎于他人。对来访者自己而言，既然事情和自己有关，自己就应该尽力而为，追求更好的结果。嘉禾女士原来一直抱怨丈夫，她后来认识到家庭幸福需要大家努力，于是决定尽自己的努力把家建设好。对于一些不幸的事情，我们只能接受，就像秋雪面对丈夫的车祸只能接受。

4.8.2 咨询现场

双方寒暄几句后，瑞阳先请秋雪女士介绍丈夫因车祸去世的相关情况。

秋雪满脸悲苦地说，一个月前自己在家遇到了处理不了的事，便打电话给丈夫，要求他回来处理。丈夫回复说等自己下班后回来处理。但秋雪非要他马上回家，丈夫没办法，就开车往家赶，结果在回家的路上与大货车相撞，最终离世。

说完事情的经过后，秋雪反复念叨说，如果自己不让丈夫回来的话，丈夫就不会遭遇车祸了。瑞阳安慰秋雪说："是呀，如果我们可以重来的话，这样的事情就可以避免了。你觉得丈夫因车祸离世是自己造成的？"秋雪点头表示认可。

瑞阳询问道："你觉得车祸是自己造成的，这让你体验到什么样的情绪呢？"秋雪说自己感到内疚、自责。

瑞阳完成了概念化，然后询问秋雪对自动思维的相信程度和情绪的强度，秋雪说，相信程度为100%，并且强调说，自己完全相信这个想法，内疚情绪的强度为90%。从情绪强度上看，秋雪的内疚感非常强烈。

完成对自动思维与情绪的识别和评估后，瑞阳决定运用饼图技术进行干预，他启发秋雪说："车祸的发生可能存在几个方面的原因，我们一起来看一看。"秋雪点头同意。

瑞阳娓娓道来："我先画一个圆，它代表引发一个事件的所有原因。对于导致一件事情发生的原因，我们通常将其区分为内因和外因、主观因素和客观因素等。"秋雪专注地看咨询师画图，瑞阳接着说道："在心理咨询中，我们通常把它们归为三个方面：自身原因、他人原因和客观原因。明确三个方面后，我们还要进一步落实每个方面的具体原因。"

瑞阳介绍一般知识后，便把话题拉回到秋雪的问题上，他对秋雪说："首先我们来看自身原因，在丈夫因车祸去世这件事件上，你认为有哪些更具体的原因呢？"秋雪回应说自己太急了。这个回答显然不是咨询师要想的，他便试图澄清："这个因素可以被归为焦虑问题还是性格问题呢？你觉得自己是一个容易着急的人吗？"秋雪回应说自己是一个容易着急的人，因此，咨询师就把它归为性格问题。

瑞阳继续问道："你身上还有什么其他因素导致你催促他立刻回来呢？"

秋雪解释说："这件事非常紧急，我又处理不好，我只有叫他回来处理。"

很显然，秋雪的回答并不切题，瑞阳提示说："事情紧急，需要立刻处理，这是一个因素，不过这个因素应当属于客观因素，不属于你的自身原因。你觉得在你的能力、经验、技能等方面有没有与这次车祸相关的原因呢？”

“我的能力可能有问题吧，如果我能预知事情会变成这样的话，我就不这样做了。”

“其他方面的原因呢？”

“我的技能也有问题吧，如果我会处理这个事情的话，我就不用叫他回来了。”

瑞阳总结道：“好的，在自身原因方面，我们确定了三个具体因素：性格、能力和技能。”接着，咨询师与来访者讨论其他方面的因素：“我们来看看他人方面的因素，这里的他人包括你的丈夫和货车司机，你觉得哪些这方面的因素与车祸相关？”经过前面的讨论，秋雪掌握了寻找因素的方法，便一口气说出了如下因素：丈夫的驾驶技术、丈夫在开车时的精神集中程度、货车司机的驾驶水平和状态。

接下来就是寻找客观因素，瑞阳说道：“刚才你已经提到你家里有急事，除此以外，还有直接导致车祸发生的客观因素吗？”

“路况——那个地方是弯道。此外，大货车的惯性大，车不容易停。”

“好的，我们确定了两个引发车祸的客观因素，道路状况和货车情况。”

各方面因素确定完毕。瑞阳引导秋雪：“我们确定了与车祸有关的各种因素。现在我们需要把 100% 分配到上述各因素中，请你先给自身因素、他人因素和客观因素分配比例，你分别给三个因素分配多大的比例呢？”

“自身因素占 90%，他人因素占 5%，客观因素占 5%。”

“接下来我们为各个具体因素赋分，自身因素有性格、能力和技能，他人因素有丈夫的开车水平、丈夫的精神状态、货车司机的开车水平、货车司机的精神状态，客观因素包括家里有急事、道路状况和货车情况。请你思考一下，各个具体因素分别占多大的比例。”

秋雪一边看着纸上的这些因素，一边想着如何为各个具体因素赋分，她认为自身因素中的性格占 80%，能力占 5%，技能占 5%，他人因素中的丈夫的开车水平占 1%，货车司机的开车水平占 2%，丈夫的精神状态占 1%，货车司机的精神状态占 1%，客观因素中的家里有急事占 3%，道路状况占 1%，货车情况占 1%。

秋雪在这个过程中存在显著的内归因倾向——她把 90% 的原因都归为自身因素，他人因素和客观因素各占 5%。瑞阳指出了这个倾向，并引导她使用他人参照的方法克服这种倾向，他建议秋雪："下面我们把你与这个车祸事件的距离拉远一些，假设车祸与你没有关系，身陷车祸事件的是你认识的一个朋友，请你尽量以旁观者的立场客观地分析车祸发生的原因。"

瑞阳担心秋雪无法置身事外，便进一步启发秋雪："我们可以一般性地讨论一场车祸。就一场车祸而言，驾驶汽车的司机及其状态、车辆的状态、道路状况和天气情况等因素的影响更大，至于司机为何开车这种因素的影响并不大，你觉得呢？"

秋雪表示认同，接下来瑞阳要求秋雪对车祸的各个影响因素的百分比进行调整，使它能够适应一般的车祸情形。在使用他人参考技术并与咨询师开展一般性讨论后，秋雪认为，就一般性车祸而言，司机的自身因素应该起主要作用，占 70%，客观因素占 25%，他人因素占 5%。

瑞阳说道："你的分析是客观的，你充分考虑了车祸现场人员的责任。每天我们都可能因为各种原因乘坐交通工具，这些并不是车祸的主要原因。现在请你按照刚才的一般性车祸的责任百分比，为丈夫的车祸的各个因素重新分配百分比。"

经过一番思考，秋雪重新给出了饼图分配结果：自身因素一共占 5%，其中性格占 3%，能力占 1%，技能占 1%；他人因素一共占 70%，其中货车司机的开车水平占 20%，货车司机开车时的精神状态占 40%，丈夫的开车水平占 5%，丈夫开车时的精神状态占 5%；客观因素一共占 25%，其中道路状况占 10%，货车情况占 15%。

瑞阳觉得时机到了，便启发道："我们做了两次饼图，在第一次的饼图中，自身因素占 90%，在第二次的饼图中，你结合车祸的一般原因得到了新的结果——自身因素只占 5%，导致车祸发生的最主要因素是车祸中的双方（丈夫和货车司机）。当然道路状况和货车情况也是影响因素。你说呢？"

"应该是这样。"

"当你发现是车祸中的双方，而不是你自己应该负主要责任的时候，你是什么心情呢？"

"我感到轻松了许多。尤其是当我想到他们也有责任的时候，我感到轻松了许多。”

于是，瑞阳希望评估会谈效果，就问秋雪：“你对车祸是自己造成的这个想法的相信程度是多少呢？”秋雪回答说，40%。瑞阳继续问：“那你的内疚情绪的强度是多少呢？”秋雪评估后说，30%。

瑞阳在心里掂量着刚才的评估结果：“看起来饼图的应用有效地降低了你对自动思维的相信程度和内疚情绪的强度。”

瑞阳与秋雪在知秋室会谈的时候，慧玲与嘉禾女士在隔壁的知性室进行会谈。知性室是慧玲最喜欢的咨询室，这个咨询室的布置比较温馨，室内的色彩、摆件充满爱的气息。嘉禾同样喜欢这里，她已经在这个咨询室里参加了十多次会谈了。

今天慧玲也选择通过饼图技术来帮助来访者，和瑞阳不同的是，慧玲是利用饼图技术修正嘉禾原有的中间信念，并提出新的中间信念。会谈一开始，慧玲确认了嘉禾对“如果婚姻或家庭不幸福，原因就是配偶拒绝改变”的相信程度为90%。而后慧玲开始进行苏格拉底式提问。

慧玲对嘉禾说：“现在我们讨论一下你的假设，回顾一下我们过去曾经讨论过的议程。你还记得我们曾经讨论过丈夫很讲义气这个问题吗？”嘉禾回应说，是的，并进一步指出丈夫对他的朋友很讲义气，但对家里的事情却一点都不关心。

慧玲希望运用饼图技术，她需要确定丈夫造成的客观结果是什么，于是问道：“丈夫对朋友讲义气给家庭造成的影响是什么呢？”嘉禾说：“家务事没有人做。”这样，慧玲就可以针对“家务事没人做”的影响因素进行饼图分析了。

慧玲说：“那好，我们用饼图讨论家务事的问题，并分析家务事的完成情况的影响因素。我们把原因分为自身原因、他人原因和客观原因。自身原因就是你自身的原因，他人原因包括丈夫的原因和其他家人的原因，客观原因就是客观存在的情况，如家务事有多少。你可以试着从这几个方面分析一下吗？”

嘉禾经过一番分析和思考后，说道：“自身原因包括我的繁忙程度——如果工作多，我需要加班，我做家务的时间就少，还包括我的精神状态——如果我太累或心情不好，我就不想做家务。他人原因包括丈夫回家的时间——丈夫如果回来得早就能帮着做一些，如果回来得晚就没法做，还包括孩子方面的原因——如果孩子听话，能按时写作业，我就能少费心。客观原因包括家庭经济状况——如果我们比较富裕，我们就可以雇人做家务了，还包括住房空间——如果我们的房子足够宽敞，我们就可以请老人过来帮一些忙。”

听完嘉禾女士的陈述，慧玲说：“自身原因包括你的工作时间、精神状态；他人原因包括丈夫回家的时间、孩子是否听话；客观原因包括家庭经济状况和住房空间。假设所有这些因素的影响的总和是 100%，请你根据各个因素对家务完成情况的实际影响程度，确定每个因素的占比。”

嘉禾女士一边分析一边说：“家务事主要是我在做，丈夫有时帮帮忙，孩子能做的就是给我找麻烦。我觉得自身因素占 65%，丈夫方面的原因占 15%，孩子方面的原因占 10%，家庭经济状况和住房的问题一时半会儿也解决不了，客观因素就占 10% 吧。”慧玲要求嘉禾对自身方面的 65% 进一步进行细分，嘉禾认为工作时间占 50%，精神状态占 15%。

慧玲觉得可以得出结论了，便说：“通过刚才的讨论，你有没有发现决定家务事的完成情况的主要因素是你自己而不是你的丈夫，尽管你丈夫因为讲义气常常帮助他人，回家可能晚一些？”嘉禾表示同意，但她希望丈夫能早点回来，减轻她的负担。

慧玲知道仅靠一个证据是无法使来访者修正中间信念的，就继续与嘉禾讨论。她问嘉禾：“我们来看一看过去我们讨论过的丈夫花钱时大手大脚的问题。你觉得这对家庭有什么影响呢？”嘉禾女士说，丈夫把钱花了，自己没钱换大房子，老人也无法过来一起住。

也就是说，丈夫花钱时大手大脚的结果是影响换房。慧玲便引导嘉禾女士用饼图分析影响家庭换房的因素，即从自身原因、他人原因和客观原因三个方面考虑。

嘉禾女士分析道：“自身原因主要是我的收入和开销，开销主要是化妆品方面的支出，他人原因主要是丈夫的收入和开销，以及孩子上培训班的费用，客观原因就是房价和老人的支援力度。”

慧玲要求她按照各个因素对家庭换房的实际影响程度为各个因素赋分，嘉禾女士经过思考后得到这样的结果：收入部分占 50%，其中丈夫的收入占 30%，自己的收入占 20%；支出部分占 20%，孩子的支出占 12%，自己的支出占 5%，丈夫的支出占 3%；客观因素占 30%，其中房价占 20%，老人的支持占 10%。

慧玲引导嘉禾关注与丈夫有关的因素的权重："经过分配，你发现什么呢？丈夫的开销占多大比例？"嘉禾意识到丈夫的开销在所有因素中占比最少，只占3%。慧玲强调说："换房的最重要的影响因素还是两人的收入和房价，它们共占70%，另外孩子的支出和老人的支持合计占22%。"由此可见，要换房，多挣钱才是关键。

慧玲就有关嘉禾的丈夫的两个话题——因讲义气、帮朋友耽误做家务和因花钱时大手大脚影响换房——进行总结后说："我们发现你丈夫的这两件事都不是主要因素，是这样吗？"嘉禾表示同意。

慧玲以此为出发点，与嘉禾女士讨论了许多类似的情形。通过对这些情形的讨论，嘉禾发现丈夫只是影响因素之一，不起主要作用。

慧玲趁热打铁，直接提问："结合我们刚才的讨论和类似的事情，你觉得'如果婚姻或家庭不幸福，原因就是配偶拒绝改变'还成立吗？"

"它有些问题。"

"你觉得怎样表述更好一些呢？"

"家庭幸福要靠大家共同努力？"

慧玲肯定了她的话："你总结得很好，婚姻是两个人的事情，家庭是全家人的事情，只有大家都努力，家庭才能越来越好。"

接着，慧玲邀请嘉禾再次评估对新、旧信念的相信程度和情绪强度，以评估会谈效果，嘉禾对旧信念的相信程度为50%，对新信念的相信程度为60%。慧玲看到这样的结果，知道数据不太理想，明白在接下来的中间信念会谈中，自己需要寻找更多证据支持新信念，以便提高来访者对新信念的相信程度。

4.8.3 课堂练习

请以下面的个案素材为基础练习饼图技术，请在第一个个案中应用饼图技术直接处理来访者的自动思维，在第二个个案中应用饼图技术进行中间信念议程讨论（参见节4.4）。

个案1 宏伟个案

宏伟，男，27岁，未婚，职业是公司销售员。他自述被公司派驻外地的销售分公司，公司总监有一次到销售分公司看自己的表现，指出很多的问题。公司没有给他提供更多的资源，他感到有心无力。他说，自己家里事多，精力也有点不足，但该做的自己都在努力做。

个案 2　小丽个案

小丽，女，30 岁，已婚，职业是设计师。她自述，在外人看来，自己的生活和工作都不错，可自己就是开心不起来，总觉得自己生活得不幸福。小丽的主要压力源是工作。她的工作是做投标方案，她担心自己的方案缺乏创新，担心项目被“枪毙”，担心领导对自己的评价不够好。她说，如果自己失败了，自己的坏名声将会传遍整个圈子，以后自己将无法立足。

经过前期咨询会谈，咨询师发现小丽关于工作的旧信念是“如果我无法成功，我就不够优秀”。双方经过讨论、修正后，提出的新信念是“在许多情况下，即使我无法成功，我也是优秀的”。

本次会谈的讨论话题是，近期本市有一个重大招标项目，如果小丽取得成功，公司的年度业绩将再创新高，但如果小丽没有成功，公司今年的业绩将低于去年。因为这个项目太重要了，小丽非常焦虑，睡眠和饮食都受到严重的影响。

4.9　多重环节技术

羽蓉和许多家长一样，对孩子的学习感到非常焦虑——一方面，自己在辅导孩子学习方面耗费了很多时间和精力，另一方面，孩子并没有以好成绩回报父母的付出。有些问题很简单，羽蓉说自己讲了几遍，孩子还是不会。有时孩子今天明白了，第二天一早就把一切忘得精光。

羽蓉有一个在读小学二年级的儿子，她来咨询中心的目的是请咨询师想办法解决孩子的学习问题。她说，每次孩子做完作业，她都要检查，一旦发现错误，就给孩子辅导，直到孩子能把题做对。不管有多少错题，她都坚持辅导完。她认为，问题不能留到明天，否则，将来孩子的成绩就越来越差。有时，她和孩子要耗到晚上 11 点多。这种做法既影响孩子休息，又没有效果。

依娜咨询师接待了焦虑的羽蓉，她应用多重环节技术帮助羽蓉调整认知，缓解焦虑，改变辅导孩子学习的方法，以便羽蓉在辅导孩子学习时能收到实效。

4.9.1 技能解析

有的来访者认为一个不好的开始就意味糟糕的结局，因此极力防范不好的事情，一旦发现不好的苗头就小题大做，反应过度。这实际上是警惕策略（一种补偿策略）。比如，有的人认为孩子“小时偷针，大时偷金”，即孩子如果小时候撒谎，长大了就会品德败坏。实际上小孩子可能还没有物权概念，只是随手拿走了别人的东西，却被认定为偷窃；小孩子也可能缺乏区分想象和现实的能力，误把想象当成现实，却被认定为撒谎。

应用多重环节技术的目的在于告知来访者，事情的发展有一个过程，从不好的开始到糟糕的结局之间有一个过程，人们可以在发展过程中及时应对，不需要过于警惕。

1. 起点、终点与环节

咨询师在应用多重环节技术时，需要与来访者确定事情的起点和终点，并依据事情的发展过程将事情分为若干个环节和阶段。需要注意的是，为了便于咨询师与来访者讨论当下的应对方法，双方对当下的阶段的划分应该尽量详细。

2. 验证与应对

多重环节技术有两个关键要点，一是说明来访者的担忧不成立，二是说明即使担忧成立，来访者也有办法应对。讨论来访者的担忧是否成立的办法主要是检验多重环节的最初阶段，如果前面的阶段是不现实的，后面的阶段就更不可能成真了。来访者如果有应对问题的有效办法，自然不会焦虑，反而会充满信心。

3. 在中间信念会谈中的应用

中间信念会谈分为提出和巩固两个环节。在提出环节，咨询师应用苏格拉底式提问，寻找信念的反例，应用多重环节技术论证想法存在问题，从而得出新信念。在巩固环节，咨询师引导来访者在新信念的指导下形成替代思维，在这个过程中咨询师也可能用到多重环节技术。

例如，一位母亲的中间信念的积极假设是“如果孩子能超越他人，孩子就有美好的未来”，消极假设是“如果孩子落后于他人，孩子就会输掉未来”。在这里，咨询师在提出新信念的时候，需要从消极假设入手，寻找消极假设的反例，即孩子的发展落后于他人的情形，如双方在自动思维阶段讨论过的作文、英语、绘画、钢琴等方面的落后。咨询师与来访者一一讨论这些议程，回顾过去应用多重环节技术的过程和结果，特别是随着时间的推移，担忧的事情是否发生了，事情是否好转了，以及自己能否采取措施使事情好转。通过讨论，来访者认识到“我只要顺其自然，在必要时为孩子提供协助，孩子就能有好的未来”（新信念）。

提出新信念“我只要顺其自然，在必要时为孩子提供协助，孩子就能有好的未来”后，来访者依然会为孩子的现状担忧，认为孩子前途堪忧。这个时候，咨询师仍可以应用多重环节技术进行处理，比如，孩子的考试成绩不理想，孩子偏科，孩子出现焦虑、抑郁的症状。在处理这些议程的时候，咨询师一方面要应用新的中间信念引导来访者形成新的替代思维，另一方面要用多重环节技术进行论证。

4. 多重环节技术的应用结果

多重环节技术告诉我们，事情的发展有一个过程，开头输了并不代表最后输了，发展的过程中存在变化的可能。在这些可能性中，我们可以寻求更好的变化，避免糟糕的结局出现。

应用多重环节技术的结果是，咨询师通过对来访者担忧的结果加以验证，特别是对前面的阶段的担忧加以验证，帮助来访者学会接纳现状（即存在不确定性的现状），并使其认识到当担忧的事情发生时，自己要学习有效的应对方法，增加应对问题的正面经验。

4.9.2 咨询现场

依娜咨询师看着眼前的羽蓉女士——她很年轻，30岁左右，素质很高，显然受过高等教育。通过与羽蓉会谈，依娜得知羽蓉毕业于国内名校，是硕士研究生，她的丈夫是博士，夫妻俩有高学历、高智商和高收入，对孩子的期待也高。

会谈一开始，依娜想了解羽蓉的忧虑是什么，便问道：“孩子的作业有错题，孩子有不会做的题。那么你在担心什么呢？”羽蓉回应说，有错题、有不会的题说明孩子有知识盲点，如果不会的知识越积越多，学习成绩就会越来越差，如果孩子将来没进入好初中、好高中、好大学，孩子这辈子就完了。

依娜提醒她注意区分想象与现实：“孩子没有好的前程和人生的确令家长非常忧虑。不过，你的这些担忧是真实存在的，还是仅仅是你头脑中的想象呢？”依娜引导她注意现实情形：“我们看看孩子有不会的题的真实结果是什么，好吗？”但羽蓉坚持认为，糟糕的结果的确有可能出现。

依娜让羽蓉说一个具体的时间点：“当你想象孩子这辈子完了的时候，你认为那个时候你的孩子是多大年纪？”

羽蓉说：“孩子念一个不好的大学，毕业后找不到工作，也没有人愿意和他谈恋爱，最后他只能‘啃老’。孩子那个时候应该20多岁。”

羽蓉确定多重环节的终点为20多岁后，依娜引导羽蓉讨论发展过程，也就是具体的环节或阶段。依娜请羽蓉划分阶段：“从现在到孩子大学毕业后在家‘啃老’之间有一个过程，你觉得这个过程可以分为哪几个阶段？”羽蓉简单地将其划分为了小学、初中、高中和大学四个阶段。

依娜建议她把前面的阶段分得更详细一些，羽蓉就把小学阶段的每一学年作为一个阶段，即小学二年级、小学三年级、小学四年级、小学五年级和小学六年级，这样一来，小学时期被分为了五个阶段。

把一年作为一个阶段仍不利于羽蓉尽快验证担忧的内容，依娜要求羽蓉对第一个阶段继续细分，并建议她将其细分为当日、本周、本学期和本学年四个阶段，羽蓉表示同意。

最终，依娜和羽蓉一起把孩子写作业当日到孩子在20多岁时在家“啃老”之间的时间细分为当日、本周、本学期、本学年、小学三年级、小学四年级、小学五年级、小学六年级、初中、高中和大学11个阶段。

中间环节确定后，依娜开始和羽蓉讨论担心的事情会不会成为现实。依娜对羽蓉说：“接下来我们就来讨论你担心的问题，孩子有不会的题的问题，有没有可能在上述中间环节中得到解决？”

依娜为了表达自己对羽蓉的理解，在共情的基础上挑战羽蓉的想法：“我理解并认同你的观点和感受，孩子有不会做的题肯定不是一件好事，但这个事情是不是一定会引发你担心的结果呢？”羽蓉给出了肯定的回答。

依娜提出另外一种可能性：“孩子的问题有没有可能在未来的某个合适的

时候得到解决？知识的掌握是一个过程。孩子今天不懂某个知识是否代表他将一直不懂这个知识？”

“那倒不至于，也许到了某一天他就明白了。”

“那么他需要多久呢？比如，孩子到了 11 个阶段中的哪个阶段能明白今天不懂的知识呢？”

“小学六年级吧。”

“你的意思是说，孩子需要等到小学毕业的时候才能懂他今天不懂的知识？”

“嗯。”

羽蓉看起来很悲观，依娜需要修正这个消极预期，便提问道：“我们来看一下事情是不是真的那么糟。你可以回顾一下，小学一年级的知识，他当时不会的知识，他如今是否依然不会呢？”羽蓉想了想说，小学一年级的知识二年级的儿子基本上都会。

为了帮助羽蓉女士检验她的想法，依娜建议她回去把一年级的试题找出来让儿子做做看，看看儿子是否真的掌握了。通过这样的回顾，羽蓉女士做出了调整，她开始相信对于孩子“当日”没有掌握的知识，孩子到了小学三年级就能掌握，掌握的时间大大提前。

依娜总结道：“因此，你现在不用那么悲观。”羽蓉表示认可。

通过上面的讨论，羽蓉认识到对于孩子当前没掌握的知识，孩子在一段时间后还是可以掌握的，情况不会像她想象的那样糟糕。羽蓉的认知得到一定程度的调整。依娜知道，行为改变能让羽蓉的辅导效率变得更高，因此，依娜接下来要讨论行为改变，她要让羽蓉意识到她可以通过有效的行为逆转糟糕的开始，它不会发展成灾难性的结局。

于是，依娜对羽蓉说：“我们来聊一聊在孩子掌握知识的过程中，你能做些什么来缩短孩子掌握知识的过程。”

“好的，这正是我想请教的。”

“摆在我们面前的问题是，你在给孩子辅导作业时，发现对于你今天辅导过的题目，孩子第二天依然不会。也就是说‘当日’发生的知识问题，在本周或本学期依然没解决，是吧？”

“是的。”

“那我们的问题就变成了这样——如何找到有一种教学方法帮助孩子在本

学期甚至本周内学会‘当日’没掌握的知识。我这样说可以吗？”

“好的，这就是我希望解决的问题。”

“如果你最终发现，孩子在不远的将来就能掌握当前未掌握的知识，你还会焦虑吗？”

羽蓉笑着说：“那我就不焦虑了。”

4.9.3 课堂练习

请以下面的个案素材为基础练习多重环节技术，请在第一个个案中应用多重环节技术直接处理来访者的自动思维，在第二个个案中应用多重环节技术进行中间信念会谈。

个案1 棠雯个案

棠雯，女，25岁，已婚，职业是公交车售票员。她自述自己与丈夫在是否要孩子的问题上发生激烈冲突——自己不想要孩子也不想养孩子，而丈夫却坚持要孩子，还说她自私。她说，如果自己不生孩子的话，两人就会离婚。经过咨询会谈，咨询师了解到棠雯担心自己不会抚养孩子，怕自己会害了孩子。她想，自己与其让孩子成为这个竞争激烈的时代的失败者，还不如不让他来。

个案2 婉儿个案

婉儿，女，22岁，大学毕业后回到家准备考研。但她说自己其实不想考试，也不想去工作，就想在家里玩。她也不想主动交朋友，也不想谈恋爱，觉得生孩子很辛苦。她说自己不喜欢职场，对将来的生活感到迷茫，希望规则是非黑即白的。

婉儿对工作和生活的旧信念是“如果我面对真实的生活，我就会输得很惨”，双方在讨论后得到新信念——“只要我选择面对并恰当地应对生活，我会成长”。

本次会谈的话题是，她的考研成绩没有达到所报学校的分数线，她面临两种选择：一种是被调剂到比较差的学校读研，面对就业难的问题，另一种是明年继续再战，面对再次考研失败的风险。

第5章 核心信念会谈

核心信念是来访者心理问题的深层的、根本的原因。认知行为疗法遵循先治标再治本的咨询策略，从自动思维会谈开始，经由中间信念会谈，最终达到核心信念会谈。自动思维会谈讨论的是具体事件，改变的是与情境直接相关的认知方式和行为方式，中间信念会谈讨论的是生活中的某个领域或侧面（如学习、工作、婚恋等），改变的是有关这个领域或侧面的信念（包括态度、假设和规则）和行为方式，核心信念会谈则是处理有关自我、他人和世界的一般性信念和行为倾向，修正个体自幼年时期以来逐渐形成并巩固的负性核心信念，重构个体健康、正性的核心信念，维护个体的心理健康。

核心信念会谈既有关当下的会谈，也有关过去的会谈，修正负性核心信念或支持正性核心信念的证据既来自当下发生的事情，也来自童年经验。核心信念会谈是来访者主动性更强、参与更多的会谈，咨询师更多的是一种陪伴的角色，在这个阶段中，来访者要按照咨询技术要求搜集当下证据、童年经验等。

核心信念会谈由如下几个步骤组成。第一，核心信念会谈从识别开始。虽然咨询师从评估性会谈起就已经识别了来访者的核心信念，但在这个阶段，咨询师还需要通过箭头向下等技术让来访者“看到”自己的核心信念，认识到自己核心信念的内容。第二，对来访者进行有关核心信念的心理教育，目的是增强来访者对其病因的理解，以更好地配合咨询师开展本阶段的会谈工作。第三，监控核心信念的运作，目的是修正负性核心信念的认知歪曲机制，允许正面的经验和证据进入记忆中，为提出新的核心信念奠定基础。第四，提出新的核心信念。在积累了一定量的正面经验的基础上，来访者可以通过归纳积极经验和消极经验、正面证据和负面证据得出肯定自我且允许自己不完美的正性核心信念。第五，继续积累更多的支持正性核心信念的证据，增加来访者对其的相信程度，对此，核心信念作业表就是很好的工具和技术。第六，回到童年时期，应用传记分析技术和两个我对话技术，重构童年经验，让其也能支持新的正性核心信念。第七，结束仪式，这是一个与重要他人和解的环节，可以选择给“始作俑者”写信或与重要他人直接沟通。

5.1 识别核心信念

元春女士一早就来到咨询室，继续每周一次的咨询会谈。元春女士最初来到昭良心理咨询中心的原因是夫妻冷战方面的问题。事情的起因是某一天丈夫一夜未归，次日早上回家把赌牌赢的钱拿出来显示自己的功劳，元春女士当时非常生气，就顺手把钱打落在地上，结果丈夫被她的举动惹恼了，转身就离开了家。第二天元春女士又说了丈夫几句，丈夫的反应还是转身而去，不听她说话，也不理她。

5.1.1 技能解析

负性核心信念是个体心理问题的核心，只有修正了负性核心信念，个体才能长期保持心理健康的状态。修正负性核心信念的前提是识别它，这不仅是修正核心信念的需要，也是评估性会谈认知概念化的需要。

识别核心信念的方式有三种：从自动思维中识别、通过归纳自动思维识别，以及应用箭头向下技术识别。

1. 从自动思维中识别

有些来访者在报告有关情境的自动思维时，常常会把自己的中间信念和核心信念都报告出来。当他们在自动思维中报告出核心信念时，我们就可以进行识别。对咨询师来说，我们需要知道核心信念是什么样子的，才能在它出现的时候进行准确的识别。

核心信念是关于自我、他人和世界的一般性认知。核心信念的表述方式是：（1）它的主语是有关我、他人和世界的；（2）它的谓语是判断性的、评价性的用词，如“我太笨了”“我很无能”“别人太强大了”“世界太冷漠了”。

一位教师要代表学校参加市里的优质课教学比赛，但是她一想到自己要参加比赛，就非常焦虑，担心自己讲不好。咨询师询问她感到焦虑的时候在想什么，她回答道："其他学校的老师实力太强大了，我比不过，我们学校是普通学校，在市里也排不上名次，我不行，我是被迫参加比赛的，也拿不到什么名次。但如果真的拿不到名次回来，我又感觉会在学校领导和老师面前很没面子。"在来访者回答的这段话（即自动思维）中，她提到了"我不行"和"其他学校的老师实力太强大了"，这就是她关于自我和他人的核心信念。"我不行"的主语是我，"不行"是对自己的整体性的判断或评价，"其他学校的老师"代表他人，"实力太强大了"也是整体性的判断和评价。

2. 通过归纳自动思维识别

咨询师还可以通过归纳自动思维的内容进行识别。关于自我的核心信念有三个类别，分别是能力（无能的、全能的）、关系（可爱的、不可爱的）和价值（有价值的、没有价值的），只要我们能够判断自动思维的内容属于哪一个类别，基本上就能判断来访者关于自我的核心信念是什么了。关于他人的核心信念有两个类别，分别是能力（无能的、全能的）和价值（有价值的、没有价值的），同样，只要我们能够判断自动思维的内容属于哪一个类别，也就能大致判断来访者关于他人的核心信念是什么了。关于世界（即外部世界）的核心信念是指外部条件对于自己的问题是支持的（或温暖的）还是忽视的（或冷漠的）。

某位来访者是公司派驻外地拓展市场的销售人员，公司总监来检查工作时，给他指出了很多问题，话并不是总监直接跟他说的，是总监说给他的领导听的。听到领导的转述，他心想："现在的问题一时半会儿也无法解决，公司也没给什么资源，我有心无力。"他拓展市场的时候，客户对他们公司的产品兴趣不大，他觉得："公司的优惠力度不大，对客户没有吸引力，公司的产品也不是名牌产品，客户对其信赖度也不高"。首先，这位来访者的自动思维有关工作业绩，属于"能力"类别，而且他也说自己有心无力，说明他认为自己是"无能的"；其次，他认为工作业绩不理想，是因为公司没给什么资源，优惠力度不大，产品不是名牌产品等，这些想法表达的是"外部世界"没有支持他，即"世界是冷漠的"。

3. 应用箭头向下技术识别

应用箭头向下技术识别，需要我们从来访者的自动思维开始，通过认可来访者表面的想法来解释深层的想法。箭头向下技术的提问方式是运用“如果……那么……”的假设性问句，在“如果”部分，咨询师可以使用“是对的”“是真的”或“真的发生”等回应来访者，在“那么”部分，咨询师可以使用“会怎么样”“(这对你来说)意味着什么”或“(这对你来说)是什么意思”等来提问。在这个问句中，最重要的是“那么”部分，“会怎么样”通常讨论的是来访者担心的可能的糟糕结果，而“意味着什么”和“是什么意思”通常得到的是更深层的意义，当然，“是什么意思”还有“换言之”的意思，也就是让来访者换个说法表达。鉴于来访者在提问过程中可能会把话题引向无关的方面，所以咨询师有时在询问“意味着什么”或“是什么意思”的前面要加上“这对你来说”的限制词。

在提问过程中，我们可以先用“会怎么样”得到来访者担忧的最糟糕的结果，然后再用“意味着什么”或“是什么意思”来讨论糟糕结果背后的个人意义，直到得到核心信念内容。

在下面的咨询对话中，咨询师大伟从来访者的丈夫不搭理她这个情境入手进行概念化，识别情绪和自动思维，然后再启用箭头向下技术进行提问。一般来说，咨询师的连续追问会让来访者感到不适，因此我们需要提前向来访者解释这样做的原因。在提问的初期，咨询师用“会怎么样”进行追问，直到最糟糕的状况“离婚”出现，然后应用“意味着什么”揭示来访者深层的想法。在这个过程中，来访者可能会把话题转移到父母身上，或者表达自己的情绪感受，这时咨询师要予以澄清和说明，引导来访者回到正轨，最后得到“我很无能”的核心信念。

5.1.2 咨询现场

经过一段时间的咨询，元春女士与丈夫之间的冷战解决了，关系也有所改善，咨询师大伟希望从现在开始进入核心信念会谈，处理元春女士的核心信念。

大伟决定从具体情境的概念化入手，于是语气和缓地问道：“你丈夫不听你说话，也不理你的时候，你是什么心情或感受？”元春说“沮丧与失望”。

大伟追问道："体验到沮丧和失望的时候，你在想什么呢？"元春回应道："他跟我赌气，想要制裁我、冷落我。一个男人怎么能和女人斗气呢，如此不大度，也没有责任感。"

大伟稍作停顿以引起元春的注意，然后说道："接下来我将要连续追问你几个问题，目的是帮助你认识到自己表面想法的背后更为深层和核心的信念。提问的时候，我会假设你的想法是成立的，你只需要根据我的提问进行回答即可。"元春点头说"好的"。

得到元春的确认后，大伟询问道："如果他跟你赌气是真的，会怎么样呢？"元春女士回应道："我也不会搭理他。"大伟根据元春的回应，连续追问了几个"会怎么样"的问题，元春回答的结果是：会冷战，并持续冷战，最后导致离婚。大伟继续往下探问：

"如果你的想法真的发生了，即你们离婚了，这意味着什么呢？"

"父母会感到丢人，在邻居面前没面子。"

元春的回答有些跑题，于是大伟提高了音量，并澄清道："我想问的是，如果你们真的离婚了，这对你来说意味着什么呢？"

"我觉得自己会抑郁，对生活失去兴趣。"

元春这次的回答也不是大伟想要的，于是他更具体地问道："这是你的情绪感受，请你告诉我，如果离婚了，你的生活会有什么客观上的变化，或者你会怎么看待自己呢？"

"我会觉得自己很失败。"

"离婚对你来说意味着自己很失败？"

"是的。"

"如果你的想法成真了，自己很失败，这对你来说是什么意思呢？"

"我很无能，连自己的婚姻都保不住。"

大伟得到了答案，但还要再确认一下："在你看来，一个保不住婚姻的人是很无能的？"元春点头称是。

得到肯定的回答后，大伟感到很满意。他给元春做出反馈并解释道："通过刚才的追问，我们发现你对夫妻冷战感到沮丧不安的深层信念是'我是无能的'。这就是你内心深处的核心信念。"元春对这个说法感到有些吃惊："我从来没有想过这个问题。"

大伟对元春说："我们以后还会再次讨论你的核心信念，这次会谈的任务就是让你了解自己的核心信念是什么。"元春笑了笑表示认可。

5.1.3 课堂练习

请以下面的个案信息为基础进行核心信念识别的练习。请从横向概念化识别自动思维开始，应用箭头向下技术识别核心信念。

个案 1 麦克个案

麦克在城市出生，父母都是大学老师。父亲平时话不多，与孩子交流少，如果说有什么交流的话，主要就是辅导孩子学习。父亲对麦克期望很高，会要求他考高分，如果考试成绩不理想，父亲就会两三天不搭理他。母亲很宠爱麦克，会给他做好吃的饭菜，买喜欢的东西。母亲要求麦克听话懂事，经常挂在嘴上的口头禅是"不听话，我就不要你了"。

在父亲的辅导和督促下，麦克的学习成绩一直很优异，高中毕业后，麦克便跟随潮流选择了出国留学，学成回国后便留在了一家外企工作。

个案 2 薇薇个案

参见前文"薇薇个案"。

5.2 核心信念心理教育

咨询师大伟通过箭头向下技术，让元春女士看到其对夫妻冷战和夫妻关系问题的担忧实际上来自核心信念"我是无能的"，接下来，为了更好地开展核心信念会谈，咨询师需要给元春女士进行有关核心信念方面的心理教育，增加其对自己心理问题的认识和在咨询过程中的配合。

5.2.1 技能解析

咨询师帮助来访者理解自己的心理问题，给他们普及有关心理咨询的知识，目的是希望得到他们对即将开展的会谈的理解和配合，与咨询师一同推动咨询的进展。

1. 核心信念与自动思维的关系

核心信念心理教育是建立在核心信念识别的基础之上的。识别核心信念后，咨询师就可以给来访者进行核心信念心理教育了。心理教育的第一个内容通常是解释核心信念和自动思维的关系，让来访者认识到自动思维是由核心信念决定的。

2. 核心信念的产生和巩固

接下来咨询师就需要向来访者解释核心信念是如何产生、形成和巩固的。这个部分涉及来访者的童年经验，咨询师需要结合来访者的成长经历来说明。也就是说，咨询师要对来访者的过去经历有详细的了解，如来访者与重要他人的互动过程、来访者在成长的各个阶段都经历了哪些事情，以及来访者是如何认知和进行行为应对的。

3. 核心信念的维护机制

核心信念的维护机制是心理教育的重头戏，来访者只有理解并认可维护机制的解释，才能明白自己早年形成的核心信念是如何得以巩固的，也才能知道如何破解旧的核心信念，如何从过去的负性核心信念中解脱出来，形成新的核心信念。

核心信念的维护机制说明的重点在于两类生活事件（消极的和积极的）的不同处理机制：对于消极事件，我们会予以选择性注意、组织并在记忆中保留下来；而对于积极事件，因为其与既有核心信念不吻合甚至对立，所以我们会进行忽略、否定或打折等处理，以减少它对核心信念的威胁。

在来访者理解了维护机制后，咨询师需要向其指出，破解旧有核心信念的办法就是修正过去的维护机制，不再对消极事件进行选择性关注，不再对积极事件进行忽略、否定或打折等处理，同时关注生活中发生的消极事件和积极事件，并正确解读积极事件。随着时间的推移，积极事件在记忆中越多，原有的核心信念就越不合时宜，由此新的核心信念便产生了。

4. 核心信念只是观念而非事实，可以检验

对来访者来说，长期信任原有核心信念（加上维护机制的作用）往往会让其以为其核心信念是事实，实际上这只是基于其生活的部分事实（往往是消极

事件）而建立起的信念，它并非事实，而这是忽略积极事件的结果。

这样的核心信念是否符合客观事实是可以被证实或证伪的。旧的信念因为不符合客观事实而被证伪，新的核心信念因为符合更多的事件（积极的和消极的）而被证实。

5.2.2 咨询现场

咨询师大伟在识别了元春的核心信念后，便着手进行核心信念心理教育。大伟看了一眼元春，发现她听得很认真，就开启了话题："我们识别了核心信念，接下来要介绍更多有关核心信念的知识，这些知识会帮助你理解自己的困扰，也有助于我们后面的咨询的展开。"元春回答"好的"。

大伟首先说明了自动思维和核心信念的关系，并解释道："核心信念体现在自动思维中，丈夫不听你说话也不理你，你产生了'他跟我赌气，想要制裁我，一个男人怎么能这样'的自动思维，我们通过箭头向下技术发现了这个想法背后的深层信念是'我是无能的'，换句话说，核心信念'我是无能的'决定了上述自动思维。"

元春对这个说法感到有些困惑，大伟用"想相反假设"来说明："我们假设有一位妻子认为自己有能力，能够处理夫妻关系问题，在这种情况下，她可能会认为丈夫只是在耍脾气、使性子。你觉得在丈夫不理她或不和她说话的时候，她会有怎样的心情或感受呢？"

元春想了想，说："应该不会生气，也不会沮丧吧。"

大伟再次强调道："是的，她的情绪是平静的，态度是柔和的。在这里我们再次发现核心信念与自动思维的关系。假如一位妻子认为自己是'不可爱的'，也就是担心丈夫不爱自己，在这种情况下，当丈夫不和她说话或不理她的时候，她会怎么样，会有什么感受呢？"

元春设身处地想了想，说："可能担心丈夫会和她离婚，感受应该是焦虑吧。"

"嗯。那要是认为自己是'可爱的'呢？在这种情况下，她会有什么样的情绪呢？"

"不会感到焦虑吧，她怎么想我就猜不到了。"

大伟没有继续追究她会怎么想的问题："通过我们刚才的讨论，你可以得到什么结论呢？"元春总结道："核心信念很重要，核心信念影响自动思维。"

说清楚了自动思维与核心信念的关系，接下来大伟需要给元春解释核心信念的形成原因："你有没有想过自己为什么会形成'我是无能的'这样的核心信念呢？"显然这样的提问激发了元春的兴趣，她对此也感到好奇。

大伟说："按照认知行为疗法的理论，核心信念是在童年时期你和重要他人（即你的父母、老师、兄弟姐妹、同学等）交往互动的过程中，或者你自己经历的一些事情中逐渐形成的。例如，你没能达到父母的要求、你因考试考砸了而被惩罚、祖父母更喜欢你的堂兄或堂弟等。"元春点点头。

看到元春似懂非懂的表情，大伟知道自己需要做更多的解释，便说道："记得你曾经提到在小学 2 年级的时候，语文的期末考试成绩不到 98 分，结果父亲批评了你，并取消了你回老家看望外祖母的安排。"元春回忆道："是的，那个时候，父亲要求我语文成绩和数学成绩都必须在 98 分以上，结果我的语文成绩只有 96 分，父亲非常生气，然后就不让我去外祖母家。外祖母非常疼我，我也非常喜欢她，去她家是我假期里最快乐的时光。"

大伟询问元春当时是怎么想的，元春回忆道，她觉得父亲很严厉、很凶，同时觉得自己不行，达不到父亲的要求。有了元春的认知解读，大伟强调道："语文考试成绩没有达到父亲的预期，父亲惩罚了你，使你产生了'我不行'的认知。类似'我不行'的事件多了，你就会形成一个观念：'我是无能的'。"元春觉得有道理，便点点头。

大伟询问元春对这个理论的相信程度有多少，元春回答 70%。

经过评估后，大伟觉得还需要更多证据，于是进一步问道："你说过祖父母更喜欢堂兄弟，对此你是怎么想的呢？"

"我觉得自己不够优秀，所以得不到他们的喜爱。"

"这类让自己感到无能的事件越多，会带来什么结果呢？"

"就越会觉得自己无能。"

大伟总结道："是的，经过越来越多的负面事件，你逐渐形成了核心信念'我是无能的'。"通过这两个童年经验的讨论，元春初步接受了有关核心信念形成原因的解释。

一口气说了这么多，大伟觉得嗓子有些干，并停下来端起茶几上的水杯，喝了些水润润嗓子，元春看到咨询师喝水，自己也下意识地端起水杯。随后，大伟拿出一张 A4 白纸，一边画图一边解释道："这是 3 个层次的核心信念维护机制图。最上层是每天发生的事件，有些是积极的，有些是消极的。我们分别用‘+’和‘–’表示。最下层是核心信念，这里表示你的核心信念‘我是无能的’，它是由我们刚才讨论的像语文考试成绩没有达到 98 分这类的消极事件形成的。中间这一层就是我们要讨论的维护机制了（见图 5-1）。”元春聆听着大伟的解释，没有说话。

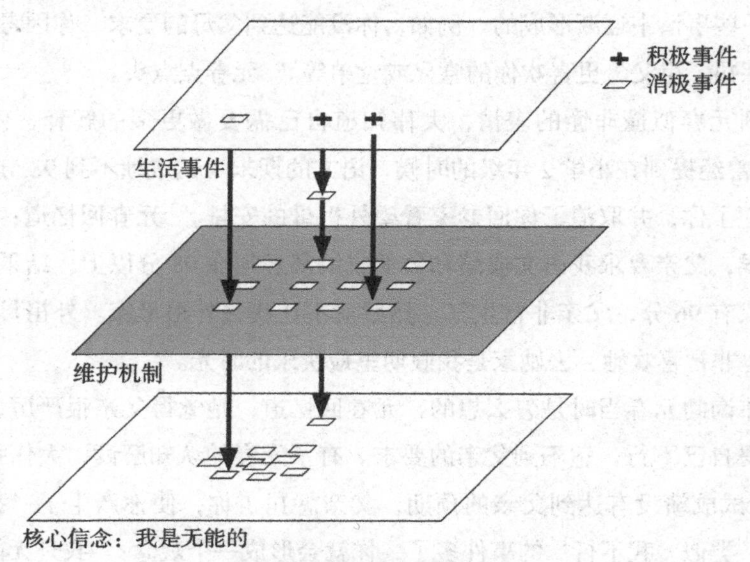

图 5-1　核心信任维护机制图

画图完成后，大伟又举例说明：“我们先来看现在生活中发生的消极事件。你上次来咨询的时候谈到了自己网购时东西买贵了，下单后不到两个小时，商品就打折了。事后你和商家交涉，希望对方将你多付的钱款退还，结果交涉失败了。你当时是怎么想的呢？”

元春回忆道：“我感到后悔，觉得自己很失败，没有说服对方。”

大伟借此说明维护机制：“像这样让你感到挫败或体验到消极情绪的事情，就被称为消极事件，图中消极事件的形状‘–’刚好能够通过维护机制。维护机制不允许与核心信念不一致的信息通过。当核心信念为负性的时候，维护机制就只允许消极事件通过，在这里，我们把维护机制这一层上的孔形象地画成一个个‘–’形状，就表示只允许消极事件通过的意思。你看明白了吗？”元春表示明白。

大伟继续解释道：“我们刚才讨论的网购事件让你感到挫败，它就是消极事件，可以通过维护机制进入核心信念层面。事情已经过去一段时间了，你还能记得它，就是这个道理。”元春点头称是。

大伟需要更多的事例，于是问元春：“你还能记得其他过去发生的、让你感到不开心的事情吗？”

元春稍作思考后告诉大伟：“上周就有好几件让我不开心的事情发生：给丈夫发短信，让他给我母亲买点东西寄过去，结果他没办；我们一群闺密约好了去郊游，结果有两个人因为小事吵了起来，最后大家不欢而散；给儿子打电话，让他不要再和他女朋友交往了，结果儿子的态度非常强硬，让我不要管。像这样不开心的事情虽说不多，但也会给自己添堵。”

大伟说：“正是这些消极事件在核心信念层面的积累，使你的核心信念‘我是无能的’更加巩固了。”元春对此有了更深的理解。

接下来，大伟准备解释积极事件的运作机制了，便问道：“你觉得积极的生活事件又经历了怎样的过程呢，看看这幅图，你有什么发现吗？”

元春想了想，说：“照你刚才的意思，积极事件用‘+’表示，而维护机制层面上的孔没有‘+’形状的，意思是不是说它们无法通过维护机制？”

大伟肯定了元春，并帮助元春回忆：“你说得对。积极事件因为与既有的负性核心信念不吻合，所以没办法通过维护机制进入记忆中，我记得上个月你被提拔为部门的副职，你怎么看待这件事呢？”

元春回忆道：“这个副职是一个辛苦的差事，要为大家服务，他们不愿意干，最后就落在我头上了，我推不掉。”

大伟利用这件事解释了维护机制的策略：“一般人会将加薪、晋级视作对自己能力的肯定，也是职业发展的体现，但你认为副职是他们不愿意干的差事，自己又无法推脱才当上的。这种现象叫作‘打折’策略，打折的意思是一个有着负性信念的来访者往往会贬低积极事件的意义，把它看成无足轻重的，以免威胁到原有的信念。在这个例子中，升职本是积极事件，但你用‘他们不愿意干，最后落在我头上’的话对这件事的正面意义进行打折，这样这件事情就对核心信念‘我是无能的’不构成威胁了。”这个解释让元春信服。

大伟还需要寻找更多的证据，于是问元春：“在生活中，你遇到过周围的人肯定你、称赞你，但你却不以为然的情况吗？”元春表示这样的情况还不少。

大伟加重语气说道："这种情况也是打折心理的表现，在他人看来你做得好，做得非常棒，他们表达了对你的肯定，但这与你的核心信念相悖，于是你对其进行了打折。如果留心观察，你还能发现更多打折的例子。"元春承诺道："我回去注意一下这方面的情况。"

接着，大伟提问元春："你把孩子抚养长大，能够做好本职工作、赡养父母、与人和睦相处且顾及他人的感受，你觉得这些是你能力的体现吗？"元春认为这些事人人都会做，没有把其当成能力。

大伟再次指出："当你这么说的时候，说明你依然在运用打折策略，你用'人人都会做'来贬低它的意义。另外，当你在抚养孩子、认真工作、赡养父母，以及照顾他人的过程中，有意识到自己很能干吗？"

"我没有注意到这些事情，每天都是忙忙碌碌地做而已。"

"你没有注意到这些自己胜任的事情，这种现象就是'忽视'策略。负性核心信念会要求维护机制忽视那些与其相反的证据，对积极事件'视而不见'，所以这些事情才没有引起你的注意。"

"有道理，我们每天都做着许多事情，但不会把它们看作能力的表现，因为这样的事情大家都会做。"

说明了打折策略和忽视策略后，大伟需要向元春说明更多的策略："其实除了我们刚才说的打折策略和忽视策略以外，对于积极事件，还有'否认'和'拒绝相反假设'等策略，这些策略我们以后再讨论。你能简单总结一下我们刚才谈到的核心信念对消极事件和积极事件的不同机制吗？"

元春沉思了好一会儿后，清了清嗓子说道："核心信念让消极事件直接通过维护机制进入记忆中保留下来，通过打折或忽略阻止积极事件进入记忆中。是这样吗？"

大伟认可了元春的话："你总结得很准确。你可以想象一下，如果我们只允许消极事件进入，结果会怎么样？消极事件越多，你的负性核心信念就越巩固。"

解释了核心信念和维护机制后，大伟还有一个内容需要说明："我们再说说你的核心信念吧，你真的觉得自己是无能的吗？"元春给出了肯定的回答。

大伟解释道："你的反应并不奇怪，绝大多数来访者都会认为核心信念就是事实，实际上它只是一个观念，我们坚信这个观念是真的，才认为它就是事实。核心信念经过维护机制时，保留了许多支持自己的证据，因此，人们会坚信自己的信念。”

“你这么说有一定的道理。”

“看起来你不太接受这个说法。我们将在未来的一段时间内通过发现生活中所有的积极事件和消极事件，来检验原有核心信念的正确性。也就是说，一个信念是否为真，是可以进行检验的。”

“嗯。”

“在检验信念的过程中，我们会得出符合全部事实的新信念，这个信念才是我们所需要的。”

元春想要和咨询师确认自己的理解：“你的意思就是说，通过检验信念是否符合事实，我们就可以得到新的信念？”大伟给出了肯定的答复：“是的，这个新信念就是我们想要的，它是正性的核心信念。”

至此，大伟就核心信念的相关知识做了比较全面的解释，这些知识对元春来说是陌生的，元春理解不深和接受程度不高是自然的，在未来的会谈中，咨询师还需要继续给元春强化和巩固这些知识。

5.2.3 课堂练习

请以下面的个案信息为基础，练习核心信念心理教育，可参考本节的技能解析、咨询现场的内容。

个案1 麦克个案

参见前文“麦克个案”。

个案2 薇薇个案

参见前文“薇薇个案”。

5.3 监控核心信念运作

元春女士的手机响了，她拿起手机并挂断了电话，继续和咨询师大伟进行会谈。话还没说两句，元春的手机又响了，她只好接通电话，三言两语告诉对方自己现在有事，一会儿再回复电话。最终，元春的手机恢复了安静。

元春说了声抱歉，端起水杯喝了一口水。大伟看元春处理完事情后，调整了自己的坐姿，让自己做得更端正一些。这是大伟的习惯动作，当他准备开始一个重要的话题时，经常会这样做。

大伟与元春的本次会谈还有最后一项任务，那就是布置家庭作业，让元春回家后监控自己的核心信念运作，填写每日生活事件表。

5.3.1 技能解析

核心信念的修正主要依靠监控核心信念运作。在心理教育的基础上，咨询师会给来访者安排监控核心信念运作的家庭作业，并在下次咨询时讨论它。通过监控核心信念运作的作业布置和讨论，咨询师可以纠正来访者歪曲的认知方式，允许更多的积极事件进入记忆中，成为支持新信念的证据。积极事件的证据越多，原有的核心信念就越不合理，由此，来访者提出新的核心信念就是自然而然的事了。

1. 布置作业：监控核心信念运作

监控核心信念运作是通过家庭作业的形式实现的，来访者需要在日常生活中监控其核心信念是如何运作的。常见的方式就是咨询师给来访者一份每日生活事件表，让其把生活中发生的事情记录在表格中。

在监控核心信念运作的初期，每日生活事件表包括“积极事件（+）”和“消极事件（–）”两个栏目，因此来访者不仅要关注消极事件，还要关注积极事件。在监控核心信念的后期，我们可以采用包括“中性事件（0）”“积极事件（+）”和“消极事件（–）”三个栏目的表格，增加中性事件类别的主要目的是纠正来访者对积极事件的歪曲认知，因为来访者往往通过打折、忽视等策略贬低积极事件的价值，把它变成中性事件（甚至消极事件）。

2. 讨论作业：每日生活事件表的回顾

在来访者完成一周的核心信念运作监控，并再次回到咨询室时，咨询师需要把对每日生活事件表的回顾和讨论作为会谈的议程之一，而不是在会谈开始时简单地聊几句。

由于新的核心信念的提出主要依靠监控核心信念运作来实现，因此，监控核心信念运作这项任务就需要持续一段时间，直到它被后来的核心信念作业表取代。这意味着对每日生活事件表的讨论也会持续一段时间。

讨论每日生活事件表是为了矫正核心信念的维护机制，破解选择性负面关注、否认或低估正面证据、拒绝相反假设等认知歪曲方式。在讨论的初期，咨询师可以把重点放在增加积极事件上，也就是讨论哪些被来访者“忽视”的事件可以被列入表格中，以此来增加积极事件的数量，矫正来访者选择性负面关注的认知歪曲。随着咨询的进展，咨询师可以更多地讨论针对积极事件的认知歪曲的处理方式，如打折、歪曲等。

5.3.2 咨询现场

元春注视着咨询师大伟，大伟知道对方在等待自己说话，于是朝元春笑了笑，说道：“我们就要开始监控核心信念运作阶段的工作了，这里有一份每日生活事件表需要你带回家填写。”元春说“好的”。

大伟知道，如果只是给对方一份表格让其填写，作业完成的情况往往不理想，于是就给元春解释填写表格的方法：“我们来看一下表格怎么填写（见表5-1）。表格一共有三列，左边一列是‘日期’，右边两列分别是‘积极事件（+）’和‘消极事件（–）’。你需要把每天发生的积极事件和消极事件记录在表格中。”元春点点头。

大伟以当天为例向元春说明：“我们来说说这个表格要怎么填写，首先写上日期，今天是12月14日，你就在日期这一列写‘12月14日’。今天上午你都遇到了些什么事情呢？请回想一下。”元春回想起这一天发生的事情有：早上送孩子上学、去公司上班、处理了几件棘手的事情、中午和朋友一起吃饭、下午在来咨询室的路上车被剐蹭了，以及停车时半天没找到停车位。

大伟指导元春把这些内容填写在表格中，并说道：“你记性不错。我们来看一下这些事情该填写在哪里，我们一般把让自己感到沮丧、挫败等消极情绪的事件填写在‘消极事件（–）’这一列里，把让自己感到高兴或可以胜任的事情填写在‘积极事件（+）’这一列里，当然，那些得到他人肯定和认可的事情也要列入积极事件。现在你来说说，上述事件怎么填写呢？”

“‘车被剐蹭’和‘半天没找到停车位’可以填写在‘消极事件（–）’一

列里。”

“可以，一件事填写在一行里。那么‘积极事件（+）’这一列该填写什么呢？”

“‘中午和朋友一起吃饭’吧，这件事让我感到开心。”

“还有吗？”

“就这些吧。”

元春对积极事件的理解比较狭隘，大伟笑了笑，缓了缓语气后说道：“你说你处理了几件棘手的事情，事情搞定了吗？”元春回应“是的”，大伟说：“‘搞定’就说明你胜任，可以填写在‘积极事件（+）’一列里。其实‘送孩子上学’和‘按时到公司上班’也是积极事件，因为你成功地完成了。成功地完成就表示你能胜任，虽然这项能力其他人也有。”元春接受这个说明，并把相关内容填写在“积极事件（+）”一列里。

对大伟这样有着丰富经验的咨询师来说，告知来访者何时填写表格也很重要。他看了一眼元春后又把视线停留在表格上，说道：“我们已经说明了如何填写表格，你回去后就按照这样的标准填写积极事件和消极事件。为了避免遗忘，你最好在上午和下午各安排一些时间来填写这个表格，如果晚上有事情发生，你也可以在晚上再填写一次。这方面你有什么问题吗？”元春回答“没问题”。

最后，大伟嘱咐道：“回去填写好表格后，下周记得带来，到时候我们来讨论你所填写的内容，破解你原有核心信念的维护机制。”元春微笑着点头表示同意。

表 5-1　每日生活事件表（个案样例）

日期	积极事件（+）	消极事件（–）
12 月 14 日	1. 中午和朋友一起吃饭 2. 处理了几件棘手的事情 3. 送孩子上学 4. 按时到公司上班	1. 车子被剐蹭 2. 半天没找到停车位

一周很快就过去了，这一天又是元春见咨询师的日子。对元春来说，见咨询师是自己一周的安排中最重要也最开心的事情，不仅是因为和大伟谈话轻松愉快，自己也能从中得到成长。

双方坐下来后，大伟请元春拿出其上周回家填写的每日生活事件表，并对元春说："我们来讨论一下你所填写的每日生活事件表，看看你都写了什么，还有什么内容可以补充或调整。这样做的目的是帮助你认识到原有核心信念的维护机制是如何起作用的，你要学习矫正这个维护机制。"元春从包里取出表格。

大伟看了看表格（见表 5-2），随意挑选了一天和元春讨论："我们来看 12 月 23 日这一天吧，你在表格里记录了两件积极事件，三件消极事件。那天你是否还做了其他会让我觉得你有能力的事情吗？"大伟在"让我觉得"这四个字上加重了语气，强调那些在他人看来可能是积极的事件。

"你可能会觉得，我那天处理了和客户的纠纷算积极事件吧。"

"的确，我会认为这样的事情说明了你的能力。你还能想到别的事情吗？"

"年终晚会结束后，我用最优惠的价格买了一台加湿器，这个算吗？"

元春补充了两件积极事情，大伟拿出一份新的表格，让元春把修改之后的结果填写在新的表格中："当然可以算。让我们把这两件事添加到 12 月 23 日的积极事件中。原来的表格已经无法补充进去了，我给你一份新的表格，你把之前填写的内容抄上去，然后再把补充的内容加进去。我们现在讨论的内容是关于积极事件的，所以消极事件的部分不急着抄写。"元春低着头在新表格中填写相应的内容。

表 5-2　每日生活事件表（片段样例）

日期	积极事件（+）	消极事件（-）
12 月 23 日	1. 在公司年终晚会上献唱了一首歌曲 2. 孩子买礼物送给我	1. 因孩子的生活费而和丈夫发生争执 2. 开车进入胡同，车被卡住了，其他人帮我把车开了出来 3. 给孩子辅导作业用时太长，害得我晚上想加班写稿都没有时间
12 月 24 日	……	……

大伟继续充实积极事件，强调并调整了积极事件的评价标准："你做到的

一些事情对你来讲很正常，你不以为自己有能力，但如果你不会做这些事情的话，你就会认为自己是无能的。在12月23日这一天都有哪些这样的事情发生呢？”元春想到了照顾孩子的生活、做家务和撰写年度总结报告。然后，大伟嘱咐她把这些内容填写在表格中。

讨论完积极事件后，接下来大伟要开始讨论消极事件了：“现在我们来看‘消极事件（–）’这一列，看看有没有一些本来是体现自己有能力的事情，经过维护机制的‘扭曲’变成了消极事件。”元春“嗯”了一声。

大伟接着说道：“我们先看第一件事——和丈夫发生争执的问题。争执的原因是孩子生活费的问题。这个问题解决了吗？争执过程是否很激烈，以致双方都无法控制情绪？”

“那倒没有，丈夫的看法与我不同，看得出来，他有些情绪，最终我们各让了一步，问题也算解决了。”

“但因为发生了争执，所以你认为它是消极事件，但实际上它是积极事件。”

“为什么是积极事件？”

“虽然发生了争执，但你们最终解决了问题，达成了一致意见。如果你把它和‘发生了争执且问题依然存在’比较，就能明白它为什么是积极事件了。”

“是呀。”

大伟让元春把这件事情重新填写在“积极事件（+）”一列里。接下来他们开始讨论“开车进入胡同，车被卡住了”这件事。通过与其他人比较，元春发现自己的车技的确较差，所以这可以视作消极事情，被保留在“消极事件（–）”一列里。

接下来，他们要讨论第三个消极事件“给孩子辅导作业用时太长”，大伟问道：“你觉得辅导时间长是和平时的辅导时间相比，还是和你希望的辅导时间相比？”元春说自己有稿子要写，所以希望孩子能早点完成作业，结果未能如愿。

大伟跟元春讨论评估标准：“辅导时间的长短通常不是评估辅导作业能力的标志，这要考虑到辅导问题的多少、孩子的能力和问题的难度等综合因素。你要是不急着写稿，像平时那样辅导孩子学习的话，有没有成就感呢？有没有教会孩子一些东西？”

"有的，孩子都听懂了，作业题也都做对了。"

"那么照我们刚才讨论的标准，你觉得这件事应该算消极事件还是积极事件呢？"

"积极事件吧。"

经过重新检视每一个消极事件，原来的两个消极事件都被调整到了"积极事件（+）"一列里。大伟让元春看看调整之后的结果："我们再来看看12月23日的积极事件和消极事件，积极事件有九件，消极事件只有一件，看到这样的结果，你有什么感觉呢？"元春说感觉很好，发现自己能做的还真不少（见表5-3）。

表5-3　每日生活事件表（修改后）

日期	积极事件（+）	消极事件（-）
12月23日	1. 在公司年终晚会上献唱了一首歌曲 2. 孩子买礼物送给我 3. 处理客户纠纷 4. 以优惠的价格购买加湿器 5. 照顾孩子的生活 6. 做家务 7. 撰写年度总结报告 8. 夫妻经过争执，最终解决了孩子生活费的问题 9. 辅导孩子做作业，孩子全做对了	开车进入胡同，车被卡住了
12月24日	……	……

接下来，大伟要求元春按照刚才的方法讨论每日生活事件表中填写的其他内容，同样是先补充积极事件，再讨论消极事件。通过这样的讨论，元春发现自己很不错，能做的事情非常多，搞不定的事情却很少。

5.3.3　课堂练习

请参考本节技能解析和咨询现场的内容，练习监控核心信念运作技能。用个案1练习布置每日生活事件表家庭作业，用个案2练习回顾每日生活事件。

个案 1　胜飞个案

胜飞的核心信念是“我是无能的”，7 月 14 日，胜飞报告自己经历了这样一些事情：开会迟到被领导批评，发现两个下属在上班的时候玩手机游戏，早上送孩子上学，晚上辅导孩子做作业，与妻子就买车问题发生了争执。

个案 2　蕙兰个案

蕙兰的核心信念是“我是无价值的”。9 月 14 日蕙兰填写的每日生活事件表内容见表 5-4。

表 5-4　每日生活事件表（截选 9 月 14 日内容）

日期	积极事件（+）	消极事件（–）
9 月 14 日	1. 在网店以最优惠的价格买到衣服 2. 识破公司员工用假发票报账	1. 孩子没写完作业 2. 丈夫抱怨我做的饭菜不好吃

5.4　核心信念作业表

通过几周有关积极事件和消极事件判断标准的讨论，元春开始能够对积极事件和消极事件进行归类，也能注意到平时忽视的积极事件，咨询师大伟看到元春填写的积极事件越来越多，消极事件越来越少。

有了这些积极事件作为基础，元春在大伟的引领下意识到核心信念“我是无能的”不能准确地反映每日生活事件表中记录的事件，最终得到了“我是有能力的”新的核心信念。

5.4.1　技能解析

新的信念提出后，来访者由于对其相信程度还达不到预期水平，需要积累更多正面证据以巩固它，这时我们需要应用核心信念作业表技术。

1. 核心信念作业表的样式

核心信念作业表在记录每日发生的积极事件和消极事件这一点上，与每日生活事件表一致，不同的地方在于：（1）有新旧核心信念的具体表述；（2）“积极事件（+）”被“支持新信念 / 反驳旧信念的证据”取代，“消极事件（–）”被“支持旧信念的证据及重新解释”取代；（3）对于消极事件，来访者还需要进行重新解释，以消除或减少消极事件对旧的核心信念的支持力度（见表 5-5）。

表 5-5　核心信念作业表（样例）

日期	新的核心信念	大多数时候我是可爱的	旧的核心信念	我是不被接受的
	支持新信念 / 反驳旧信念的证据		支持旧信念的证据及重新解释	
10 月 31 日	1. 帮邻居搬行李被致谢 2. 给孩子解答疑难问题，孩子很开心 3. 早上同事之间互相问候，相处得很融洽 4. 领导叫我去办公室，给我安排了一项重要的任务 5. 丈夫出差回来给我买了我喜欢的礼物 6. 闺密邀请我周末出去玩		1. 同事很愤怒，说我抢了他的功劳 他其实对我有误解，我解释了这部分是我自己做的，没用他的，他没那么气愤了，但还是不理我，也许过些日子，关系就恢复了 2. 地铁上踩到乘客的脚，对方充满敌意地看了我一眼 这是我的错，地铁里拥挤也是原因之一，跟对方道歉就没事了	

2. 核心信念作业表的布置

在咨询会谈中提出新的核心信念后，咨询师就可以布置作业，让来访者完成核心信念作业表，原来的每日生活事件表就不用填写了。对咨询师来说，每当安排来访者填写新的表格时，都要对表格如何填写进行详细的说明，避免来访者因理解有误或不知所措而无法填写。

由于有填写每日生活事件表的经验，来访者完成“支持新信念 / 反驳旧信念的证据”的部分就比较容易，咨询师需要重点解释的是“支持旧信念的证据及重新解释”部分。咨询师需要明确如下几点：（1）支持新信念的证据包括让自己感到高兴或成功的、在他人看来自己做得不错的，以及如果自己不具备就说明自己不行的事情（具备就是一种能力）；（2）支持旧信念的证据就是那些让来访者感到挫败的事情；（3）对支持旧信念的证据要应用认知技术进行处理。

3. 核心信念作业表的会谈

当来访者完成核心信念作业表回到咨询室时，咨询师需要安排专门的时间与来访者讨论作业表填写的内容。核心信念作业表内容的讨论包括如下几个方面。

（1）关注支持新信念的证据，与来访者讨论生活中是否还有新的支持证据可以增加进来。这部分内容的讨论方式与每日生活事件中“积极事件（+）”的讨论方式相同，你可以回头看看“监控核心信念运作”的咨询现场部分。

（2）关注支持旧信念的证据，看看来访者都撰写了哪些证据，并与来访者讨论这些消极事件，考虑是否存在因认知歪曲而把积极事件变成了消极事情，或者把原本支持新信念的证据变成了支持旧信念的证据的情况。如果是支持新信念的证据，就可以把它归入“支持新信念的证据”一列；如果不是，咨询师就可以讨论其对来访者的认知干预是否有效，来访者能否做出更好的解释。

咨询师：“我们来看看你记录的第一天的支持旧信念的证据，你记录了‘领导批评我提交的报告错别字太多’。你怎么看待领导批评你这件事呢？”

来访者：“写错别字是不应该的，我过去也没有错那么多。”

咨询师：“错误是客观存在的，你也认为可以不用犯这么多错误，这件事的确是一个消极事件，你并没有把积极事件歪曲成消极事件。把它放在‘支持旧信念的证据’这一列里是合适的。针对这件事情，你写的‘重新解释’的内容是什么呢？”

来访者：“我写的是‘一方面因为自己状态不好，另一方面手头事情比较多，并非语文能力低，其他时候我做得还可以’。”

咨询师：“你写的这个解释里面都用了什么技术呢？”

来访者：“我主要用了发散思维技术和控辩方技术。”

咨询师：“你对这两个技术的应用是正确的，做得不错。当你这样重新解释后，你的感受怎么样？”

来访者：“心情好多了。”

咨询师：“当你发现被领导批评并非因为自己无能，而是状态不好时，你觉得这件事对旧信念的支持力度有什么变化呢？”

来访者：“就没什么支持力度了。”

咨询师：“是的，这样一来我们就能减少对旧信念的支持，新信念就更容易被巩固了。我们接着看下一条记录。”

来访者：“好。”

5.4.2 咨询现场

前面的会谈提出了新的核心信念“我是有能力的”，咨询师大伟询问元春对信念的相信程度是多少，元春报告 70%。接着，大伟对元春说：“接下来，我们还要巩固新的信念，直到你对它的相信程度能够维持在 90% 以上。为此，我们需要完成一些家庭作业。”

元春女士问是什么作业，大伟告诉她现在要完成核心信念作业表，并把表格放在她面前：“我们来看看核心信念作业表，表格的上半部分需要填写新旧核心信念的内容。我们先把内容填上，我来说你来写。”

看到元春填写完毕，大伟抬头看着元春，并解释表格的下半部内容：“左边‘支持新信念 / 反驳旧信念的证据’实际上和之前每日生活事件表中的‘积极事件（+）’的意思是一致的，右边‘支持旧信念的证据及重新解释’和每日生活事件表中的‘消极事件（–）’的意思是一致的。也就是说，你把积极事件填写在左边，因为积极事件是支持新信念而否定旧信念的。”大伟这么一说，元春就明白了表格该怎样填写。

虽然元春能明白表格要怎么填写，但大伟还是觉得要示范填写方法，就问元春：“你能从昨天发生的事情中，找到可以填入‘支持新信念 / 反驳旧信念的证据’这一栏的事情吗？”元春回应道，自己帮助同事更换了打印机的色带，这是同事弄了很久也没搞定的。大伟肯定了元春的回答。

以此为契机，大伟解释什么样的情况可以列入“支持新信念的证据”：“首先，是让你感到自己有能力的事情，就像刚才你提到的帮助他人更换打印机的色带；其次，是在他人看来你做得不错的事情，这样的事情你可能并不认为自己有能力。”

大伟问元春最近是否有这样的事情发生，元春报告“孩子期中考试取得了第 5 名的成绩。我没有觉得怎么样，但其他家长跟我说孩子很优秀，说我教子有方”。

大伟继续说：“这样的事情表现了你的能力，你不认为它是能力体现的原因是你有更高的标准或期望，但其他家长用自己的孩子来作比较，发现你家孩子真的不错。这件事情也要列入‘支持新信念的证据’。关于支持新信念的证据的第 3 个标准‘如果你不具备的话，就说明自己不行’，这一点理解起来可能比较困难，你怎么看这一点？”

元春果然感到困惑：“不具备说明自己不行，具备的话也不一定说明自己行呀。”

大伟知道这是需要重点解释的，于是他稍作停顿后说道：“你的反应和大多数人一样，这是黑白思维带来的结果，黑白思维把能力分为有与没有、不如他人和超过他人两类。实际上，能力的多少是程度问题，能力的比较除了不如他人和超过他人以外，还有与他人差不多的情况。因此，当与自己无能相比时，能搞定就是有能力，虽然自己的能力可能和其他人的差不多。”元春点头同意大伟的解释，并找到了“开车送孩子上下学”和“能胜任一天的工作”两个事例。

支持新信念的证据的判断标准解释完后，大伟还需要与元春讨论支持旧信念的证据：“表格的右侧要填写让你感到无能的事情，通常这样的事情会让你感到挫败或沮丧，也就是我们前面说的‘消极事件（–）’。最近，在你的生活中有这样的事情发生吗？”元春提到自己让丈夫不要换新手机，丈夫不听劝阻并给自己买了新手机。

大伟认为“丈夫不听劝，执意买新手机”可以列入“支持旧信念的证据”，并进一步说道：“和过去不一样的是，我们还要填写‘重新解释’的内容，也就是我们需要应用以前学到的认知技术来处理自动思维，让这件事不那么支持旧信念。”

为了让元春明白“重新解释”的方法，大伟便拿“丈夫执意买新手机”为例来说明：“如果应用认知技术来处理‘丈夫执意买新手机’这件事情，你觉得可以怎么做呢？”

元春想了想，说：“可以用发散思维技术，即也许他真的需要新手机；还可以用控辩方技术，因为他也有听我劝的时候，也不是事事和我对着干。”

大伟认可了元春的解释，并指导她将这一解释填写在表格中（见表 5-6）。

元春填写完后，大伟询问元春关于表格的填写是否还有不明白的地方，元春说“没有了”。

接着，大伟给她布置了家庭作业——填写核心信念作业表，并告诉元春：“下周回来的时候，我们会讨论你所填写的内容，就像之前我们讨论每日生活事件表一样。”元春回应“好的”。

表 5-6　核心信念作业表（元春实例）

日期	新的核心信念	我是有能力的	旧的核心信念	我是无能的
	支持新信念 / 反驳旧信念的证据		支持旧信念的证据及重新解释	
3月5日	1. 帮同事更换打印机的色带 2. 孩子期中考试取得了第 5 名的成绩 3. 开车送孩子上下学 4. 完成今天的工作任务		丈夫不听劝，执意买新手机 也许丈夫真的需要新手机，他也有听我劝的时候，也不是事事和我对着干	

5.4.3　课堂练习

请参考本节技能解析和咨询现场部分，练习核心信念作业表技术。用个案 1 练习布置核心信念作业表的家庭作业，用个案 2 练习回顾核心信念作业表。

个案 1　胜飞个案

胜飞原来的核心信念为"我是无能的"，经过讨论后得出的新的核心信念是"我在许多方面都是有能力的"。8 月 2 日胜飞报告了这样一些事情：早上送孩子上学，员工因请假被拒表现得很不高兴，中午和客户的单位领导吃饭，酒喝得有点多，妻子对我给她买的礼物不满意。

个案 2　蕙兰个案

10 月 23 日蕙兰填写的核心信念作业表见表 5-7。

表 5-7　核心信念作业表（蕙兰实例）

日期	新的核心信念	我有价值，只是其在不同方面的大小不同而已	旧的核心信念	我是无价值的
	支持新信念 / 反驳旧信念的证据		支持旧信念的证据及重新解释	
10月23日	1. 给家人准备早餐 2. 去客户那里追回欠款		1. 婆婆不穿我给她买的衣服 她不喜欢我选的颜色和款式，也可能是舍不得花钱 2. 给儿子辅导作业时没讲明白 我自己太笨了，连小学的知识都讲不明白	

5.5 核心信念阶段会谈

刚过元旦，寒潮便袭来，在一天的时间内气温就下降了十几摄氏度，“泼水成冰”这种在东北地区的冬季才有的景象，竟然也出现在了北京。有好事者甚至把北京的气温与同一时期北极的气温相比较，发现北京的气温竟然与北极的气温差不多。元春把曾去东北地区看雪景时买的羽绒服翻了出来，穿在身上抵御寒潮。

刚入冬就是这个阵仗，元春预计今年的冬天会特别冷。令元春意外的是，没两天寒潮就退去了，气温逐渐回升。中午，太阳照在元春的身上，给她一种“春天来了”的错觉。其实，给元春带来这种错觉的不是气温的短暂回升，而是心理咨询会谈取得的进展。

5.5.1 技能解析

核心信念阶段的会谈以新信念的提出为标志，可分为新的核心信念提出前和新的核心信念提出后两个时期。两个时期的会谈议程和会谈讨论有着明显的区别，下面我们来依次介绍。

1. 新的核心信念提出前的会谈

前面我们已经提过，进入核心信念阶段会谈后，咨询师要做的是识别核心信念、对来访者进行心理教育、布置作业让来访者监控核心信念运作，以及填写每日生活事件表。这些内容要在进入核心信念阶段会谈的首次会谈中完成。

在接下来的几次会谈中，会谈议程主要包括两方面内容：一是对每日生活事件表的讨论；二是对来访者生活中的问题的讨论。

有关讨论每日生活事件表的会谈方法，我们在前面已经呈现过，至于对来访者生活中的问题的讨论，由于此时还没有提出新的信念，咨询师采取前面关于自动思维和中间信念阶段的技术予以处理即可。

2. 新的核心信念提出后的会谈

新的核心信念提出后，咨询会谈的主要任务是巩固新的核心信念。在这里，咨询会谈议程包括两方面内容：一是对核心信念作业表内容的讨论；二是对来访者生活中的问题的讨论。有关核心信念作业表的讨论，我们在前面已经说明过，在这里我们只介绍咨询师对来访者生活中的问题的讨论。

对咨询师而言，在新的核心信念提出后讨论来访者生活中的问题时，就需要把问题的讨论与核心信念结合起来：把自动思维与旧的信念联系起来，让来访者意识到自动思维是被原有核心信念决定的；把新的信念与替代思维联系起来，用新的信念引导来访者提出替代思维。

5.5.2 咨询现场

在知性室里，咨询师大伟与元春正在进行会谈。

本次会谈的第一项议程和往常一样，就是回顾核心信念作业表。大伟和元春一起回顾支持新信念的证据，巩固支持新信念的三个评价标准，重新解释支持旧信念的证据。这项任务已经进行过几次了，元春女士掌握得很好，咨询进展非常顺利。

第二项议程是处理元春女士关心的问题，大伟询问元春想讨论哪个问题，元春说她希望讨论孩子交朋友的事情，因为不知道自己做得对不对。

大伟先请元春说说相关的情况。元春回顾了事情发生的过程："孩子向我要 1 角钱硬币，我问他拿来干什么，他说给班上的某个同学。这个同学我知道，他是班上一个比较霸道的学生，经常欺负其他同学，也欺负过我的孩子。我就不想让孩子跟这样的人打交道，不希望孩子被欺负。我想如果孩子这次给他钱了，下一次他又要欺负我的孩子，向其要更多钱。我本不想给的，可我不想让孩子为难，只好给了。"

大伟决定找出元春的自动思维，并挖掘其背后的核心信念，就问元春：

"你希望你的孩子与那个学生怎样相处呢？"

"我希望我的孩子离他远远的，不要和他来往。"

"当你得知孩子要把硬币给那个学生的时候，你心里在想什么呢？"

"他欺负、逼迫我的孩子。"

"如果你说的是真的，对方的确欺负了你家孩子，这对你来说意味着什么呢？"

"我没能保护自己的孩子。"

"如果你的确没能保护自己的孩子，这意味着什么呢？"

"我是无能的，我不是一个好妈妈。"

得到了元春这件事情背后的核心信念，大伟跟元春解释道："你看到了吗？这个学生向你的孩子要1角钱硬币，你把它解读为他在欺负你的孩子，这个想法实际上来自你的核心信念‘我是无能的’。”元春对此表示同意。

解释了自动思维是受旧的核心信念影响后，大伟决定处理这个自动思维：“你的孩子给那个学生硬币这件事让他感到被欺负了吗，你有了解这件事是在什么情况下发生的吗？”

“孩子没有觉得被欺负。我也问过孩子为什么要给那个学生硬币，孩子说他们俩在玩一个游戏，对方想让孩子给他一个硬币，孩子就答应了。”

“很显然，给对方一个硬币是游戏的一部分。你的想法没有得到支持，相反，这是孩子与对方友谊的一个证据。你觉得呢？”

“嗯，这么一想，我就放心了。”

自动思维处理了，接下来大伟要聊聊补偿策略：“对于那个曾经欺负过你家孩子的学生，你刚才的想法是让孩子避开他，不与他交往。如果你家孩子这样做，孩子就不会受到对方的伤害了吗？”

“这样孩子就能保护自己。”

“孩子能保护自己，不受其他孩子的伤害，这对你来说意味着什么呢？”

“我就是一个称职的好妈妈。”

大伟揭示了元春养育孩子方面的补偿策略：“你看到了吗？让孩子回避是你的补偿策略——避免让孩子受到伤害，从而避免让自己感到无能。”元春点点头表示同意。

因为目前是核心信念阶段，处理自动思维的方法要和在中间信念阶段时有所不同，大伟很清楚这一点，于是说道：“现在我们来换个角度思考，我们用新的核心信念来指导自己，如果你相信自己是有能力的，能够保护自己的孩子，那么当那个学生向你的孩子要东西时，你会怎么想？”

元春想了想，说道：“我会觉得这是一个增进友谊的做法，应当支持孩子，如果他们能成为好朋友，将来说不定还能得到对方的帮助呢。”

大伟总结道：“在正性核心信念的指导下，当我们的想法改变时，我们就会改变原来回避的行为模式，变得更加正面和积极，主动与他人交往，与他人建立人际关系。”

元春对这个总结很认可，但还有些困惑：“如果对方总是要我家孩子的东西，孩子吃亏了怎么办呢？”

大伟建议道："这件事情好办，人际关系通常都是相互获益的。如果你家孩子有需要对方的地方，可以主动表达和寻求帮助。只有相互给予，人际关系才会更加平衡，更容易长远。"

元春很显然对咨询师的建议很满意，称赞道："这个主意很好。"

5.5.3 课堂练习

请参考本节技能解析和咨询现场部分，练习新的核心信念提出后的会谈技能。

个案 1　胜飞个案

在本次会谈中，胜飞希望讨论某员工业绩考核谈话的问题，该员工在全员考核中业绩垫底，影响了部门的整体业绩。

个案 2　蕙兰个案

在本次会谈中，蕙兰想讨论辅导孩子学习的问题，孩子的语文成绩不理想，蕙兰指导孩子写作文又不见成效，不知道该怎么办。

5.6 传记分析技术

元春每天坚持填写核心信念作业表，随着认知方式的调整，她越来越容易觉察到自己身上支持新信念的证据，对负面事件也能够进行重新解释。如此一来，元春女士对新核心信念的相信程度持续增加，历时两个多月，最终到达并维持在 90% 以上。

当元春对新信念的相信程度能维持在 90% 以上时，咨询师大伟决定和元春讨论成长经验方面的问题。大伟知道，来访者的成长经验是其原有核心信念形成和巩固的基础，要巩固对新信念的相信程度，仅凭现阶段证据的支持是不够的，还需要成长经验的支持。

5.6.1 技能解析

传记分析技术就是邀请来访者撰写关于自己人生的传记，通过撰写传记、丰富传记的内容、讨论和修改传记文本，来访者可以把个人有关成长经历的传记变成支持正性核心信念的证据。

传记分析技术包括两部分内容：一是给来访者布置家庭作业，邀请来访者完成个人成长史的传记；二是来访者与咨询师讨论传记内容，并修改传记文本。下面我们按照传记分析技术的会谈顺序分5个步骤进行说明。

1. 布置作业：撰写传记并说明规范

咨询师在安排来访者撰写个人传记时，要解释传记的撰写要求，同时说明撰写传记的目的。传记的撰写要求包括如下几个方面：（1）按照年龄从小到大的顺序撰写；（2）成长过程中的每件事情要分段撰写，一件事情写一段（如果太长可以分成两段或更多段）；（3）尽量写得详细一些，如时间、地点、人物、过程、结果等方面内容。

对于撰写传记的目的，咨询师可以跟来访者这样解释：（1）个人的成长经验是旧信念的来源，也是支持旧信念的依据；（2）撰写传记的目的在于重构成长记忆中的经验，让它能够支持新的核心信念；（3）处理个人成长过程中的负面经验，抚平来自原生家庭的创伤。

2. 讨论传记：首次传记讨论

首次传记讨论主要聚焦在传记的格式和内容的表述方面。在格式方面，咨询师要检查来访者的传记是否是按照上次要求的时间顺序撰写的，每个事件是否分段撰写，同时提出对传记的新格式的要求，即为每个时期增加标题。在内容方面，咨询师要检查来访者是否按照上次的要求撰写了时间、地点、任务、过程和结果等内容，同时要求增加认知行为疗法概念化的具体内容，如认知、情绪和行为（甚至生理反应）等内容。

3. 布置作业：充实正面经验记忆

来访者在完成个人传记的初稿后，要补充正面经验记忆。来访者完成个人传记初稿的基本标准为：（1）成长经历中各个阶段（直到今天）的事件都已经撰写；（2）给每个时期拟定了标题；（3）给每个生活事件补充了认知、情绪和行为等方面的内容。

对来访者而言，正面经验记忆既可以通过努力搜寻头脑中的记忆补偿，也可以通过翻阅自己成长过程中的各种“文物”资料，也就是那些自己还保存的有关个人成长经历的物品补偿，这些物品可能是照片、奖状、证书、毕业证、成绩单、玩具等。此外，来访者还可以邀请成长经历中各个时期的人物（如家人、老师、同学、朋友）讲述与自己有关的故事，来充实自己的成长经验记忆。

4. 讨论传记：负面经验的修正

在来访者搜集资料期间和之后的一段时间里，咨询师与来访者之间的会谈主要围绕负面经验的讨论。咨询师和来访者可以从传记所记载的负面经验事件中按照时间顺序（由近及远或由远及近都可以，由来访者确定）进行选择，列入会议议程，并逐一进行讨论处理。

对于列入会谈议程的负面成长经验，其处理模式和自动思维阶段的大致相同。咨询师应用认知技术来修正来访者对过去经验的认知歪曲，缓解附着在事件上的情绪体验，并修正对事件的情绪记忆。如果来访者同意，可以根据修正后的认知，改写自己的行为反应。

5. 定稿个人传记

当来访者对成长过程中的各个阶段的正面经验搜集完成，以及咨询师和来访者对成长过程中的负面经验的讨论结束后，个人传记便接近尾声了。定稿个人传记的工作包括：（1）修订各个时期的标题；（2）给个人传记起一个有意义的名称；（3）制作传记目录；（4）文字和图片排版；（5）打印并装订成册。

5.6.2 咨询现场

在本次会谈的后半段，大伟要给元春布置新的家庭作业，回顾其成长经验。

大伟对元春说：“在过去这段时间里，我们主要围绕核心信念作业表进行工作。鉴于你对新的核心信念的相信程度维持在 90% 以上已经有一段时间了，现在，是时候回顾你的成长历程了。”听到这里，元春很开心，这个内容是她很早以前就想讨论的。

大伟继续说道：“认知行为疗法认为现在比过去更重要，因此，我们花了很多时间在当下，现在你的状态非常不错，是时候处理过去了。为了便于讨论过去，你需要回去完成新的家庭作业——撰写个人传记。你需要按照年龄从小到大的顺序，把你记忆中的事情写下来。”

为了确保自己的理解正确，元春女士看着大伟的眼睛，并提高音量问道：“就是回忆小时候的事情，然后写下来吧？”

大伟回答：“是的，写的时候，尽量写得详细一些，每件事情尽量包括时间、地点、人物、过程和结果等内容，就像写记叙文一样。为了便于阅读，最好每件事情写一段，如果太长的话，可以分成两三段，注意不要把几件事写在一段里面。”元春表示明白。

为了说明原理，大伟问道：“除了处理陈年往事给你带来的创伤或消极情绪以外，你还知道其他我们这样做的原因吗？”元春一脸困惑地看着大伟。

大伟解释道：“我们记忆中的陈年往事往往是一些消极事件，它对旧的核心信念起着支持作用，处理这些消极事件有助于削弱其对旧信念的支持力度，换句话说，它有利于巩固新的核心信念。如果我们能够处理成长经验，新的核心信念就能得到现在的经验和过去的经验两方面的支持了。”元春明白了完成这个作业的意义。

关于传记的撰写，大伟嘱咐道：“请你在下一次咨询时把传记带来，我们一起讨论。传记没有完成也没关系，写了多少我们就讨论多少。如果方便的话，你可以把传记打印出来，不方便的话就把传记存在U盘里带来。有问题吗？”元春表示没有问题。

两周后元春带来了她撰写的成长传记，大伟对元春的传记进行了首次讨论。

大伟向元春交代讨论的任务：“我们今天对传记的讨论主要集中在格式和内容上。一方面，我要看看你撰写的内容是否符合上次我提出的要求；另一方面，我要在原有要求的基础上增加新的、进一步的要求。我们先看段落格式吧。”元春点头同意。

大伟继续说：“第一段你写的是，‘小时候母亲离开我到外祖母家住了一周，是为了让我断奶’。第二段你写的是‘我生病住院’。你的确是按照每件事情写一段的要求撰写的。你是怎么做到的呢？”通过提问的方式，大伟肯定了元春做得正确的方面。

大伟随手翻阅着传记，并对元春说："接下来我们来看看内容写得如何？"说完便随机指出一段，让元春讲述这一段的内容。

元春说："初一上学期，在学校操场上完体育课后，我和班上的一个姓王的同学发生了矛盾，具体是什么原因，我不记得了，反正两人就打了起来。这时，一个高年级的同学从教学楼上跑下来追着我打，把我的脸打肿了。母亲带我去医院检查，医生说我面部鼻梁软组织受伤，我还为此在家休学了一周。后来我了解到这个同学是初三年级的，并不认识和我打架的同班同学，就莫名其妙地跑来打我。当时父母没有为我伸张正义，没有帮我讨回公道，医药费都是我们自己出的。"

大伟一边检查传记的内容要素，一边说道："时间、地点、人物、发展过程和结果都有，写得非常完整。"然后嘱咐元春按照这样的标准继续撰写，元春对自己的传记能够得到咨询师的两次肯定感到愉悦，脸上露出了笑容。

检查完段落和内容后，大伟说道："接下来我们要对传记进行提升，完善格式和内容，让它变得更加有文学和心理学色彩，而不仅仅是一篇记叙文。"元春询问要怎样提升。

大伟思考片刻后说道："在格式上，为了凸显每一段落表达的主题或表达你对这个时期经历的感受和理解，我们需要拟定标题，这些标题可以被称为章标题或节标题，也可以是大标题或小标题。你可以为自己所记叙的每段时期的若干件事情各起一个标题。如果你愿意的话，也可以对一段时期的总体经历起一个大标题或章标题，对每件事或几件事起一个小标题或节标题。当然，你也可以简单点，就起一个标题。你想怎么选择呢？"元春希望简单一些，就选择了只起一个大标题。

大伟以传记的前半部分内容为例说明如何起标题："我们先来看看第一个时期，你给它命名一个标题。你要先确定时间长度，也就是起止时间，看看这个时间段里都包含哪些段落。"元春说第一个时期包含自己 0 ~ 2 岁的经历，那段时间她在家里，和父母、外祖母待在一起，2 岁后她上了幼儿园，外祖母也离开了。

大伟同意元春的选择："这样划分挺好的，你考虑到了生活环境的变化，2 岁前你在家且有外祖母在身边，2 岁后你上了幼儿园，而外祖母也离开了。"然后，大伟和元春一起看在 0 ~ 2 岁这个时间段内元春一共写了几件事，最后统计下来，一共写了八件事。

大伟问："这八件事放在一起，你觉得可以给它起一个什么标题合适呢？"

"'外祖母与我'？"

"还能想到别的吗？"

"'外祖母和母亲的矛盾'？'外祖母、母亲和我'？"

"你想到了三个名字，如果让你挑的话，你会选哪个呢？"

"'外祖母、母亲和我'吧。"

大伟总结道："好的，我们就暂时用这个名字，后面也按这种方式做，先确定时期，再确定在这个时期内有多少段落，最后从这些段落中归纳、提炼出标题。"元春点头表示同意。

接着，大伟对传记的撰写提出第二个要求："关于每个段落，我们还需要做一些补充和完善，这样你才能应用心理咨询的方法帮助自己。你需要在已经撰写好的事件中增加认知（自动思维）、情绪、行为等方面的内容，也就是在每个段落后补充当时的想法、情绪体验和行为反应。"元春觉得这听起来很难。

看到元春为难的表情，大伟鼓励元春："这听起来很难，不如我们先试试看吧。以刚才讨论的在初一上学期和同学打架这件事为例，我们讨论看看要怎么补充。"元春"嗯"了一声。

大伟询问元春："你写的这件事情里面有好几个环节，既有和同学打架的环节，也有被高年级学生追着打的环节，还有母亲带你去医院看病和父母没有为你主持公道等的环节，你对哪些方面比较在意呢？"

"我主要对父母没有为我主持公道感到郁闷，我当时很恨他们，我不去上学就是为了报复他们。"

"既然你在意父母没有为你主持公道这个环节，那么我们在补充内容的时候，就增加这个情境下的自动思维、情绪和行为等内容，至于其他环节，以后有必要的时候我们再补充。其实你刚才已经提到了情绪，你'恨'他们，也提到了行为'待在家里不去上学'，如今只缺少自动思维了。事情发生后，你希望父母为你做什么呢？"

"他们应该去学校和对方家里闹，要求对方赔礼道歉，赔偿医药费。"

"当他们没有这么做的时候，你是怎么想的呢？"

"他们太懦弱了，保护不了自己的孩子。"

“这种想法让你产生了‘恨’的情绪吗？”

“是的。”

通过提问，大伟了解到元春当时的自动思维、情绪和行为等内容，便引导元春补充这个段落，修改后的内容如下。

> 初一上学期，在学校操场上完体育课后，我和班上的一个姓王的同学发生了矛盾，具体是什么原因，我不记得了，反正两人就打了起来。这时，一个高年级的同学从教学楼上跑下来追着我打，把我的脸打肿了。母亲带我去医院检查，医生说我面部鼻梁软组织受伤。后来我了解到，这个同学是初三年级的，而且也不认识和我打架的同班同学，就莫名其妙地跑来打我。当时父母并没有为我伸张正义，没有帮我讨回公道，医药费都是我们自己出的，我觉得他们太懦弱了，保护不了自己的孩子，我恨他们，为了惩罚他们，我故意不去学校，在家待了一个星期。

看到修改后的段落，元春发现事情没有自己想象的那样难，于是增加了完成任务的信心。大伟嘱咐她其他段落也按照这样的方式进行补充，元春愉快地答应了。

两周过去了，元春带着修改后的传记来到咨询室。

在这次的会谈中，大伟希望能够处理传记中的负面经验。有关负面经验的内容要应用认知行为技术进行重新解释。大伟选择了上次讨论的事情作为示例：“我们来聊聊传记中记录的高年级学生追着打你，而父母没有为你伸张正义的事情。”元春“嗯”了一声。

大伟说道：“根据传记的内容，你认为他们没有为你讨回公道是他们太懦弱了？”元春认可这个说法。

来访者由于自己的成长经验，往往站在孩子的立场看问题和想问题，他们对重要他人的看法都是自己的猜想，很多时候重要他人并不是这样认为的。要修正这样的想法，大伟需要布置作业让元春与家长沟通，了解家长当时的想法是什么。有了与家长的沟通，有关这个话题的讨论才更容易进行。大伟询问道："关于这件事情，上次咨询结束后我要求你与父母聊一聊，他们是怎么说的呢？"

"我问母亲了。她说，和我打架的同班同学的家庭是非常普通的工薪阶层家庭，收入非常低，他们付不起医药费，那个高年级的同学来自单亲家庭，他的母亲是公交车司机，也非常不容易，我们的家庭条件好些，就没有让他们付医药费，他们两个家庭的家长和孩子都上门道歉了，父母也就原谅他们了。"

"那你有没有跟母亲讲你自己的感受呢？"

"我说了。母亲说：首先，他们是大人，不能因为对方的孩子打了我，就去打对方的孩子，当然也不能打对方的家长；其次，要想战胜他人，不能在打架上决胜负，学生要在学习上超过或战胜他人，家长要在工作业绩和教育孩子方面超过或战胜他人。"

"你能接受母亲的说明吗？"

"从道理上看，我还是容易接受的，当时我不能理解到这一点。"

"是的，母亲很理性，你的感受是委屈，你把感受跟母亲讲了之后，她有什么反应呀？"

"母亲说很抱歉，自己没有注意到孩子的感受，如果知道孩子的感受，肯定会和孩子商量，采取一些不一样的措施。"

"现在你还认为父母懦弱吗？"

元春说："不那么认为了。"这个结果在大伟的预料之中，让来访者与重要他人直接沟通有助于澄清误会。大伟觉得还有必要针对自动思维进行直接干预，便对元春说："关于这个自动思维，我们用控辩方技术讨论一下如何？"元春同意了这一建议。

"支持父母懦弱的证据是什么呢？"

"他们没有为我主持公道。"

"那么支持父母不懦弱的证据是什么呢，你能找到他们在其他场合下不懦弱的证据吗？"

"父亲做过好几次见义勇为的事情，母亲也在购物过程中因为商品质量问题据理力争过。"

"结合你刚才提到的证据和母亲对当时的事情处理方式的解释，你还认为他们懦弱吗？"

“不了。”

“那么怎样看更合适一些呢？”

“父母是理智的，我选择原谅他们。”

通过控辩方技术的应用，元春得到了替代思维“父母是理智的，我选择原谅他们”。大伟知道，这仅仅是认知改变，元春还需要一些行为改变，才能让其情绪改变得更彻底些：“我想，如果你跟父母表达当时自己委屈的感受并希望父母能为你做些什么，你会感觉好一些吗？假如你也知道对方的家庭经济情况的话。”

“我想让那个高年级同学跟我道歉，写一个300字的检讨书，当着老师和家长的面读给我听，检讨书的内容必须我认可才行。”

“如果他真的这样做了，你的心情会怎样？”

“我的心情就会好多了。”

得到了行为改变的内容，大伟就可以引导元春改写这个段落了。他对元春说：“经过对认知改变的讨论，你认识到了父母是理智的，选择了原谅他们。我们也讨论了行为改变，你选择跟父母讲述自己的感受，并希望让那个高年级学生写检讨书认错，当着大家的面读给你听。我们把这些改变的内容添加到传记中，重新来写这段文字怎么样？”元春表示愿意试试看。

元春花费了几分钟时间按照大伟的意思重写了这个段落，内容如下。

> 初一上学期，在学校操场上完体育课后，我和班上的一个姓王的同学发生了矛盾，具体是什么原因，我不记得了，反正两人就打了起来。这时，一个高年级的同学从教学楼上跑下来追着我打，把我的脸打肿了。母亲带我去医院检查，医生说我面部鼻梁软组织受伤。后来我了解到，这个同学是初三年级的，而且也不认识和我打架的同班同学，就莫名其妙地跑来打我。
>
> 父母得知我的同班同学的家庭是普通工薪阶层家庭，那位高年级的学生来自单亲家庭，两个家庭的经济状况都不如我们家好，出于维护同学关系的考虑，父母选择了原谅他们，父母是理性的，没有意气用事。我在想，如果我把自己委屈的心情告诉父母而不是隐

藏起来，表达希望对方真诚地道歉，想必父母也会同意的。如果是那样的话，我都能想象，那个高年级的学生一遍又一遍地修改300字检讨书的狼狈样子。最后，他在大家面前朗读自己的检讨书，看着他那难为情的样子，想想心里都好受多了。

经历这个过程，元春顺利地完成了一个负面成长经验重构，大伟肯定了元春，并邀请她按照同样的方式重新解释传记中的其他负面经验，如果元春有搞不定的段落，可以在咨询会谈中和咨询师一起讨论。

元春愉快地接受了这个任务。

5.6.3 课堂练习

请依据本节技能解析和咨询现场部分，以下面的个案信息为基础，练习传记分析技术中的“负面经验的修正”技能。

个案1 胜飞个案

在胜飞的记忆中，大概是小学三四年级的时候，当全家人聚在一起吃晚餐时，父亲总是一边吃饭一边批评他。从父亲嘴里说出来的都是，我们不行，别人家的孩子多么好，成绩又好、又能替家里做事，我们都是吃白饭的，既帮不上家里的忙，学习成绩又不好。

个案2 蕙兰个案

在蕙兰的记忆中，大约是小学五年级的时候，母亲让她把家里的鸡蛋拿到集市上卖，结果她在回家的路上把卖鸡蛋的钱弄丢了，被母亲揍了一顿，母亲说她一点用都没有，帮不了家里的忙。

5.7 两个我对话技术

这段时间元春的主要任务就是撰写个人传记，在咨询师大伟的指导下一遍又一遍地充实和修改自己的传记。这个过程中，元春不仅重新解释了负面经验事件，也通过回忆和访谈等方式补充了正面经验证据，这样的努力越多，元春的成长经验就越正面、积极，昏暗的童年经验逐渐变得鲜亮起来。

在本次会谈中，元春女士想讨论一个问题，因为女儿的学习成绩不理想，所以她希望利用假期时间给女儿报补习班，把女儿的学习成绩提上去，结果遭到女儿的强烈反对。元春的母亲也对元春的教育方式强烈地不认同，数落她"连自己都管不好，还能管好孩子吗"，元春与母亲相处得很不愉快。

现实生活中的问题也常常是这个阶段会谈议程的一部分，咨询师大伟努力把当前话题的讨论与元春的成长经验联系起来，促成对当下问题的解决和对成长经验的梳理。

5.7.1 技能解析

两个我对话技术是一种情绪体验表达的咨询技术，通常用来处理成长过程中具有负性情绪的创伤事件。两个我的对话，就是现在的我和过去的我之间的对话。通过现在的我与过去的我进行对话，重构情境中的认知、情绪和行为。

1. 安全地带练习

回到带有创伤事件的过去，必然会卷起某些强烈的负性情绪，为了避免当下的某种情绪状态的影响，我们通常会在会谈开始和结束的时候，先进入没有情绪的平静状态。这种状态或情境被称为安全地带。

安全地带的选择有很多，只要是能够给来访者带来平静和安全感的意象就可以，它可以是海滩、草原、高山、丛林，也可以是来访者感到安全且熟悉的地方，如卧室、衣柜、母亲的怀里等。

做安全地带练习时，来访者可以坐在有靠背的椅子上或躺在床上，闭上眼睛并把注意力集中在呼吸上，做几个深呼吸。咨询师可以让来访者想象自己进入产生安全感和平静感的场景中（咨询师要事先与来访者就这个场景进行讨论并确定），当来访者置身想象的场景中时，咨询师可以要求其用视觉、听觉、嗅觉、触觉等各种感觉来描述场景，体验自己的生理状态和情绪体验，这一过程会持续几分钟。结束安全地带练习时，咨询师要引导来访者把注意力放回到呼吸上，做几个深呼吸，再睁开眼睛结束练习。

2. 确定负性情绪事件

对来访者而言，引发负性情绪的童年往事常常是处于激活状态的，这些事件经常能被回忆起来。但也存在一种情况，即来访者可能只有某种感受（如负罪感、恐惧或不安全感），但并不知道有什么具体的消极情绪事件，这个时候，我们就需要引导来访者进行回溯，找到被遗忘的消极情绪事件。

咨询师如果碰到来访者无法提供负性童年经验的情况，可以借由情绪感受（如恐惧、无能感、不安全感）线索来搜寻记忆深处的这些童年经验。咨询师首先让来访者进入安全地带，深呼吸并在头脑中想象让自己感到安全、舒适的情景，然后再搜寻早年的负性情绪事件。指导语如下：

> 现在请你体验自己的不安全感（或其他情绪感受），让这种感受带领你回溯过去，我们可以从你高中毕业那年开始（也可以从上个月开始）逐年回溯，想一想那一年中有些什么样的事情让你有这样的不安全感（或其他情绪感受），当你完成这一年的回溯之后，再回忆上一年有哪些事情让你有同样的感受，就这样一年一年进行回溯，直到生命的第一年。准备好了吗？（待对方回答准备好了）我们先让自己停留在高中毕业那一刻，高考已经结束了。你从这一刻开始往前回忆，想到有什么带给你不安全感的事情就跟我说，我替你记录下来。

在来访者表述的过程中，咨询师需要用笔记录来访者报告的事情，最好同时进行录音，以避免遗漏重要信息。

回溯记忆部分完成后，咨询师要引导来访者重回安全地带，然后再结束负性情绪事件童年经验的搜寻工作。一般来说，这样的事件是让个体感到痛苦、挫败、无能或被抛弃的，它往往和重要他人相关，或者发生在人生的重要时刻。

3. 重构负性情绪事件的对话

前面的准备工作完成后，咨询师就可以通过两个我对话技术处理来访者负性情绪事件的童年经验了。两个我对话技术的步骤如下：（1）进入安全地带，想象给自己带来平静感和安全感的情景；（2）重现负性情绪事件情境，体验情绪感受，觉察认知；（3）认知概念化与评估对自动思维的相信程度和情绪强度；（4）引入现在的我，展开与童年的我的对话，应用认知技术干预；（5）干预结果：认知改变带来情绪改变，行为改变带来结局改变。

特别提示：针对同一负性情绪事件，对话技术往往需要被重复使用，直到附着在事件上面的情绪消解；此外，对话不仅要改变认知，还要改变行为，咨询师要引导来访者表演行为改变后的积极结果。

5.7.2 咨询现场

在知性室里，咨询师大伟与元春讨论其给女儿报班及母亲对自己的指责问题。元春在叙述整件事的发展过程时，联想起小时候母亲曾因元春考试成绩不理想而指责她的情景。她说，每当母亲指责她的时候，她都会想起这个情景，这反过来让她对母亲更加愤怒和沮丧。

基于认知行为疗法的“从现在到过去”咨询策略，咨询师大伟首先应用自动思维干预技术处理了元春的女儿反对报补习班和母亲对自己的指责问题，然后准备应用两个我对话技术处理元春过去的创伤经验——母亲因她考试成绩不理想而指责她的成长经验。

咨询师大伟对元春女士说：“接下来，我会用两个我对话技术来处理母亲因你考试成绩不理想而指责你的负性记忆。我们先进入安全地带，然后唤醒有关负性记忆的情景并处理这个情景。处理结束后，我们会先回到安全地带，再回到现实中来。”元春点点头。

大伟指导道：“你先调整坐姿，以舒服的姿势坐好，闭上眼睛，做几个缓慢而深沉的呼吸，将空气轻轻地吸进来，慢慢地呼出去（重复两三遍）。现在，我们来到安全地带，这个地方是让你感到最安全、最舒适的地方，这个地方就是小时候你父母房间里的衣橱，现在你想象自己打开衣橱的门走进去。”

为了让元春想象得生动一些，大伟询问她看到了什么，元春报告有许多衣服，有父亲和母亲的衣服，也有自己和妹妹的衣服。大伟接着问元春“能看见这些衣服的样式和颜色吗”，元春说“能”。

大伟从元春的回答得知元春已进入状态，便指导她：“你现在走进去，就像你小时候那样蹲在衣橱的角落里，双手抱着自己的双腿，膝盖与胸部相接，你体会到安全而舒适的感受了吗？”元春轻声说“嗯”。

现在，大伟引导元春从安全地带进入有关负性情绪事件的情境：“你现在进入初中阶段母亲在看到你的成绩单后指责你的情景，在这个情境中你会有不舒服的情绪体验，请你允许自己有这样的体验，尽管这样的体验可能很强烈，但我们只有面对它、处理它，它才会不再伤害你。”

看到元春点头，大伟继续说道：“让我们进入那个情景中。请你先描述这个具体的情景，包括房间的情况、你把试卷给母亲时她的表情和言语、你的心情和心理活动等，想象得越形象、鲜明越好。你一边想象那个情景，一边把它讲给我听。”

元春描述道：“我们一家人吃完饭后坐在餐桌前聊天，有父亲、母亲、妹妹和我。突然母亲想起我今天到学校拿了成绩单，就让我把成绩单拿给她看，我从书包里把成绩单递给她，当她看到成绩单上的分数时，表情就像天气一样晴转阴，语气非常严厉地对我说：‘你怎么这么笨，考成这样？’她那严厉的眼神，就好像要用眼睛杀了我一样。母亲的话让我非常吃惊，我的成绩还可以，没有她说的那样差，班上还有好多同学不如我呢。我觉得母亲在贬低我，便不服气地和她争吵起来。母亲更生气了。看到我和母亲争吵起来，父亲和妹妹都没有吭声，在一旁看着我俩，他们知道谁要是插话就没有好果子吃。就这样僵持了几分钟后，母亲从餐桌前站起身，走到卧室并关上门哭了起来。她在屋里哭得很大声，听到她的哭声，我感到很内疚，觉得自己不应该跟她顶嘴，让她生气。父亲看到这个局面后，就过来劝我跟母亲认错、道歉，虽然我跟母亲道歉了，但心中对于她的指责还是不服气。”

当元春描述完当时的情景后，大伟问道：“当母亲说‘你怎么这么笨，考成这样’时，你是怎么想的？”

“母亲看不起我、贬低我，我没有那么笨。”

“你有什么感受呢？”

“生气。”

“你对‘母亲看不起我、贬低我’想法的相信程度是多少呢？”

“100%。”

“生气的程度是多少呢？”

“70%。”

“母亲在房间里哭，你说自己感到内疚，你当时的想法是什么？”

“我不该惹母亲生气。”

“你对这个想法的相信程度是多少？”

“80%。”

“内疚的程度是多少呢？”

“60%。”

识别和评估自动思维与情绪的工作完成后，大伟让“成年的我”来到现场进行两个我对话，并说道：“我们现在让成年的你穿越时空隧道，就像电影里的穿越那样来到童年时期的这个情景，让她告诉童年的你一些不一样的事情，帮助你找到不同的解决办法。”元春点点头。

大伟询问元春：“现在她已经来到现场，你希望她出现在哪个时刻？是母亲指责你的时刻，还是母亲在房间里哭的时刻？”

“母亲指责我的时刻。”

“你希望成年的你站在哪里？”

“站在我身边。”

“成年的我”来到现场，咨询师大伟向元春解释对话的规则：“现在让成年的你和童年的你对话，你需要变换角色，一会儿扮演成年的你，一会儿扮演童年的你，当我说‘成年的你’的时候，你就扮演成年的你，当我说‘童年的你’的时候，你就扮演童年的你，明白吗？”元春表示明白。

大伟：“好，现在你扮演成年的你，询问童年的你为什么生气？”

成年的元春：“你为什么生气？”

大伟：“童年的你怎么回应？”

童年的元春：“母亲看不起我、贬低我。”

大伟：“成年的你怎么回应呢？”

成年的元春：“虽然母亲说你笨，实际上她只是期望太高，希望你取得更好的成绩。”

大伟：“童年的你同意成年的你的说法吗？”

童年的元春：“应该是这样，可母亲也不应该贬低我呀。”

大伟让元春交替扮演“童年的我”和“成年的我”来互相回应对方的话，接着大伟对元春说：“成年的你继续对她说。”

元春作为“成年的我”说道：“作为母亲，她的确不应该这样说自己的孩子，事实上孩子也不笨，一个成绩中等的孩子怎么可能是笨孩子呢。既然你不笨，可是你的成绩为什么只处于中等水平，而不能更好呢？你怎么认为呢？”

大伟再次要求元春交换角色："成年的你提出了一个好问题，童年的你对此是怎么想的呢？"

童年的元春："也许是我不够努力吧？如果我更努力些，成绩应该就会更好，可能这样母亲就不会这么失望吧。"

大伟："成年的你怎么回应呢？"

成年的元春："是的，如果做更多的努力，就会有更好的成绩。当你取得更好的成绩时，你觉得母亲会有什么反应呢？"

大伟："童年的你，妈妈会怎么回应呢？"

童年的元春："母亲的表情会好得多，虽然她可能不会夸奖我，但至少不会指责我。"

通过上述交替角色对话，大伟觉得可以提出替代思维了，便问道："童年的你，通过刚才的讨论，母亲说你笨的真正意思是什么？"童年的元春回应道："母亲很失望，觉得我不应该考这么低的分数。因为我也不笨，我可以考更高的分数。"

大伟继续提问："当你这么想的时候，童年的你感受到了什么情绪呢？你还生气吗？"童年的元春回答"有些羞愧"。

元春的认知和情绪改变后，咨询师大伟要讨论行为改变了，于是对童年的元春说："如果你觉得自己不笨，且母亲真正的意思是感到失望，童年的你打算怎么做呢？"童年的元春回应道："下个学期我更努力一些，争取取得更好的成绩，让母亲和父亲开心。"

很显然这个答案并不是大伟想要的，他想要的是对当前情境的行为反应，于是提示童年的元春："当你这么想的时候，你怎么面对母亲的指责呢，你过去的做法是与她争执，说自己不笨。现在，童年的你打算怎么跟母亲说呢？"

童年的元春说："我会跟母亲说我不笨，一个成绩中等的学生怎么会笨呢，我只是不够努力，下个学期我一定努力学习，取得好成绩给父母看，让他们高兴。"

大伟让她继续想象："如果你这么跟母亲说了，童年的你预计他们会有什么反应呢？"

童年的元春："母亲的表情就会好多了，可能会嘱咐我要努力学习。"

大伟："这样的话，母亲到房间里哭泣和你被迫给母亲认错的事情也就不存在了吧？”

童年的元春：“是的，后面的事情都不会发生了。”

到这里，两个我对话干预部分就算完成了。接下来，咨询师大伟要评估干预效果，便问道：“童年的你，现在你对‘母亲看不起我、贬低我’这个想法的相信程度是多少呢？”她报告“50%”。大伟又询问“她生气的程度是多少”，她回答“30%”。

看起来效果不错，大伟没有忘记“成年的我”还在现场，便对元春说：“最后，我们让成年的你给童年的你一些祝福，祝愿童年的你努力学习，取得更好的成绩。”元春把自己调整到“成年的我”的身份，对“童年的我”说：“祝你好好学习，天天向上，取得好成绩回报父母。”

最后，咨询师大伟说道：“童年的你，请接受成年的你的祝福。现在我们结束对话，请你回到安全地带，想象自己在父母房间的衣橱里蹲着。”停顿数秒后，大伟继续说道：“请从衣橱里爬出来，站起来，走出父母的房间。”再次停顿数秒后，大伟说道：“现在请把注意力转移到呼吸上，做几个缓慢的深呼吸。”最后，大伟让元春睁开眼睛，回到现实中。

一次两个我对话之旅，让元春对童年事件的消极情绪有了大幅度的缓解，认知也得到调整。同时，在当下的现实生活中，元春对母亲的敌对情绪也有所改善。

5.7.3 课堂练习

请依据本节技能解析和咨询现场部分，以下面的个案信息为基础，练习两个我对话技术。

个案1 胜飞个案

胜飞非常在意自己的工作业绩，当那些平时不如自己的同事超过自己的时候，他常常感到羞愧。这种羞愧的感觉源自初中二年级。第一学期期中考试结束后，胜飞发现自己的数学成绩从班级第1名下滑到第20多名，而好朋友奇迹般地取得了班级第3名。数学老师在课堂上公开表扬了那位同学，转而又用讽刺性的语言说道：“有的同学骄傲自满，以为自己了不起，其实自己什么也不是。”听到老师这么说，胜飞觉得老师是在讽刺他，感到很羞愧。

个案2 蕙兰个案

蕙兰常常因自己的要求遭到他人拒绝而感到内疚和自责，这种感觉源于她五六岁的时候。有一次在爷爷奶奶家吃饭时，她和堂弟为吃鸡腿争抢起来，这时奶奶批评她嘴馋，不知道让着弟弟，并把鸡腿从她的筷子上抢了过去，给了堂弟。

第6章 咨询结束与巩固会谈

和生活中的人际关系一样，咨询关系也有开始和结束。心理咨询以来访者的问题为基础，以咨询目标为导向，在咨询双方的共同努力下，经由一段时间的咨询会谈来解决问题，达成咨询目标，并最终走向咨询的终结。与咨询过程一同展开的还有咨询关系，从咨询一开始，咨询师就要与来访者建立关系，并在咨询过程中巩固关系，当咨询走向终结时，咨询关系也将告一段落。

正如写一篇文章既要重视开头，又要把结尾写好一样，心理咨询的开始和结束都很重要。在认知行为疗法中，结束有两种形式：一是咨询性会谈的结束，二是整个咨询的结束。所谓咨询性会谈的结束是指每周一次（或隔周一次）的咨询由于问题被解决而终止，或转入间隔时间更长（如每季度一次）的巩固性咨询会谈。整个咨询的结束则是指咨询双方完成巩固性会谈之后的结束。

本章给大家介绍这两种会谈结束的要点。咨询性会谈的结束主要包括两方面内容：一是回顾咨询进展，总结咨询收获和评估咨询效果；二是预防复发，即咨询师要处理咨询遗留问题和提供预防问题复发的策略。巩固性咨询会谈的内容也主要包括两方面内容：一是评估远期疗效，判断来访者的健康水平；二是应对当下问题，解决来访者目前面临的问题。

6.1 回顾咨询进展

元春女士在咨询师大伟的陪伴下回顾了自己的成长经历，撰写了成长传记，并在正性核心信念的指导下修正了成长传记。在这个过程中，她访问了成长过程中的重要他人，得到了许多有关自己的故事，充实了成长传记中的正面经验内容。对于元春过去记忆中的消极事件，大伟也应用认知行为技术对其进行了重新解释，或者用两个我对话技术对其进行了处理。

元春对自己过去40多年的人生进行了近3个月时间的梳理，现在她对自己的看法更加正面和积极，也确信自己是有能力的和可爱的。至此，核心信念阶段会谈临近尾声，整个咨询性会谈也就要结束了。

6.1.1 技能解析

心理咨询结束会谈的内容概括起来就是“回顾”和“展望”，即回顾整个心理咨询的历程，展望咨询结束之后的未来。通过将最初咨询时的情形和咨询结束时的情形进行比较，来访者看到了自己取得的进步，并分享了在咨询过程中学到的方法和技能，以及哪些技能可以用在其未来的生活中。

1. 对照问题清单或咨询目标，说明咨询效果

在咨询会谈结束的时刻，咨询师有必要和来访者回顾在咨询过程中取得的成果，也就是让来访者认识到咨询的效果。它从侧面说明了心理咨询是有效的，也说明了寻求咨询是明智的。

为了说明咨询会谈取得的效果，咨询师要通过回顾问题清单或咨询目标来实现。通过回顾问题清单，我们可以知道来访者最初存在哪些问题及现在还有哪些问题，如果一些问题通过咨询得到了解决，就说明咨询有效果。回顾咨询目标也可以达到相同的目的，咨询师可以和来访者对咨询目标逐一检视，看看有哪些目标完全达成了，哪些目标部分达成了，以及还有什么目标没有达成。检查咨询目标的达成程度也是说明咨询效果的一种方法。

此外，为了评估咨询效果，咨询师可以在结束会谈之前，安排来访者完成一份与评估性会谈一致的心理测评问卷，通过前后测结果的对比说明心理咨询效果。

2. 回顾咨询获益，注重个人成长

评估了咨询效果后，一个很自然的讨论话题就是咨询效果如何取得。实际上，咨询效果的取得，离不开来访者的个人成长，心理咨询就是通过来访者的个人成长来实现咨询目标的。来访者的个人成长体现在认知改变和行为改变

上，这种个人成长主要记录在咨询笔记（及应付卡）和家庭作业中。

咨询师在与来访者讨论个人成长时，可以结合回顾咨询笔记的内容和家庭作业进行。例如，请来访者分享咨询笔记（或应付卡）中对自己影响最大的几句话（即认知内容），以及自己最喜欢或掌握得最好的认知技术；也可以请来访者分析家庭作业（特别是行为试验作业）给自己带来的改变，以及自己从家庭作业中得到了什么启迪、学到了什么东西等。

3. 举一反三，助人自助

来访者前来咨询是希望问题得到解决，如果通过心理咨询，来访者不仅面临的问题解决了，还获得了某种技能或能力，且这种技能或能力能够应用于生活中的其他方面或有助于应付未来生活中的困难，那么这样的获益就是超值的。

例如，一个刚走出校门、初入职场的大学毕业生前来求助的问题是职场问题，经过心理咨询，其职场问题得到了解决。在咨询过程中，她减少了认知歪曲，习得了发散思维技术和可能性区域技术，减少了消极地预测未来的习惯，其行为也从原来的退缩和回避变成更加愿意面对和解决。她的这些改变不仅可以用在职场之外的人际交往上，还可以用在未来的职场晋升和婚恋家庭上。

6.1.2 咨询现场

本次会谈是元春女士与咨询师大伟的最后一次咨询会谈。

上次会谈结束前，大伟邀请元春翻阅记录咨询笔记和家庭作业的笔记本，回顾几个月以来的咨询历程，看看自己有哪些收获与成长。此外，大伟也嘱咐元春提前一些时间来咨询室填写心理测评问卷，以评估咨询结束时的心理健康状况。

对于本次会谈，元春既兴奋又不舍。在会谈开始时，大伟首先祝贺元春自咨询以来取得的个人成长，然后给元春交代了本次会谈的议程。

大伟请元春谈谈自咨询以来的收获和改变，元春从包里拿出咨询笔记本，这个笔记本的正面记载着每次咨询会谈的内容要点，背面记录着每次会谈后咨询师布置的家庭作业。元春翻看着咨询笔记，回想着咨询的历程，用略带兴奋的语调讲道：

“我很感谢您对我的帮助，也很庆幸自己选择了咨询。我在想要是当初自己不来咨询的话，我和丈夫的关系可能还是老样子：丈夫依然会去赌博，我们依然会吵架，然后就是持续地冷战，我也可能会因受不了这种局面而离婚。”

“经过每周一次的会谈，我学到了很多，也改变了对他、对夫妻之间的相处和对夫妻关系的看法和做法，我们的婚姻有了彻底的改变：我们都愿意用沟通的方式来解决问题，不再用冷战的方式回避或制裁对方；夫妻之间也能做到相互关怀，尤其在沟通交流上，只要对方说话，我们都会尽量搭话，而不忽视对方。”

“当然，还有一个改变就是丈夫不再赌博了，他的这个改变是让我非常高兴的。我特别在意赌博问题，之前说了多少遍都不管用，现在终于解决了，我非常开心。”

“看到你的改变、你们夫妻之间关系的变化以及家庭的和睦，我为你们感到高兴，”大伟回应道，然后嘱咐元春打开咨询笔记本，翻到咨询目标那一页，“我们来评估一下咨询目标的实现情况。”元春点点头。

“第一条是结束夫妻之间的冷战，这一条实现了，是吧？”大伟用询问的眼神看着元春，元春回答“是的”，并点点头。

“第二条是减少丈夫的赌博行为，这条呢？”大伟问元春。元春回应道：“实现了。”

“第三条是夫妻之间有更多交流，这条呢？”大伟问道，元春回答“实现了”。

就这样，大伟对照着咨询目标清单上的每一条，询问元春目标是否达成，得到的回应大多数都是“实现了”。

评估完咨询效果后，大伟想和元春聊聊个人成长的话题，于是询问元春：“除这些咨询目标达成了以外，你在整个咨询过程中还有哪些收获或心得呢？”

元春想了想，又翻了翻咨询笔记本，说道：“第一，给我印象最深、对我影响最大的一句话是‘要想自己好过一点，就要让对方好过一点’。毕竟夫妻关系是最紧密的关系，两个人是相互影响的。第二，冷战虽然是在报复对方，但也是在回避问题，往往不利于问题的解决。最好的办法还是双方坐下来协商和沟通。第三，跳出自我，站在丈夫的角度理解丈夫，就能减少很多误解和不满。”

元春从认知和行为两方面做了总结，大伟还想了解她在认知行为疗法的技术上有什么收获，便问道："在咨询的过程中，你学到了哪些认知行为疗法的技术呢，这些方法和技术对于你解决夫妻关系问题和个人成长是否有帮助？"

元春回应道："第一个就是发散思维技术，它教会我不要先入为主，学习站在他人的立场思考和看待问题；第二个是行为试验技术，指责、抱怨、冷战都不是问题的解决方法，尝试其他方法就是比较好的选择，行为试验给了我思路和尝试的勇气；当然，还有控辩方技术、代价收益技术、核心信念作业表、传记分析技术等都给了我比较多的启迪。"

大伟提高音量，看着元春的眼睛说道："你能够实现有关夫妻关系的咨询目标，主要还是习得了前面你提到的认知行为技术，通过这些技术的应用，你对夫妻关系产生了新的认识和新的做法。例如，你通过行为试验认识到冷战不能解决问题，只能制造问题，沟通交流才是解决问题的方法，你还通过发散思维技术学习了换位思考，因为理解丈夫，所以最终促使丈夫放弃了赌博。"大伟的总结让元春有一种豁然开朗的感觉：认知行为技术是解决心理问题的重要基础。

大伟继续对元春说："掌握了这些技术，你可以把它应用在未来的生活中，解决自己面临的心理问题。"稍作停顿后，大伟问元春："你预期在未来的一两年时间里可能会遇到哪些方面的挑战或问题呢？"

元春抬头看了看天花板，这是她在想问题时的习惯动作，她想了半天，觉得比较有可能遇到的问题应该就是孩子的教育问题了。一方面，孩子升入高年级，学习任务繁重，给孩子辅导学习会更困难；另一方面，孩子越来越大，逆反心理增加，不容易管教，亲子间的矛盾会更加突出。

大伟回应道："是的，生活是流动的，随着年龄的增长，我们会面临不同的挑战和问题。不过，和他人相比，战胜生活中的这些问题和挑战对你来说多了一份胜算。你在咨询中学到了认知行为技术，并用这些技术解决了夫妻关系问题，所以你也可以应用这些技术解决未来你将面临的挑战和问题。你说呢？"

本来想到子女教育问题和亲子冲突让元春感到有些苦恼，但听到大伟说可以应用学到的技术来解决这些问题，元春的苦恼一扫而空，她有些不敢相信地问道："真的可以用学到的方法来解决亲子关系问题吗？"

"是的。"大伟给出了肯定的回答。

6.1.3 课堂练习

请以下面的个案信息为基础进行"回顾咨询进展"会谈的练习。会谈练习重点讨论咨询目标达成与否（或达成程度）和来访者的咨询获益。

个案1　麦克个案

经过5次会谈，麦克最终确定了咨询目标，结束了与蔻蔻的婚外情，重建了夫妻关系，把心思用在照顾家庭上，不再让自己陷入婚外情中。经过20次咨询会谈，麦克最终实现了咨询目标，结束了婚外情，与妻子的关系变得更亲密了，也愿意花更多时间照顾家庭和孩子，努力挣钱养家。

个案2　薇薇个案

咨询师就与薇薇的健康焦虑和社交焦虑问题设定了咨询目标，即接纳自己的担心和焦虑，消除和减少健康焦虑和社交焦虑对工作和生活的影响，不因焦虑而回避社交活动或反复去医院检查等。经过30次咨询会谈，咨询目标得以达成。

6.2 预防复发

咨询师大伟跟元春回顾了咨询效果和收获，也提示她把在咨询中学到的技术用在未来生活中的挑战上。大伟明白，咨询结束会谈还有一项议程——对未来问题（包括元春担忧的子女教育问题和亲子冲突）的应对。

6.2.1 技能解析

上一节我们讨论了结束会谈的"回顾"方面的内容，这一节我们讨论结束会谈的"展望"方面的内容。所谓展望，就是对咨询结束后未来可能出现的问题做出预先安排。

1. 求助问题的应对

在“展望”方面，咨询师首先需要讨论的是来访者前来求助的问题。咨询结束时问题可能还没有被完全解决，咨询师还要在结束咨询后对遗留问题继续进行干预。咨询师需要给来访者安排结束会谈后的家庭作业，如针对焦虑障碍（包括强迫症和恐怖症）的结束咨询的标准是焦虑情绪的程度维持在20%以下。通常在结束咨询的时候，来访者还是会有轻度焦虑的。20%的标准并不意味着焦虑不能清零，实际上它是可以降为0的，只不过需要来访者在未来继续应用在咨询期间学到的认知行为技术来应对焦虑。

对于一些比较严重的心理问题，咨询结束后这些问题也可能会因某种原因而复发。为了保障心理咨询的长期效果，咨询师有必要教给来访者应对复发的策略。一般来说，应对复发的策略就是来访者继续使用在咨询期间学到的技术。例如，有惊恐发作的来访者在咨询期间通过暴露技术消除了惊恐发作症状，但他有可能会在未来的日子里因工作压力增大或乘坐飞机和高铁而再次出现惊恐发作。在这种情况下，来访者只需重拾暴露技术，增加暴露练习就能再次消除惊恐发作症状。

2. 预期问题的应对

结束咨询后，来访者还要继续他的生活，并随着年龄的增长逐渐进入人生的新阶段，可能是从小学到中学、从中学到大学、从大学到入职或从入职到晋升，也可能是从恋爱到结婚、从结婚到育儿或从育儿到空巢。这些人生时期的改变会给来访者带来挑战，如果应对得不够恰当就可能引发心理问题。除了人生时期以外，外部环境也会发生变化，如家庭成员的变化或影响国家甚至世界的大事件（如新冠肺炎疫情的大暴发），这些环境的变化也会给来访者带来挑战，如果不能恰当地应对，同样会引发心理问题。

为了让来访者能够长时间地维持心理健康，咨询师可以与其讨论未来可能会遇到哪些问题，这些问题又如何通过在心理咨询中学到的技术加以应对。来访者在未来生活中能够应用的技能包括识别和评价自动思维、控辩方等认知技术，以及行为试验、行为激活和暴露反应阻止等行为技术。

例如，一个高考生因为考试焦虑前来咨询，咨询结束后，我们可以预期他将要步入大学，所以会面临入学适应的挑战，包括学业适应、人际关系适应和生活适应等。面对这些挑战，来访者能够做的最基本的事情就是识别和评价自动思维，应用控辩方、发散思维等技术来调整自动思维，以及应用行为试验等技术来调整自己的行为。

3. 预告巩固性会谈，及时联络来访者安排咨询

咨询结束会谈并不是咨询的结束，后面还有巩固性会谈阶段。因此，咨询结束会谈还涉及一项议程——预告巩固性会谈，告知来访者有关巩固性会谈的安排。

咨询师需要告知来访者巩固性会谈有几次及间隔多长时间安排一次。通常来说，巩固性会谈一般安排 1 ~ 3 次，第 1 次应安排在 3 个月以后，第 2 次安排在 6 个月以后，第 3 次安排在 1 年以后。

咨询师需要告知来访者巩固性会谈的预约流程。通常来说，来访者需要提前 1 周和咨询中心或咨询师确认巩固性会谈的时间。如果来访者没有与机构联系，为了避免来访者遗忘，咨询机构可能需要主动给来访者打电话确认会谈。

当然，咨询师有必要告知来访者，如果其在巩固性会谈之前出现无法应对的问题，可以提前来见咨询师，以便及时地应对和处理问题。

6.2.2 咨询现场

咨询师大伟嘱咐元春把咨询笔记本翻到空白处，记录一些咨询结束后的注意事项。

大伟对元春说："接下来我们就不再进行每周 1 次或隔周 1 次的会谈了，未来生活中遇到的问题你要独自面对，当然如果你有问题搞不定的话，还是可以回来继续进行咨询会谈。接下来，我们要讨论'回去以后你可以怎么办'这个话题。"元春点头称是。

大伟首先提到来访者的求助问题："我们来聊聊夫妻关系的问题吧，你觉得未来你和丈夫会不会有问题？如果有问题可以怎么办？你有没有信心解决呢？"大伟一口气问了元春女士 3 个问题。

元春女士对于夫妻关系的问题很有信心，她语气轻松地说道："我想，夫妻长期生活在一起肯定会有各种各样的问题，我觉得我和丈夫的关系总体上应该还是和谐的。通过心理咨询我也有所成长，学到了更多处理夫妻关系问题的

技术，我相信自己还是可以应对的。”

“你有信心解决未来可能遇到的夫妻关系问题，我很开心。假如你的丈夫因为升职或挣更多的钱在你面前趾高气扬，或者他与其他女人（如同事或客户）有比较暧昧的互动，你会怎么应对呢？”大伟在肯定元春的同时提出了一些棘手的问题。

元春想了想，说：“我肯定会很不舒服、很生气。要是他趾高气扬地对待我，我会坚决阻击他，要是他和别的女人有暧昧的互动，我肯定不会袖手旁观，得做点什么。”元春这么说的时候，显得有些生气，就好像丈夫真的这样做了似的。

“你这样的反应我能够理解，好多女人在遇到这样的事情时，和你的反应差不多。”大伟共情了元春，然后提醒她应用在咨询中学到的东西恰当地处理这个假设的问题：“事实上，如果应用在咨询中学到的内容和技术，你的感受和做法就会不同，当然结果也就不一样。例如，你可以应用发散思维技术来看丈夫的言行，也许趾高气扬及和其他女人有暧昧的互动并不是真的；你也可以应用表达希望或感受的方法与丈夫进行沟通，使其调整自己的言行以解决你们夫妻之间的问题。”

“你这么一说提醒了我，我差点忘记自己在咨询中学到的知识和方法了。”元春感悟道。大伟提醒元春：“我们要不要把刚才讨论的内容记下来，以便未来在遇到类似问题的时候能够提醒自己理性处理？”元春表示同意。经过讨论，元春最后在咨询笔记本上写了如下一段话。

> 当丈夫的言行引起我的不满时，我可以应用发散思维技术寻求更多解释，与他沟通澄清其言行的含义或意图；我也可以表达自己的感受和希望，借此影响对方的言行，使问题有更好的解决方案和结果。

看到元春女士把应对未来夫妻问题的心得写在笔记本上，大伟觉得还需要讨论有关子女教育和亲子关系问题的应对方式，虽然其不在咨询会谈的议程中。既然元春已经预期她与孩子的互动可能会出现问题，那么讨论这个话题就显得有必要了。

大伟笑着对元春说："刚才我们提到可以用学到的技术来解决亲子问题，前面你也预期了随着孩子年龄的增长，你和孩子之间的矛盾会增加，对此，你觉得有哪些学到的知识和方法可以应用到和孩子的互动中呢？"

元春想了想，说："我想到发散思维技术和行为试验技术，但不知道它们可以怎样用在孩子身上？"大伟启迪道："正确理解对方和有效沟通是夫妻互动的基础，其实这也是亲子互动的基础。你可以把与丈夫沟通的知识和方法应用到与孩子的互动中。"

"你的意思是我也可以用发散思维技术来理解孩子，用澄清和希望来影响孩子的行为？"元春有些不确定地问。"是的"，大伟很肯定地回应道。

"其实你还可以把在咨询中学到的其他知识用在与孩子的沟通和教育中，如'要想自己好过一点，就要让对方好过一点'。当然，在与孩子相处的过程中不采取逼迫、指责等方式教育孩子，亲子关系就会好得多。"

元春若有所思地点点头，大伟继续说道："当你与孩子在互动中出现问题时，就可以回想自己在咨询中学到的知识和方法，尝试用它们来处理你和孩子之间的问题，我想很多问题都能得到解决。"

大伟的话增强了元春处理孩子问题的信心，接着大伟建议把刚才有关子女教育和亲子关系问题的总结写在咨询笔记本上，元春讲述了自己的总结，大伟对元春的表述做了简单的修正，最后元春在咨询笔记本上写下了如下一段话。

> 每当与孩子就学习、生活等方面发生冲突，或者对孩子的言行感到不满时，提醒自己尝试应用在咨询中学到的知识和方法与孩子沟通协商，妥善解决问题。

聊到这里，本次咨询会谈也接近了尾声。大伟最后与元春确认了巩固性会谈的时间和有关注意事项，并对元春说："咨询性会谈到今天就结束了，接下来我们还有数次巩固性会谈，用以巩固咨询效果，确保你长期保持心理健康的状态。"

"巩固性会谈是怎样安排的呢？"元春问道。

大伟说："巩固性会谈一共安排3次，前两次是间隔3个月安排1次，最后1次间隔半年时间，也就是这3次会谈会持续1年的时间。今天是1月23日，第1次巩固性会谈在4月23日，第2次巩固性会谈在7月23日，第3次巩固性会谈在明年的1月23日。"

元春"嗯"了一声，并问道："到时候还需要预约咨询吗？"

大伟回应道："你说得对，我们还要预约具体的时间。你可以提前1周和我们联系，确定具体的咨询时间。为了避免你因为遗忘导致未能按时前来，我们会提前3天左右与你联系确认，如果你没有主动与我们联系的话。"

元春笑着说："明白了，我提前1周左右再与你们联系，这样我们就有机会再见面了。"

"是呀，我们就有机会再见面了。"大伟笑着回应道。

6.2.3 课堂练习

请以下面的个案信息为基础进行"预防复发"会谈的练习，会谈练习的重点围绕问题复发和未来一段时间内可能遭遇的问题的应对。

个案1 麦克个案

经过20次咨询会谈，麦克实现了咨询目标，结束了婚外情关系，与夫妻关系更亲密了，也愿意花更多时间照顾家庭和孩子，努力挣钱养家。

个案2 薇薇个案

咨询师就薇薇的健康焦虑和社交焦虑问题设定了咨询目标，经过30次咨询会谈，咨询目标得以实现。

6.3 评估远期疗效

时间过得很快，转眼就到了首次巩固性会谈的日子。

元春女士按照约定提前1周与咨询中心联系，助理爱芬与她协商后把咨询时间定在4月23日上午10点。然后，爱芬让元春在咨询中心的网络平台上完成几份心理测评问卷，嘱咐她务必在4月22日前完成测试，并解释这些问卷主要用来评估其心理健康状态，咨询师会在咨询会谈中讨论测评结果。元春表示自己会安排时间及时填写测评问卷。

很快就要见到咨询师大伟了，元春有些兴奋，就像要去见一位毕业后数十年未见面的老同学一样，在这3个月的时光里，她和丈夫之间发生过一些小小的问题，但自己都一一化解了，唯独与孩子之间的问题没能得到很好的解决。元春想利用这个机会请教咨询师如何处理她和孩子之间的问题。

6.3.1 技能解析

巩固性会谈一个非常重要的内容就是评估咨询效果，判断来访者的心理健康状态。如果来访者的心理健康状态受损，咨询师就需要对其家庭作业做出必要的调整或及时安排心理咨询。

1. 评估心理咨询的长期有效性

咨询效果的评估实际上是对咨询的长期效果的评估。这样的评估对焦虑症、抑郁症、强迫症和双相情感障碍等容易复发的疾病来说尤其重要。如果心理咨询能够使来访者在咨询结束后5年或更长时间内不再复发，就说明心理咨询是非常有效的。相反，如果来访者在咨询结束后1年（甚至半年）内就再次复发，则说明心理咨询的效果不太理想。

2. 咨询效果的评估方式

评估咨询效果的方式有两个。第一个方式是实施心理测评问卷，通过心理测评的结果比较（与之前的测评结果相比）来评估咨询效果，如果来访者心理测评的结果与原来的测评结果一致甚至优于原来的结果，就可以认为咨询效果得以保持。相反，如果来访者心理测评的结果变得更糟糕，就有可能是咨询的长期效果不理想或其他原因所致。

评估咨询效果的第二个方式是进行咨询会谈，咨询会谈中来访者的自我报告和咨询师针对咨询问题和目标的详细讨论，可以更加清楚地说明心理咨询效果是否得以维持、哪些方面得以维持，以及来访者心理健康状态恶化的原因（是原有症状复发，还是出现新问题）。

3. 咨询效果评估会谈

在咨询效果评估会谈前，来访者应事先完成心理测试问卷，咨询师需要提前知晓心理测评结果，才能对来访者的心理健康状态做到心中有数。

咨询效果评估会谈的第一步是邀请来访者报告其对自己心理健康状态的评价（好、一般或糟糕），然后咨询师可以邀请来访者做出更为具体的说明。

咨询效果评估会谈的第二步是评估来访者在咨询目标的各项指标上的改善情况，并将来访者在这些指标上的表现与之前的评估结果进行比较，如果情况得以维持或有所改善，就说明咨询效果得以维持。

咨询效果评估会谈的第三步是评估效果反馈。咨询师可以综合心理测评结果和双方会谈的评估结果，将评估结论反馈给来访者，说明相关依据（测评结果、访谈结果）并寻求反馈，以了解来访者对评估结论的看法，争取双方对咨询效果有共识。

6.3.2 咨询现场

元春女士的巩固性会谈是在上午10点，咨询师大伟需要提前看看心理测评报告。当他结束与江南先生的会谈，并把江南送到楼梯间后回来时，助理爱芬告诉他，元春女士已经到了，正在知秋室等他。

爱芬把早就准备好的心理测评报告递给大伟，大伟翻看了元春的心理测评结果，发现大多数指标都挺正常，只是焦虑分数偏高，属于轻度焦虑。此时，一个念头在大伟的头脑中浮现：该不会元春在这段时间里发生了什么搞不定的事情吧？但大伟转念一想，不管发生什么事情，见面进行会谈就知道了。

大伟走进知秋室，元春立即从座位上站了起来，热情地跟大伟打招呼："大伟老师，好久不见！"大伟也热情地回应道："是呀，有些日子没见面了，你还好吧？"元春回应"挺好的"。

进入正式会谈后，大伟询问元春："3个月过去了，你目前的心理健康状态和3个月前相比如何？"元春回答"还好，和3个月前差不多"。元春的回答和心理测评结果一致，也就是总体水平跟之前差不多，但焦虑水平有所上升。

大伟想知道这个"差不多"到底差在哪里，以及是什么导致元春的焦虑水平上升的，于是进一步追问道："你最近遇到了什么事情，使你的健康状态有所变化呢？”元春回答主要是辅导孩子学习的问题，目前孩子的考试成绩不理想，自己有些着急。

咨询师大伟没有让元春继续讲下去，告诉她这个话题会安排时间专门讨论，然后把话题带回到咨询效果评估上，拿出自己记录的咨询目标清单，并对元春说：“我们从咨询目标的角度来看看咨询效果维持方面的情况。”元春“嗯”了一声。

大伟询问元春：“这 3 个月里你们夫妻之间发生过冷战吗？”元春说：“没有，即使我们因为一些事情不高兴，互相不搭理的情况也不会持续太长时间，一般来说第二天也就和好如初了。”

大伟对这个结果很满意，并询问咨询目标中关于丈夫赌博行为的问题：“在这段时间里，你的丈夫还赌博吗？”元春回应道：“不了，也就是春节期间回老家和家人打过两次麻将，在这个过程中他没有表现出赌徒的那种痴迷和亢奋。”

“夫妻之间的交流呢？”大伟继续问道。元春非常满意地回答道：“我们之间的交流还好，没有什么问题。两个人能够保持及时的交流，有问题也能得到及时的解决。”

对于目标清单中的其他咨询目标，元春都给出了肯定的回答。

聊到这里，咨询师大伟完成了对咨询效果的评估，现在他需要和元春反馈自己对咨询效果评估的看法：“通过我们刚才的会谈及咨询前你完成的心理测评问卷的报告，我很高兴地告诉你，我们试图解决的夫妻关系问题不仅在咨询结束时得到了解决，而且在这 3 个月内依然保持着良好的结果，没再出现你求助时遇到的类似的问题。你觉得是这样吗？”元春女士点头称是。

大伟要回顾元春女士的成功经验，便问道：“在这 3 个月的时间里，你做了一些什么事情，使夫妻之间的问题可以及时得到解决呢？”元春想了想，说：“我觉得最重要的就是设身处地地理解对方，也就是要应用发散思维技术，多沟通，并有技巧地表达自己的看法和希望。”

咨询师大伟鼓励元春道：“你依然坚持应用在咨询期间学到的知识和方法，及时化解了夫妻之间的分歧和冲突，维持了良好的夫妻关系。既然这是成功经验，那么我鼓励你在未来的日子里继续坚持这样有效的做法。你说呢？”

“好的”，元春笑着答应道。

6.3.3 课堂练习

请以下面的个案信息为基础进行“评估远期疗效”会谈的练习。

个案1 麦克个案

在咨询结束后的3个月里，麦克和妻子的关系得以维持，麦克也没有发生新的婚外情。但其所在的公司发生了重大变故，公司被国外的大公司收购了，公司内部人心惶惶，谁都不知道自己的职位能否保得住，麦克也一样。目前，麦克有中度焦虑和轻度入睡困难的情况。

个案2 薇薇个案

在咨询结束后的3个月里，薇薇的社交焦虑再次发作，原因是她要代表部门参加公司总部举办的青年领军人才演讲比赛。另外，女儿升入小学成为一年级新生但不适应学校生活，与同班同学相处困难，没有人愿意和她玩，这也困扰着薇薇。

6.4 应对当下问题

完成了远期咨询效果评估，接下来咨询师大伟准备与元春讨论当下需要应对的问题。对元春来说，夫妻关系不再是问题，子女教育或亲子关系才是当下需要解决的问题。

6.4.1 技能解析

除了评估咨询的远期效果，讨论当下问题的应对方式也是巩固性会谈的重要议程。在巩固性会谈中，咨询师与来访者需要讨论的问题通常有两类：一类是老问题，这类问题曾经在咨询性会谈中被讨论并解决，但它再次出现，也就是问题复发；另一类是新问题，这类问题不曾在咨询会谈中被讨论过，它是由来访者生活或环境的改变带来的。

1. 问题复发的应对

来访者曾经咨询的问题再次出现，就意味着问题复发。一旦问题复发，咨询师就要了解其复发的原因。如果问题的复发不是由特定的生活事件引起的，那么咨询师只需要与来访者复习在咨询期间学到的应对心理问题的方法和技术，并嘱咐来访者回家后继续练习这些方法和技术。例如，抑郁的来访者需要继续进行行为激活的练习，有焦虑障碍的来访者需要继续进行暴露和安全行为阻止的练习。

如果问题的复发是由特定的生活事件引起的，那么咨询师不仅要与来访者讨论如何处理问题的复发，还要讨论由生活事件本身引发的心理问题。例如，来访者因为恋爱失败再次引发抑郁，咨询师不仅要与其讨论抑郁的行为激活问题，还要处理其恋爱失败的问题。

2. 新问题的应对

来访者在咨询结束后回到生活中，其学习与工作、婚姻与家庭，以及社会交往等方面都会有新的变化。这些变化会给来访者带来挑战，如果来访者不能很好地应对挑战就会产生心理问题。这些问题可能和原来的问题并不相同，无法直接应用原来的方法进行处理。实际上，我们依然可以举一反三，把在咨询中学到的技术用在新的问题上。

在巩固性会谈中，如果来访者面临新问题，那么咨询师可以和其回顾过去在咨询过程中学到的知识和技术，并讨论如何把这些技术应用在当下的问题上。如果原有技术能与新问题建立连接，来访者就能应用其在咨询中学到的技术来解决问题。

6.4.2 咨询现场

咨询师大伟对元春能够应用所学的知识和方法处理夫妻关系给予了肯定，然后把话题转向了她目前面临的子女教育问题上。

大伟询问元春，除了子女的教育问题，生活中还有没有其他问题需要讨论，元春女士想了想，回答“没有了”。然后，大伟请她讲述她正面临的问题，元春回应道：“孩子现在上 5 年级了，所学的学科知识越来越难，我耗费了许多时间辅导孩子学习，且经常要到晚上 11 点多；更让人沮丧和愤怒的是，今天给孩子讲明白的题，孩子明天就忘了，不会做的题依然不会。”

“你能否说一个具体的辅导情境呢？”大伟想要具体化情境，元春情绪有些激动地说道：“孩子正在学习小数乘法，我在给他辅导学习时发现，他不是点错小数点的位置（如 6.49 × 7.5=48.675，他会算成 486.75 或 4.8675），就是忘记去掉小数点后面的‘0’（如 5.24 × 4.5=23.58，他有时会写成 23.580），有时甚至会算错数。”

“你描述了辅导孩子学习的情境，你当时有什么情绪，又是怎么看待这件事的呢？”大伟想要识别元春的自动思维和情绪，元春回答：“我很生气，我觉得他粗心、不专心、不认真，我跟他讲话，他根本没有听，不知道在想什么。”

完成了概念化，大伟要启发元春用学到的认知行为技术进行处理，于是对元春说：“在孩子小数乘法算错的情境中，你的自动思维是孩子粗心、不专心、不认真，因此体验到生气的情绪。针对你的自动思维‘孩子粗心、不专心、不认真’，你觉得可以用已经学过的哪一个认知行为技术来处理呢？”

“发散思维技术吗？”元春对自己的回答不太确定，大伟回应“是的，就是用发散思维技术”。然后，大伟请元春把发散思维技术用在孩子身上，元春想了想，说：“我要对孩子的计算错误寻找更多的解释吗？”大伟提示道：“你已经对孩子的计算错误做出了解释，一是粗心，二是不专心、不认真，你觉得还有别的解释吗？”

“有可能是知识比较难，有可能是我的教学方式有问题，也有可能是孩子笨？”元春一口气想了 3 种可能的替代解释，大伟回应道：“其实你提到的这些解释都有可能，今天我们在这里是得不出结论的。我建议你回去和孩子沟通澄清，就像过去你和丈夫之间有问题时做的那样，去倾听、了解对方，表达自己的想法和希望。我相信这些曾经用在夫妻关系问题上的方法能够帮到你。”

元春得到了一些启发，但还是希望大伟能够给一些建议。大伟说道：“根据我们的经验，你所说的情况应该都存在，对你来说要想提高辅导孩子学习的效果，可能更应该着力于改进辅导孩子学习的策略。例如，在孩子写作业期间，给孩子安排一些休息时间；孩子写作业时，不用守在身边，等他完成作业后再辅导；给孩子辅导之前先备课，知道孩子会什么、不会什么；不要指望孩子能在一个晚上掌握多个知识点，要做出辅导计划，让孩子逐一掌握等。”

这些建议给了元春极大的启发，对辅导孩子学习也有了信心。大伟接着说道："刚才这些建议，你回去以后可以尝试着做一下，就像我们之前学习的行为试验一样，看看哪些方法管用。"元春点头称是。

大伟告诉元春："如果你在回去实践后发现这件事没有什么进展，我可以安排咨询，帮助你解决这个问题。我想对你说，我是你的坚强后盾，如果你有搞不定的事情可以回来，我们一起想办法解决。"元春说了声"谢谢"。

最后，大伟与元春确认下次巩固性会谈的时间。大伟说："按照原来的计划，下次巩固性会谈的时间在 3 个月以后，也就是 7 月 23 日左右。你可以提前 1 周与我们联系确认具体的咨询时间，好吗？"元春答应道："好的。"

6.4.3 课堂练习

请以下面的个案信息为基础进行"应对当下问题"会谈的练习。会谈中咨询师要启发来访者应用过去学到的知识和方法来应对问题复发和新问题。用个案 1 练习应对新问题（即公司被收购引发的问题），用个案 2 同时练习应对问题复发和新问题。

个案 1 麦克个案

参见前文"麦克个案"。

个案 2 薇薇个案

参见前文"薇薇个案"。

第7章 咨询设置会谈

为了保障心理咨询的效果，使心理咨询在正确的轨道上运行，专家们通过总结心理咨询的成败经验，形成了一套开展心理咨询的规范，这些规范就是我们通常所说的心理咨询的设置。

不同的心理咨询流派由于理论基础不同，对咨询会谈和咨询关系的要求不同，咨询设置也就各不相同。认知行为疗法强调关注当下和问题导向的治疗策略，要求在咨询过程中"聚焦问题"、咨询会谈有"明确目标"，因此，对咨询师而言，确认来访者存在哪些问题、知晓咨询朝向何处去就是最基本的技能要求。

效率是认知行为疗法的优势和特色。在当今快节奏的时代下，来访者没有耐心做三五年像慢生活一样的心理咨询，他们需要快速解决问题，效率是他们所期望的。"时间限制"和"议程设置"就是认知行为疗法咨询效率的最佳体现。

当然，要想咨询在短时间内有效，少不了撰写咨询笔记、应付卡和家庭作业。有了这些，来访者不仅能够将"知"付诸"行"，还能促成王阳明所说的"知行合一"，通过知行互动促成咨询效果的提升。

对新手咨询师来说，本节所要求的技能需要反复练习并实践，直到完全掌握为止。只有掌握这些技能并正确使用，你才可以成为初步合格的认知行为疗法咨询师。

7.1 聚焦问题

阿芬是一位白领女性，一年多来在工作上犯了许多“灾难性”错误，给公司造成了不小的损失。上司觉得阿芬工作状态不好，担心其身体健康，便建议其去医院检查。阿芬先去中医院找了专家，专家给她开了养心安神的中药，她服用一个多月未见好转。后来阿芬又到西医院进行诊治，医生检查并没有发现器质性病变，给她开的药，她也就没有服用。

因为身边有朋友学习心理咨询，阿芬也跟着学了一些心理学知识，但发现自己学习的心理学知识并没有帮到自己。由于目前的状态实在太糟糕，阿芬便下定决心来做心理咨询，希望咨询师能够帮助自己。

7.1.1 技能解析

认知行为疗法以“关注当下，聚焦问题”为特点。在咨询会谈过程中，咨询师的首要任务就是了解来访者存在哪些问题，尤其是当下存在哪些问题；然后，咨询师要针对来访者存在的问题确定咨询目标，制订咨询计划；最后，咨询师要在每次咨询会谈中，围绕来访者的问题，通过议程设置、概念化、认知行为干预来解决来访者的问题。认知行为疗法这种以问题为中心的策略体现了“对症治疗”的思想。

1. 关注当下，而不是过去

认知行为疗法关注来访者当下存在的问题，对这个问题是怎么来的及其与来访者的成长过程有什么关系兴趣不大。认知行为疗法认为解决当前存在的问题比探究心理问题的历史原因更重要。

例如，在心理咨询过程中，经常出现的反亲子关系问题就是成年子女与老年父母之间关系的问题。成年子女可能因为童年时期父母的严厉或忽视等对父母心存不满，觉得自己今天的不幸或失败都是由父母造成的。他们对现在进入老年期的父母心存怨恨，不愿意原谅，虽然与父母生活在一起，但经常发生冲突，或者不想与父母有任何关系却迫于孝道不得不与父母互动，又或者远走他乡，逃离父母并不再与其联系。

对认知行为疗法来说，我们首先关注的是来访者当下与父母的关系，而不是其过去与父母的关系。咨询师要讨论的是来访者现在与父母的互动存在什么问题需要解决，至于与父母的恩怨属于核心信念阶段的事情，咨询师当下并不急于处理。

2. 问题是症状与情境之和

作为认知行为咨询师，当我们试图弄清楚来访者有什么问题时，可以从“症状”和“情境”两方面来思考。

在“情境 - 认知（自动思维）- 反应（情绪反应 / 行为反应 / 生理反应）”模型中，“反应”就是我们平常所说的心理问题的症状（或临床表现）。也就是说，如果我们想了解来访者有什么问题，就可以从三种反应（情绪的、行为的和生理的）的角度来描述问题。对情绪症状来说，焦虑情绪、抑郁情绪、恐惧情绪都是非常典型的；对行为症状来说，拖延行为、回避行为、冲动行为、成瘾行为很常见；对生理症状来说，睡眠障碍、饮食障碍、性心理或功能障碍等比较普遍。

明确来访者有哪些症状，只是明白了问题的其中一半，另一半就是了解这些症状是由什么样的生活事件（即情境）引起的，以及这些生活现实导致了怎样的情绪症状、行为症状或生理症状。这个时候，咨询师可以从来访者的学习与工作、人际关系、健康状态等方面逐一询问（参见节 2.1 和节 2.2），确定引发来访者问题的外部事件。

只有明确了引发问题的生活事件（或情境）和心理问题的具体表现（临床表现或三种反应），我们才能说对来访者的问题有了全面的了解。

3. 激发来访者解决问题的动机

有时，来访者其实明白自己的问题，他们只是想倾诉一下，与咨询师会谈也许是因为压抑太久，想要找一个听众，或者因为问题太独特，得不到周围人的理解，想要找一个人来理解自己。有时，虽然来访者能讲述自己的问题，但他们并没有准备好面对问题或解决问题，这会使心理咨询难以进行下去，因为认知行为疗法的会谈要建立在来访者愿意面对问题和解决问题上。

当来访者不愿意面对问题或解决问题时，咨询师需要做的就是引导来访者面对问题和解决问题。来访者为什么不愿意面对问题或解决问题呢？主要原因是来访者认为自己没有能力解决问题或问题无法解决，或者一旦解决了问题，情况可能会变得更糟，又或者是其他什么原因。不管怎么说，当来访者不愿意解决问题的时候，咨询师应当了解原因，针对来访者的顾虑开展工作。

对于来访者的担忧或顾虑，咨询师一方面可以进行心理教育，如“问题不会自动消失，只有面对问题才能最终解决问题”“万事开头难，改变的初期会比较慢、比较难，但以后就会更快、更容易”等；另一方面也可以邀请来访者从众多复杂的问题中挑选一个小问题，用数次会谈时间来尝试解决，小问题的解决也能激发来访者直面复杂问题的信心。

7.1.2 咨询现场

阿芬女士正好在等候区碰见了咨询师瑞阳，助理阿蕊把瑞阳介绍给了阿芬。经过简短的寒暄后，瑞阳把阿芬领进咨询室。瑞阳介绍了首次评估会谈的相关安排后，便请阿芬讲述自己正面临哪些问题。

阿芬告诉瑞阳：“这一年多来我看了许多精神分析学派的书，如《梦的解析》《精神分析引论》《我们时代的神经质人格》等，也看过像《认知行为疗法入门》《理性情绪行为疗法》《伯恩斯新情绪疗法》等认知行为学派的书。”

瑞阳注意到阿芬没有讲述自己的问题，而是告诉他看了心理咨询方面的书，心想：她这么说是想说明什么呢？很显然不是班门弄斧了，有可能是希望增进联系，拉近双方的距离，也可能是想说自己有相关的背景知识，担心被咨询师糊弄。不管怎样，这个话题没有必要成为讨论的焦点。

想到这里，瑞阳回应道：“看过一些心理咨询方面的书对我们的咨询会谈会有帮助，我想请你说说看，你目前面临的哪些问题促使你前来寻求咨询呢？”

阿芬说：“我非常担心工作出问题，曾经有那么几次，我因自己的失误导致公司受到损失，也因此被扣过奖金。为了应对工作上的压力、确保工作效率、减少工作中的失误，我每天提前到办公室把工作任务安排好。为了确保工作中的每一步都是正确的，我需要反复检查。在工作过程中，我经常感到焦虑，但我无法摆脱它并让自己重新集中精力在手头的事情上。”

听到阿芬的诉说，瑞阳明白其面前面临的问题是职场压力问题，问题情境是工作本身，“焦虑”和“提前上班”分别是情绪表现和行为表现。瑞阳在记录本上写下了相关信息后，询问阿芬其职场人际关系如何，阿芬表示领导很关心自己，同事之间的关系也很融洽。

“你的家庭方面呢，我看登记表上写道你有一个 6 岁的孩子？”瑞阳这么一问，阿芬的话突然变得多了起来：“我目前处于离异状态，一个人带孩子，父母也不过来帮忙，孩子的教育、健康和安全问题都需要我操心。我很担心孩子会出问题，”她话题一转，回忆起恋爱、结婚和离婚的历史，“我和前夫是大学同学，毕业后我们一起打拼，一起攒钱买房……”

瑞阳打断了她的话：“过去的事情，我们先不讨论，以后会有时间来专门讨论这个问题。有关婚姻我想问两个问题，你们离婚多久了？前夫是否支付孩子的抚养费？”阿芬回答，他们离婚已经有两年多了，前夫会按时支付孩子的抚养费（每个月两千多元），但只够孩子课外培训的费用支出。

瑞阳提问道：“你刚才提到父母不来帮忙是怎么回事呢？”听到咨询师的问题，阿芬说道：“母亲在我离婚后来帮忙带过孩子一段时间，因为我和母亲教育孩子的方式不同，她不仅不听我的，还指责我对孩子过于严厉，就像她小时候对我一样，我们经常吵架，最后母亲和我都受不了，她在我这里待了半年就回去了。我现在也不敢让母亲过来帮忙，她一来我们俩又会吵起来。”

阿芬和母亲过去的分歧显然不是瑞阳关注的重点，他关注的重点是她们现在的关系，就提问道：“目前你和母亲的关系如何呢？”阿芬告诉瑞阳，自己和母亲平时只通过打电话沟通，即使在打电话时，自己也会因为孩子的教育问题和家里的事情与母亲发生争执。这意味着阿芬与母亲的分歧是她面临的第二个问题。

说完与母亲的冲突后，阿芬还主动提及了有关孩子养育的问题：“女儿一点也不让我省心，总是给我找事，操心孩子的学习和生活就要耗费我很多精力。”听到这里，瑞阳表示了共情：“一个人带孩子真不容易。”这时，瑞阳也明白了阿芬的第三个问题——孩子的养育问题。

在后面的会谈中，阿芬还提到自己每天都很焦虑，担心工作和孩子的健康安全，担心自己与男朋友的关系，也担心自己的睡眠情况。对于阿芬提到的这些问题，瑞阳追问了她与男朋友的关系问题和她的睡眠问题。阿芬说自己与男朋友的关系尚可，只是男朋友没有结婚的打算，自己有些担心两个人的未来。而关于睡眠问题，阿芬表示自己的睡眠状态不好，经常要在躺下后 40 ~ 50 分钟才能入睡，早上醒来时会感觉没有睡够。

经过访谈，咨询师瑞阳对阿芬的问题有了完整的了解，于是在记录本上列出了问题清单。从情境或生活事件方面看，阿芬的问题包括工作压力、与母亲之间存在分歧、养育孩子太耗费精力，以及未来与男朋友的关系。从症状或临床表现方面看，阿芬的问题包括焦虑和睡眠困难。

7.1.3 课堂练习

请参考本节技能解析和咨询现场部分，以下面的个案信息为基础（必要时可以虚构有关信息）练习聚焦问题技能。

个案 1 景睿个案

参见前文“景睿个案”。

个案 2 棠雯个案

参见前文“棠雯个案”。

7.2 明确目标

咨询师瑞阳对阿芬说：“通过刚才的会谈，我已经清楚了你面临的问题，现在我向你反馈一下，你看看我说得是否准确、完整？”阿芬点头说“好的”。瑞阳把自己在记录本上写的问题清单递给阿芬，并说道：“经过会谈，我们一共确定了 6 个问题：（1）工作压力问题；（2）与母亲之间存在分歧；（3）养育孩子太耗费精力；（4）未来与男朋友的关系；（5）焦虑；（6）睡眠困难。”阿芬回应道：“是的，就是这些问题。”

阿芬确认过问题后，瑞阳告诉她在着手解决这些问题之前，需要针对这些问题确定咨询目标，阿芬对此表示认可。

7.2.1 技能解析

“目标导向”是认知行为疗法的特点，咨询目标就是心理咨询努力的方向。因此，在开始咨询性会谈前必须要明确咨询目标。

1. 心理诊断是明确目标的前提

心理咨询目标的确立，取决于我们对来访者心理问题的诊断。一旦我们了解了来访者有什么性质的心理问题，自然就知道咨询的目标是什么。所谓“目标是问题的另一面”就是这个意思。例如，一旦我们确定了来访者的问题是抑郁障碍，也就知道咨询的目标是缓解抑郁症状，恢复正常的社会功能；一旦我们确定确定了来访者的问题是社交焦虑，也就知道咨询目标是缓解来访者在社交活动中的焦虑情绪、过度准备或回避社交等反应，让其恢复正常的社交。

从这个角度讲，咨询师需要学习一些心理诊断的知识，掌握心理问题的诊断标准，一旦明确了来访者心理问题的类别，自然就能明确咨询目标。为了帮助认知行为咨询师做好心理诊断、明确咨询目标和制订咨询计划，作者撰写了《认知行为疗法咨询方案：10 大心理障碍》和《认知行为疗法咨询方案：7 大心理问题》等书，为大家提供了这几个方面的资料，感兴趣的读者可以找来参考。

2. 了解来访者的咨询期望

在制定咨询目标时，来访者的意愿或诉求也是重要的考虑因素。在评估性会谈中，咨询师除了聚焦问题以外，还应当了解来访者为什么前来求助（即求助原因）及希望通过咨询达到什么样的结果（即咨询期望）。换言之，咨询师需要了解来访者希望通过心理咨询解决什么问题，这些问题被解决后，生活会变成什么样子。

咨询师要想了解来访者的咨询期望，可以提出这样的问题：“你对心理咨询的期望是什么？”或“如果问题得到解决，你的生活会变成什么样子？”

3. 咨询目标应具体

来访者对咨询的期望常常是笼统或抽象的，如“生活幸福”“他对我好”“人生有意义”等这样的说法，这个时候咨询师需要应用具体化技巧，通过以下句式如“如果……你的生活会变成怎么样”或“如果……你会做什么呢”，把“生活幸福”“人生意义”等具体化。

咨询师可以从咨询的两个“改变”来描述具体化的咨询目标：一个是客观结果的改变；另一个是个人成长，即来访者在行为、情绪和认知上的改变。例如，一个失恋的来访者咨询的目标是什么呢？从客观结果的改变来说，可能是通过咨询解决失恋问题，可能是开始一段新的恋情，也可能是恢复健康的单身生活，甚至可能是与前任重修旧好。从个人成长来说，来访者的情绪、行为和认知都需要改变，如情绪上不再悲悲切切，行为上不再整天反复回忆两人交往的过去，而是让自己忙起来（或许是投入学习或工作，或许是投入新的恋情），认知上不再自我否定或不再认为他人有错、有罪等。

4. 咨询目标应正面

正面描述咨询目标是一个需要引起注意的问题。对一个有焦虑障碍的来访者来说，如果我们把目标定为“缓解或消除焦虑情绪”，这样的说法不是不可以，因为这是一个针对情绪的具体目标。但这种以消除问题为导向的目标（即负面的咨询目标）会使来访者把注意力集中在“问题”上，容易给其带来咨询没有进展的感觉，因为其焦虑依然存在。另外，指向问题的目标有时会妨碍我们找到解决问题的办法，就降低焦虑而言，我们可能想到的是肌肉放松这类方法。

如果我们用正面的咨询目标来代替负面的咨询目标就会带来不同的结果：一是来访者会关注改变或进展；二是可以拓展达成目标的方法。就缓解焦虑情绪而言，我们可以把焦虑的反面（即放松或平静）作为咨询目标，如“学习保持放松或平静”，这样，来访者就会关心自己有多少时间处于放松、平静的状态，以及可以做些什么让自己处于放松、平静的状态。

尽管在咨询实践中，咨询师没有必要把每个目标都转化成为正面的目标，但如果能够在总体上注意咨询目标的正面表达是有助于解决问题的。

5. 咨询目标应实时更新

咨询目标是咨询会谈的指引。在评估性会谈阶段确定咨询目标后，我们就可以围绕咨询目标设置议程，并通过会谈解决来访者的问题。由于心理咨询是在现实生活中进行的，因此来访者在生活中发生的事情及其和咨询师之间关系的问题就很有可能成为会谈的话题。一旦把新话题列入会谈，咨询的方向可能就需要进行调整。为了确保咨询会谈始终在咨询目标的指引下进行，认知行为咨询师需要更新咨询目标，把新的会谈话题列入咨询目标中。

6. 关于咨询目标的注意事项

在确定咨询目标这个问题上，有两个“不”需要引起注意。第一个“不”

是咨询不以改变他人为目标，即来访者前来咨询不是为了改变他人，心理咨询要以其自身的改变为目标。当然，来访者可以通过自身的改变影响他人，从而实现改变他人的结果。有关夫妻关系、亲子关系（甚至师生关系、领导与员工的关系）问题的咨询中常常出现这种情况。

第二个“不”是咨询不以客观结果为目标。来访者前来咨询是希望达到某个结果，如挽回情感、不离婚、考试得高分等，这些诉求的实现并非完全由来访者的心理这一因素决定，还受其他人和客观条件的影响，因此，来访者对客观结果的诉求不能作为制定咨询目标的唯一标准。心理咨询实际上是以个人成长为目标的，通过来访者在认知、行为和情绪上的改变，提升自身素质，进而实现客观结果的改变。

有时，即使来访者实现了自身的改变，也不一定会带来其所期望的客观结果。因此，在心理咨询目标的制定过程中，我们要把客观结果的改变和个人成长都列为咨询目标，从而克服仅仅将客观结果的改变作为咨询目标的局限。

7.2.2 咨询现场

咨询师瑞阳知道，阿芬可能不会把全部问题都纳入咨询会谈，于是询问阿芬：“由于有些问题暂时不用考虑，因此你希望把上面这些问题中的哪些列入咨询中解决呢？”

阿芬想了想，说道：“和母亲之间的分歧暂时不用解决，我们不经常见面，矛盾和冲突也不激烈。未来我与男朋友的关系这部分暂时也不用管，以后再说吧。我想重点讨论工作压力和教育孩子的问题，当然焦虑和睡眠问题也是我想解决的。”

瑞阳回应道：“好的，我们把这四个问题列入需要解决的问题清单中。你对咨询的期望是什么呢？你希望经过心理咨询，生活会有什么样的改变呢？”

“我希望生活幸福，提高生活质量。”

阿芬的回答比较笼统，于是瑞阳追问道：“你期望的生活和目前的生活相比，会有哪些改变呢？”

“我不会有那么大的工作压力，孩子也让我省心，不焦虑，睡眠质量也好。”

瑞阳建议阿芬用行为术语来描述目标：“我们一起把你刚才的目标说得更具体一些，让这些目标的描述客观、可观察、可测量。”阿芬点点头。

瑞阳首先提到工作压力的问题："在过去你工作的哪一段时间里有你所期望的样子？"

"两年前。"

"对照当下的情形，两年前你的工作是什么样子的？"

"工作任务能完成，有时还能被评优，在工作上很少有焦虑或担忧情绪，也没有提前到公司准备的情况。"

瑞阳把阿芬的描述总结为咨询目标："好的，我们把这个目标整理成三条具体的目标：第一，完成工作任务，偶尔被评优；第二，缓解或降低有关工作的焦虑；第三，不用提前去公司上班。你看可以吗？"阿芬说"可以"。

瑞阳询问阿芬："在孩子让你省心方面，你期望的是一种怎样的场景呢？"

"我希望他能够独立做自己的事情。"

"你觉得在她那个年龄，她可以独立完成什么事情呢？"

"能够独立吃饭、洗脸、刷牙，自己玩玩具，和小朋友好好玩。"

瑞阳把"孩子让我省心"转变为咨询目标："你希望培养女儿的独立性，不要那么黏着你或给你增加工作量，用行为术语来描述的话就是，让女儿独立吃饭、洗脸、刷牙，增加女儿独处的时间，培养女儿与小朋友友好相处的能力。这样可以吗？"

对于这个目标，阿芬显然有点吃惊，"孩子让我省点心"的目标居然变成了三个养育任务，对此瑞阳做了简单的解释，他告诉阿芬，孩子不是生来就什么都会的，如果家长教会孩子这些，就可以省心了。阿芬觉得很有道理，便同意了。

关于"不焦虑"的诉求，瑞阳对阿芬说："关于这个诉求，我想稍作解释，在正常情况下，一般人都会有或多或少的焦虑，正常人与焦虑的人的不同之处不在焦虑上，而在非焦虑的时间上，即在感到放松、平静和快乐的时间上。正常人比焦虑的人有更多的放松、平静和快乐的时间。你觉得是这样吗？"

"你说得有道理，我现在就是焦虑的时间太多了，很少有放松、平静的时间，也很少有快乐的时间。"

"我们把焦虑这个问题的目标定为'增加放松、平静的时间（甚至快乐的时间）'怎么样？"

"可以。"

最后还有一个关于睡眠的问题，瑞阳希望阿芬用量化的指标来说明其对睡眠质量的期望，最后双方商定为“每周的日平均睡眠时间在7个小时以上”。

到这里，对阿芬的咨询目标也就讨论完成了，瑞阳嘱咐阿芬把这些目标记录在咨询笔记本上，咨询目标清单如下。

咨询目标清单——1月12日

1. 完成工作任务，偶尔被评优
2. 缓解或降低有关工作的焦虑
3. 不用提前去公司上班
4. 让女儿独立吃饭、洗脸、刷牙
5. 增加女儿独处的时间
6. 培养女儿与小朋友友好相处的能力
7. 增加放松、平静的时间（甚至快乐的时间）
8. 每周的日平均睡眠时间在7个小时以上

看到阿芬写的咨询目标清单，咨询师瑞阳补充道：“这是我们今天讨论的结果，如果以后有新的问题发生或你想到新的目标，都可以在此基础上更新咨询目标清单。”阿芬微笑着点点头。

7.2.3 课堂练习

请参考本节技能解析和咨询现场部分，以下面的个案信息为基础（必要时可以虚构有关信息）练习确定咨询目标。

个案1　景睿个案

经过与景睿的会谈，咨询师得到如下问题清单：（1）拒绝上学，不愿意参加考试；（2）学习成绩不理想；（3）宅在家里，与同学没有来往；（4）发烧；（5）焦虑情绪；（6）熬夜；（7）玩游戏。

个案 2 棠雯个案

经过与棠雯的会谈，咨询师得到如下问题清单：（1）夫妻在生育孩子方面存在激烈的冲突；（2）养育孩子的问题；（3）愤怒和沮丧的情绪。

7.3 议程设置

北京的这个冬天不同寻常，冬至刚过，就迎来了巨大寒潮，气温瞬间下降到零下十几度。人们以为这个冬天会特别冷，尤其是在每年的这段时间里，结果这几天气温却逐渐升高了。

午后，阿芬去见咨询师瑞阳。也许是因为阳光的照耀或自己有些兴奋，走在大街上的阿芬突然觉得身体有些发热。阿芬拿出手机查看气温，结果让她有些吃惊，气温竟然在零上 8℃。

阿芬回忆起一句话："冬天已经来了，春天还会远吗？"气温升高，这不正预示着春天的脚步近了吗？想想自己这一年多来遭遇的苦难，经过两次的咨询会谈，她看到了希望。"这或许意味着自己生活的春天也近了吗？"阿芬问自己。

7.3.1 技能解析

与其他流派开放式的咨询会谈不同，认知行为疗法的咨询会谈是结构化的。咨询师会在会谈开始时就规划好本次会谈的议程，议程设置就是实现会谈结构化的重要方式。所谓议程设置就是通过双方协商确定纳入本次会谈的项目清单和选择会谈话题的过程。对新手咨询师来说，了解议程设置的来源和咨询议程的安排很重要，下面我们就议程设置的相关问题做简单介绍。

1. 咨询议程的来源

咨询议程可以来自来访者。它可能是来访者在上周经历的糟心的事情，也可能是其在咨询结束后即将面对的事情。

咨询议程可以来自上一次咨询会谈。它可能是在上一次咨询议程中没有被讨论的话题，也可能是在上一次会谈结束时来访者提出的问题或感到困惑的内容。

咨询议程可以来自家庭作业。家庭作业的完成情况可以成为咨询会谈的话题，家庭作业中的内容也可以成为咨询议程的来源，如自动思维监控表和思维记录表中记录的内容就常常成为会谈议程的来源。

咨询议程也可以来自咨询师。咨询师往往会根据咨询的进展和需要，建议来访者在本次会谈中讨论某个话题。咨询师建议讨论的话题往往是需要被优先讨论的话题，主要原因是咨询师建议的话题对于推动咨询进展非常有必要。

2. 咨询师经常建议的会谈话题

对咨询师来说，有些议程需要得到关注和讨论，否则心理咨询就无法取得进展，在来访者没有主动提及这些话题的情况下，咨询师需要提出这些话题。

咨询师提出的会谈话题主要有：（1）有关家庭作业完成情况的话题，咨询师希望讨论家庭作业的完成情况，促使来访者认真完成家庭作业；（2）有关咨询设置和咨询关系的话题，如果来访者对咨询师的某种看法、态度或情绪影响了咨询双方的合作，咨询师就有必要提出来讨论；（3）某些咨询话题的继续讨论，如果来访者因有新的需要关注的问题而放弃原来需要继续讨论的话题，咨询师就需要提出继续讨论原来的话题，直到这个话题得到解决为止。

3. 咨询议程话题选择的优先顺序

如果我们把所有可能的议程（当然在每次会谈中不会同时有这么多议程）按照优先程度排序的话，那么结果会有以下几个方面：

（1）有关咨询关系的话题，如来访者对咨询师不满或过于依赖等；

（2）有关咨询设置的话题，如来访者没有完成家庭作业、对咨询时间或收费不满意等；

（3）来访者下周将要面对的事情，如即将参加面试、比赛或考试等；

（4）还需继续讨论的话题；

（5）来访者上周经历的事情或以后还可能再次出现的事情；

（6）给来访者带来负面情绪的事情。

4. 有关议程设置的常见问题

列入议程的话题未讨论怎么办？可以留在下一次讨论，如果下一次没有安排讨论，就不用讨论了。

已经讨论的话题是否还需要讨论？列入议程的话题通常不会立刻得到解决，咨询师要在会谈开始环节检查落实情况，如果没有达到目标还需要列入下一次会谈。

来访者在反馈环节提出的问题怎么处理？咨询师要把来访者的问题记录下来，并把它列入下一次会谈的议程中。

来访者在会谈过程中跑题或提及新话题怎么办？在一般情况下，咨询师要引导来访者回到原有话题上，如果来访者多次提及某个新话题，那么咨询师可以把这个话题列入议程中，作为正式讨论的话题。

7.3.2 咨询现场

这是阿芬第 3 次见咨询师瑞阳，一见到瑞阳，阿芬便热情地打招呼，瑞阳也热情地回应。两人在咨询室坐定之后，便开始了咨询会谈。瑞阳邀请阿芬评估自己上周的心境，让阿芬用 0 ~ 100% 来评估心情良好的程度，阿芬给出了 40% 的评估分数。

接下来，瑞阳与阿芬回顾其家庭作业的完成情况，阿芬报告自己每天都坚持复习咨询笔记，也做了担忧预测验证作业。瑞阳请阿芬把担忧预测验证的记录表拿出来，当看到阿芬对于担忧认知的相信程度还有 80% 时，便说道："我看到你做了 3 次试验，在这 3 次试验中你担心的事情都被证伪，但你对'上司可能会辞退你'这一认知的相信程度还是 80%，这个分数相当高，所以我们需要把这个工作继续下去，一会儿我们安排时间讨论一下这个事情。"阿芬说"好的"。瑞阳把有关这个作业的讨论列入议程，并在笔记本上写下"继续讨论担忧被辞退行为试验"。

回顾完家庭作业后，瑞阳想了解有关阿芬的最新信息，便问道："你上周有遇到什么事情想在今天拿出来说说吗？"

"出了一个大错误，因为我的疏忽，我负责印刷的宣传品上公司的电话号码印错了，需要重新印刷。"

"想必你因为此事心情有些糟糕。"

"是呀，我很恼火，不仅要赔偿，领导对我的印象也会不好。"

"你想把这件事情列入今天的议程吗？"

"可以，我也想聊聊这件事。"

瑞阳在“会谈议程”后面增加了“电话号码印刷错误”一项，然后让阿芬讲讲上周遇到的其他事情，阿芬讲了有关工作和孩子的事情，不过这些都是小事，阿芬不准备列入议程。

瑞阳提示阿芬：“接下来这周会有什么样的事情发生，其中有你希望拿出来讨论的吗？”阿芬想都没想就说道，希望讨论孩子代管的事情，原因是自己要外出一天，晚上没有时间照顾孩子，孩子需要委托给邻居照顾。瑞阳把“讨论孩子代管的问题”列为会谈议程的第三项。

瑞阳一边翻看着上一次会谈的笔记，一边问阿芬：“上一次的会谈议程里还有‘孩子到了睡觉时间不愿意睡’这一项，你还希望讨论吗？”

“不用了，这样的事情经常发生，今天还有更重要的事情，这个以后再说吧。”

“好的，那就不计入这次议程了。”

“另外，你在上次会谈的反馈环节提到了两个问题，第一个问题是你对我在会谈上把你的问题说得轻描淡写有些生气，你想把它列入今天的议程吗？”

“不用了，我现在对你也没有这种情绪了。”

“第二个问题是你对担忧预测与验证这种方法有疑虑，你愿意把它列入今天的会谈议程吗？”

“好的，我希望有时间讨论一下这个问题。”

听到阿芬如此说，瑞阳便在“会谈议程”中增加了“讨论担忧预测与验证方法的有效性”一项。记完这项议程后，瑞阳抬起头看着阿芬说道：“今天我们列了四项议程：（1）继续讨论担忧被辞退行为的试验；（2）讨论电话号码印刷错误事件；（3）讨论孩子代管的问题；（4）讨论担忧预测与验证方法的有效性。你还有补充吗？”阿芬回答没有了。

瑞阳建议道：“由于时间关系，我们今天最多能讨论两项议程，我想先处理担忧被辞退行为的试验，因为这种试验要继续，在该试验完成之前，这项议程都应该被列为优先讨论的议程。接下来，你要在剩余的三项议程中挑一个最想讨论的议程作为下一个讨论话题。你想挑哪一个呢？”

阿芬斟酌再三后说道：“我想讨论孩子代管的问题。”瑞阳在笔记上的“讨论孩子代管的问题”旁边画了一个三角形符号标识，提醒自己一会儿讨论这项议程。

7.3.3 课堂练习

请参考本节技能解析和咨询现场部分，以下面的个案信息为基础（必要时可以虚构有关信息）练习议程设置技能（需要明确议程清单和优先议程）。

个案 1 景睿个案

上周咨询师与景睿会谈的话题是调整作息，景睿回去实践后，有三天做到了，有三天没做到，同学邀请他参加本周末的聚会，景睿不确定是否要去。

个案 2 棠雯个案

上周咨询师与棠雯讨论了“婆婆当面催她生孩子”的议程，其他两项议程“因为买家具与丈夫发生争吵”和“闺蜜说养孩子太难，引发了自己的焦虑问题”没有得到讨论。在上周咨询结束时，棠雯对填写自动思维监控表这项作业产生疑问，因此该项作业没有被安排。

7.4 咨询笔记

在上周的会谈中，瑞阳和阿芬讨论了有关“上司会找机会辞退自己”这个担忧认知，瑞阳应用担忧认知证伪方法，和阿芬协商后提出包括“让我负责重要的工作”等六项指标。阿芬上周记录了三次证伪的表现：其中一次是上司过来和她说话，另一次是被委以重任，与大客户谈判，还有一次是邀请上司用餐。经过三次试验，阿芬对旧想法的相信程度下降到 80%。

鉴于阿芬对旧想法的相信程度较高，瑞阳认为有必要继续讨论这个自动思维。

7.4.1 技能解析

艾宾浩斯遗忘曲线告诉我们，保留在头脑中的记忆内容，在一周之后大概就只剩下 20% 了。为了巩固咨询效果，会谈心得与收获应当以某种方式保存下来。在认知行为疗法中，咨询笔记和应付卡就是把会谈心得与收获保留下来的重要形式。

本节介绍撰写咨询笔记的方法，下一节再给大家介绍撰写应付卡的方法。

1. 什么时候撰写咨询笔记

认知行为疗法的会谈通常是围绕议程展开的，对议程进行概念化后，咨询师就可以应用诸如控辩方的认知行为技术对来访者进行干预，得到替代性的想法，并在此基础上生成行为改变方案。经由这样的认知和行为的改变历程，来访者的认知、情绪和行为等方面便会发生改变。这时就是撰写咨询笔记的最佳时机，咨询师可以和来访者总结议程会谈中的收获，把收获的内容记录在咨询笔记本上（当然也可以记在应付卡上，如果有必要的话）。由此可见，咨询笔记的撰写是在议程会谈后期进行的。

2. 咨询笔记中都写些什么

咨询笔记上记录的内容相当广泛，来访者在会谈中的心得都可以被记录下来。心得可以是心理教育的内容，也可以是来访者对自己心理问题的原因的认识，当然更多的是其对议程的认知改变和行为改变等方面的内容。

心理教育的内容可以是“我发现，想法决定着个体的情绪，当个体的消极想法改变后，情绪也就发生了改变”“认知行为疗法告诉我们，观念决定情绪，改变观念就可以改变情绪”或“核心信念是心理问题的根本原因，它是在个体小时候形成的，当下要处理的是现在存在的问题，童年时期的问题可以留到后面进行干预。”

对自身问题的认识可以是“我的社交焦虑主要是由‘担心他人看出我的焦虑、紧张，进而瞧不起我’的认知造成的，我之所以这样想，是因为童年时期形成的负性核心信念‘我是无能的’”。

在会谈议程中认知改变和行为改变的内容可以是“我感到绝望是因为我觉得事情不可能变好，当我意识到事情会有转机的时候，心情就会好很多，当下我唯一需要做的就是行动起来，停止担忧，和别人说说话，管理好自己的心情”。

3. 怎样撰写咨询笔记

在撰写咨询笔记之前，咨询师一般会提醒来访者：“经过我们刚才的会谈，你觉得有什么收获可以写在咨询笔记本上？”先让来访者口头讲述，然后再写。如果来访者的表述有不恰当或不准确的地方，咨询师要及时予以纠正，待来访者的总结得到咨询师的认可后，其再正式地记在咨询笔记本上。

咨询笔记的撰写，就像写日记一样，先写下日期，再记录咨询的收获，每个收获写一段，不同方面的收获不要混在一个段落中。

4. 咨询笔记的形式

一般来说，咨询笔记的内容要用笔记录在笔记本上。鉴于目前手机的普及化，录音也是一个可选择的咨询笔记的记录形式。如果有来访者不喜欢用纸和笔来记录咨询笔记的内容，也可以用手机录音的形式来记录。

5. 咨询笔记的复习与巩固

撰写咨询笔记本身并不是目的，巩固咨询笔记的内容并在需要时对其加以应用才是目的。我们通常会在确认家庭作业时，要求来访者每天安排时间复习咨询笔记。在咨询实践中我们也发现，相比那些不撰写咨询笔记或不阅读咨询笔记的来访者而言，坚持阅读咨询笔记的来访者的咨询效果和进展要快一些。

7.4.2 咨询现场

瑞阳把上周担忧认知的预测和验证问题的讨论放在了第一项议程，目的是确保咨询的连续性。瑞阳首先请阿芬简略地描述上周三次试验的情况。阿芬回忆道："根据我们上次列出的六个证伪指标，我观察到三次证伪的情况。第一次是上司过来和我说话，那天是星期二，吃完午饭后我一个人回到座位上，上司见我在办公室里就走过来和我聊了几句，说了些关于最近的天气、热门电视剧之类的话题，聊了二三十分钟，两个人聊得挺开心的。"

"看起来你们聊得还不错。剩余两次又是什么情况呢？"瑞阳问道。

"第二次是在周四中午，因为孩子发烧了，所以我早上跟领导请假说需要带孩子去医院，然后再回公司。上司关心地询问了孩子的情况，嘱咐我不要担心，孩子的病很快就会好的，最后告诉我，如果有什么需要帮忙的地方就告诉她。第三次是在周五晚上，上司要和其他几个公司的中层领导一起吃饭，让我陪她一起去。"

"领导关心你，让你和她一起参加饭局，对此，你的感受是什么呢？"

"我感到高兴，领导还是关心我、重视我的。"

瑞阳把话题转回到阿芬对担忧认知的相信程度上："可你对'上司会找机会辞退我'这一想法的相信程度依然很高，还有80%，对此你是怎么想的呢？"

"尽管她现在对我好，未来还是有可能辞退我的。"阿芬回复道。

瑞阳觉得可以应用可能性区域技术来提出替代思维，便问道："如果上司真的找机会辞退你，你觉得最早是多久以后呢？"

"一个月以后吧。"

"最晚是多久以后呢？"

"两三年以后吧。"

瑞阳提醒阿芬："请你仔细考虑各种证据，包括你在公司的能力与业绩、你所犯的错误、上司对你的态度、你与上司之间的交往、单位其他同事的业绩、他们与领导的关系，以及单位辞退员工的惯例等因素。如果你觉得上司真的要找机会辞退你，大概是多久以后？"

咨询师提出了多个方面的因素，这拓展了阿芬的思维空间，阿芬想了想后说道："怎么也要一年以后了吧。"瑞阳确认阿芬的意思是，一年内应该不会有被解雇之忧。

接下来，瑞阳与阿芬讨论了做什么可以让阿芬能够继续留在公司，也讨论了如果将来真的被辞退的话，阿芬需要做些什么准备让自己尽快找到新工作。经过讨论，阿芬发现现在还可以做的事情包括：展现自己对领导的关心、提升职业技能和了解招聘市场的行情。

瑞阳和阿芬讨论的这些举措都比较抽象，但由于本次会谈还安排了第二项议程，加上这些举措也不是需要立即着手做的事情，瑞阳就也没有继续往下讨论了，而是想对刚才的讨论做一个总结，并问道："经过刚才的会谈，你有什么心得或收获吗？"

"尽管我担心上司会辞退我，但我们发现短期内不会。"阿芬总结道。瑞阳补充道："就像我们刚才讨论的那样，如果能展示自己对领导的关心、提升职业技能和了解招聘市场的行情，那么你就不怕被辞退了。是吗？"阿芬点点头。

"我们把刚才的总结记下来，以便你回去后还能回忆起今天我们会谈的成果，"瑞阳说道，"请你把咨询笔记本拿出来，把我们刚才的总结写在上面。"

阿芬拿出咨询笔记本，翻到空白处，并写下了如下内容。

> **咨询笔记　1月26日**
>
> 尽管我担心上司会辞退我，但我们发现短期内不会。如果能展示自己对领导的关心、提升职业技能和了解招聘市场的行情，我的工作就会更稳定，也更容易找到新工作。

咨询笔记撰写完成后，瑞阳给阿芬布置了家庭作业：（1）继续从事担忧认知证伪试验，观察并记录能够证伪自己认知的事件并记录下来，就像上次做的那样；（2）每天复习咨询笔记，巩固自己的收获。

阿芬愉快地接受了这两项作业。

7.4.3　课堂练习

请参考本节技能解析和咨询现场部分，以下面的个案信息为基础练习撰写咨询笔记技能。

个案1　景睿个案

上周咨询师与景睿会谈的话题是调整作息，景睿回去实践后，有三天做到了，有三天没做到。咨询师把它列为本次会谈的第一项议程。经过了解，景睿没有做到的主要原因是睡得晚，到了睡觉时间不想睡。另外，由于调整作息的完成情况不理想，景睿感到沮丧，有些灰心。

个案2　棠雯个案

在本次会谈中，棠雯想和咨询师讨论在买家具时与丈夫发生争吵的问题。咨询师了解到棠雯喜欢白色的家具，其丈夫却认为胡桃色的家具更好看。棠雯希望说服丈夫，丈夫却坚持自己的看法，最后两人争吵起来，不欢而散，家具也没有买。

7.5 应付卡

完成了第一项议程后，瑞阳抬头看了看对面墙上的时钟，发现时间已经过去20分钟了。除了结束环节需要5分钟以外，本次会谈还有25分钟左右，瑞阳心想，用这些时间讨论第三项议程应该足够了。

瑞阳回看笔记本上记录的会谈议程，看到第三项议程“讨论孩子代管的问题”旁边有一个三角形的符号标记，他回想起刚才和阿芬商量的第二项议程就是这个话题。瑞阳整理了一下自己的心情，准备和阿芬讨论这个话题。

7.5.1 技能解析

应付卡和咨询笔记都是为了帮助来访者巩固会谈中的内容，并可以在需要的时候对其加以应用。应付卡的优势主要是它便于携带，当发生需要应对的情形时，来访者可以拿出来阅读并立即应用。

1. 应付卡的格式

应付卡分为正面和背面，由于两面都需要撰写文字，因此应付卡的厚度和硬度要比普通的复印纸大一些。应付卡大小不一，以便于携带和能够完整记录相关内容为标准。

2. 什么时候撰写应付卡

撰写应付卡与撰写咨询笔记的时机是一致的，也就是在议程会谈结束环节，在咨询师和来访者总结会谈成果后。在一般情况下，心得会被记在咨询笔记中，但为了在需要时能够回想起和使用在咨询中收获的内容，我们可以把其记在应付卡上。

3. 怎样撰写应付卡

在应付卡的正面要填写应付卡使用的情况，其中一种情况是填写问题情境。例如，当来访者因即将登台演讲而感到紧张和焦虑时，可以在应付卡的正面写上“当我即将登台演讲的时候”。另一种情况是填写经常出现的自动思维，这个自动思维在多个情境中都会出现，处理这个自动思维就能达到应对多个情境的效果。例如，一个有考试焦虑的学生在听课、做作业、复习，甚至和他人闲聊的时候，经常会出现“我可能会考砸”的自动思维，这时就可以在应付卡的正面写上“每当我觉得自己可能会考砸的时候”。

在应付卡的背面要填写应对办法。完整的应对办法包括认知和行为两部分：认知部分包含替代思维和相应证据，有时也包含自动思维内容；行为部分则是说明在当前情况下，来访者该怎样去做的具体指示。例如，来访者在应付卡的背面填写了这样的内容："虽然我担心自己表现得不好，担心他人会认为我不行，但过去的多次演讲成绩和他人的正面评价让我相信自己的演讲还是好的，他们也不会否定我。"这是来访者撰写的认知部分，其中包含自动思维、相反证据和替代思维。接着是行为部分的内容："我可以做几个深呼吸，再熟悉一篇稿子。"不是所有应付卡都包含上述内容，有些应付卡的内容强调的是认知改变的部分。

4. 应付卡的使用和巩固

撰写应付卡的目的是为了让来访者巩固应付卡的内容，以便在遇到卡上记录的情况时能够应用其认知内容，并做出相应的行为反应。这就要求来访者在遇到特定情况时把应付卡拿出来阅读并按照上面记录的要求行事。除了在特定情况下要阅读应付卡之外，咨询师也会安排来访者每天阅读应付卡，因为我们知道，一旦来访者能够将应付卡上的内容烂熟于心，就不再需要携带应付卡，遇到特定情况时也就能自动地按照应付卡的要求去想和行动了。

7.5.2 咨询现场

瑞阳看着阿芬的眼睛，对她说："现在我们来讨论第二项议程，也就是你即将面临的问题，需要将孩子委托给邻居照顾的事情。你先说说相关的情况吧。"

阿芬点点头，说道："公司要在周三和周四在郊外的度假村举行封闭式会议，周三晚上我们需要在那里住。这样的话我就不能像平常那样下班回家照顾孩子吃饭、洗漱和睡觉了。"

瑞阳询问道："当你想到这种情境时，你体会到了什么情绪呢？"阿芬回答"忧心"。瑞阳问："当你感受到忧心的时候，你在想什么呢？"阿芬想了想，回应道："担心孩子不服从邻居的管教，不好好吃饭、睡觉。"

识别了阿芬的自动思维后，瑞阳还需要了解他人代为照顾孩子方面的信息，就问阿芬："因为你一个人带孩子，免不了需要他人代为照顾的情况，是吗？”阿芬回答“是的”。

“通常都是什么人帮你照顾孩子呢？”

“我们小区里有一个阿姨，通常都是她替我照顾孩子。”

“说说这个阿姨的情况和过去阿姨照顾孩子的情况。”

“这个阿姨快60岁了，身体很好。几年前来这里主要是为了照顾自己的孙子，现在孙子也大了，她的儿媳妇时间也充裕，就不再需要她照顾孙子了，除了帮家人做饭以外，她也没有别的事情。我和她是因为我们两家的小孩在一起玩认识的。她知道我家的情况，就主动提供帮助。后来因为帮的忙比较多，我就付给她一些钱，每次一二百元吧。她也愿意帮助我，只要我有需要，她都会帮忙。”

了解了这些必要信息后，瑞阳便应用控辩方技术来干预阿芬的自动思维：“支持‘孩子不服从阿姨的管教，不好好吃饭、睡觉’的证据有哪些呢？”阿芬回答，有几次阿姨打电话来说孩子因为贪玩不愿意睡觉和不好好吃饭、要一边吃饭一边玩的情况。

“那么支持‘孩子服从阿姨的管教，好好吃饭、睡觉’的证据呢？”瑞阳的这一提问让阿芬突然意识到一个自己经常忽视的事实，便回答道：“其实在绝大多数情况下，孩子都还是听阿姨的话、好好吃饭和睡觉的。孩子还跟我说喜欢这位奶奶，甚至还表示喜欢的程度超过了对姥姥的喜爱。”

瑞阳启发阿芬：“考虑到这两个方面的情况，你觉得我们可以得出什么结论呢？”

“孩子在大多数情况下是听话的，能好好吃饭、好好睡觉。”

“既然如此，那么如果把这种看法应用到周三晚上阿姨替你照顾孩子的情况上，我们该怎么看呢？”

“孩子很可能会听话，好好吃饭、好好睡觉。”

“你对这个想法的相信程度是多少？”

“80%。”

瑞阳通过控辩方技术得到替代思维“孩子很可能会听话，好好吃饭、好好睡觉”，但阿芬对此的相信程度并不太理想，于是瑞阳追问道：

“你还是担心孩子有可能会不听话吧？”

“是呀，过去他也有不听话的时候。”

“当时你们是怎么解决的呢？”

“一般都是阿姨打电话来告诉我，然后我跟孩子沟通，孩子才服从的。”

“你觉得这个方法有效吗？”

“有效。”

“既然有效，那么如果再次遇到这种情况，你愿意继续使用它吗？”

“当然。”

通过讨论，阿芬找到了解决孩子不听话问题的办法，瑞阳把应对方法补充到刚才的替代思维中，并对阿芬说：“孩子很可能会听话，好好吃饭、好好睡觉。如果孩子不听话，就让阿姨打电话告诉你，你跟孩子沟通让他听话，好好吃饭、睡觉。你觉得这样总结行吗？”

听到这里，阿芬的脸上露出了轻松的表情，并说道：“这样最好了。”

瑞阳问阿芬：“怎样做到这一点呢？”阿芬说：“我可以提前跟阿姨打招呼，告诉她如果孩子不听话，就打电话告诉我。另外，我也可以事先警告孩子，不听话就会受到惩罚。”因为时间的关系，瑞阳没有讨论是否有更好的方法。

瑞阳知道阿芬容易陷入焦虑，便指导她制作应付卡，用以应对时常冒出来的类似的想法。他语气温和地对阿芬说：“我想你在周四回家再次见到孩子之前，可能会经常想起这件事，一旦你想起这件事就会感到烦恼，是这样吗？”阿芬回应道，咨询师太了解自己了，自己就是这样的人，在事情没有完全结束前总会担忧。

瑞阳从茶几上拿出比名片稍大一些的卡片给阿芬，并对她说：“我们来做应付卡，帮助你应对这种情形，避免陷入担忧情绪中。”阿芬点头同意。

瑞阳对阿芬说：“我们先在正面写上需要应对的情况，即‘当我想到：孩子会不服从阿姨的管教，不好好吃饭、睡觉’。”阿芬照办。

然后，瑞阳让阿芬把应付卡翻过来，在背面写上“提醒自己：根据自己过去的经验，孩子还是更可能会听话，会好好吃饭、睡觉的。如果孩子不听话，就让阿姨打电话告诉我，我跟孩子沟通让他听话，好好吃饭、睡觉”。

当阿芬写完替代的认知后，瑞阳让阿芬继续写上“行动起来：我不用想下去，把注意力拉回到当前事情即可”（见图 7-1）。

（正面）

当我想到：孩子会不服从朋友管教，不好好吃饭、睡觉

（背面）

提醒自己：根据自己过去的经验，孩子还是更可能会听话，会好好吃饭、睡觉的。如果孩子不听话，就让阿姨打电话告诉我，我跟孩子沟通让他听话，好好吃饭、睡觉

行动起来：我不用想下去，把注意力拉回到当前事情即可

图 7-1 应付卡填写示例 1

上面这张应付卡可以用来应对周三之前发生的情况，瑞阳知道阿芬还需要一张应付卡来处理在阿姨照顾孩子时阿芬的焦虑情绪，于是又拿出一张应付卡，并对阿芬说："我们还需要一张应付卡来处理当你在参加封闭式会议而阿姨正在照顾孩子时，你产生的焦虑情绪。"阿芬点点头。

瑞阳问阿芬在卡的正面该写什么，阿芬说："在我参加会议、阿姨照顾孩子期间，当我担忧孩子不听话的时候"，瑞阳肯定了阿芬的总结，然后阿芬把这句话写在了应付卡的正面。

阿芬把应付卡翻过来，准备填写应对办法。瑞阳问："通过刚才的讨论和填写经验，你觉得可以怎么写呢？"

阿芬想了想，说："提醒自己：过去的经验告诉我，孩子现在是听话的，能好好吃饭、睡觉，要是孩子不听话，阿姨肯定早就打电话来告状了。不要多想。"瑞阳肯定了这个总结，并嘱咐阿芬填写在卡的背面。

瑞阳接着又问道："在这种情况下，你可以做点什么呢？"阿芬回应自己还是应该把注意力聚焦于当下，抽空给阿姨打电话了解情况就可以。听到阿芬的应对办法，瑞阳感到非常满意："你总结得非常好，现在把它写在应付卡上吧（见图 7-2）。"

（正面）

在我参加培训、阿姨照顾孩子期间，当我担忧孩子不听话的时候

（背面）

提醒自己：过去的经验告诉我，孩子现在是听话的，能好好吃饭、睡觉，要是孩子不听话，阿姨肯定早就打电话来告状了。不要多想

行动起来：应该把注意力聚焦于当下，抽空给阿姨打电话了解情况

图 7-2 应付卡填写示例 2

7.5.3 课堂练习

请参考本节技能解析和咨询现场部分，以下面的个案信息为基础，练习撰写应付卡技能。

个案 1 景睿个案

景睿与咨询师的第二项议程是讨论要不要参加周末的同学聚会。咨询师了解到，景睿想见见同学们，毕竟大家好久未见了，但他又担心同学们会议论他，对他有看法。经过咨询师应用控辩方和可能区域等技术，景睿发现自己的担心是多余的，为了实现目标，自己需要走出去参加同学聚会。

个案 2 棠雯个案

在上次会谈中，棠雯对填写自动思维监控表这项作业产生疑问，因此该项作业没有被安排，咨询师把关于这项作业的讨论列为本次会议的第一项议程。通过概念化，咨询师了解到棠雯担心填写自动思维监控表会耗费很多时间，这

种方式并不适合自己。咨询师应用心理教育和可能性区域技术进行干预，棠雯答应尝试完成自动思维监控表。

7.6 布置家庭作业

在会谈临近结束时，瑞阳回顾了咨询记录本上自己记录的内容：

本次会谈讨论了两项议程。第一项议程是讨论"担忧未来会被上司辞退"的问题。为此，瑞阳给阿芬布置了家庭作业：(1) 继续从事担忧认知证伪试验，观察并记录能够证伪自己认知的事件并记录下来；(2) 每天复习咨询笔记，巩固自己的收获。

第二项议程讨论了"工作外出，孩子需要委托给邻居照顾"的问题，在会谈结束时瑞阳指导阿芬制作了两张应付卡。

瑞阳知道，作为议程的有机组成部分，自己还需要指导阿芬完成与这项议程有关的家庭作业。

7.6.1 技能解析

家庭作业是认知行为疗法的一个特色，认知行为疗法之父亚伦·贝克认为，家庭作业是认知行为疗法必须而非可选择的部分，这是因为家庭作业是实现来访者由"知"到"行"转变的重要途径。正因为家庭作业，才促成了从"认知"到"行为"的改变，认知行为疗法才能做到"短程高效"。

有关家庭作业的知识在《认知行为疗法入门》一书中有详细介绍，读者可以找来学习，在这里，我们仅就布置家庭作业的主要问题进行说明，帮助大家引导来访者完成家庭作业。至于回顾家庭作业的内容，我们已经在本书的节1.7和节1.10做了介绍，感兴趣的读者可以回顾相关内容。

1. 确保来访者知道如何完成家庭作业

许多时候，来访者没有完成家庭作业的一个重要原因是他们并不知道如何着手完成家庭作业。因此，咨询师在给来访者布置家庭作业时，要花一些时间讨论家庭作业如何完成，确保来访者正确理解家庭作业的用途及了解完成家庭作业的相关细节。

咨询师可以通过示范让来访者了解怎样完成家庭作业，像自动思维监控表、思维记录表、每日生活事件表、核心信念作业表这类表格，我们可以在咨询室给来访者讲解怎样填写，而诸如向他人求助、拒绝他人、公众演讲等人际互动类家庭作业，我们可以在咨询室指导来访者通过角色扮演的方式进行相应的练习，增强实践经验，使其在生活中也能做到。

咨询师可以通过细化行为方案的方式帮助来访者。例如，一位来访者需要克服与写论文有关的拖延症，咨询师会要求他每天至少花三个小时在与论文相关的工作上，来访者答应了但最终没有做，拖延依然如故。为了确保来访者可以用三个小时处理与论文相关的工作，咨询师要和来访者讨论：（1）每周从周一到周日有哪些时段用在论文上，要具体落实到时间点上；（2）在这些时段中，可以做哪些与论文相关的工作（查资料、做实验、整理数据、请教导师、写文献综述等）；（3）创设有利于行动的情境和结果，如与师兄弟一起准备论文，只要按照计划进行与论文相关的工作，就给自己奖励，让朋友提醒自己做与论文相关的工作，以及在卧室或其他地方贴上类似“立即行动，准备论文”的提示条等；（4）如果来访者有抵触心理，可以撰写应付卡。

2. 管理来访者对家庭作业的预期，减少其与家庭作业相关的挫折

来访者可能会因家庭作业完成的质量达不到自己的标准而不提交家庭作业或中途放弃完成家庭作业，甚至可能根本就不做家庭作业。为了避免上述情况发生，咨询师需要在布置家庭作业时管理来访者对家庭作业的预期，避免其对家庭作业的完成情况有过高的期望。

咨询师在给来访者布置家庭作业时，可以告诉来访者：（1）有关家庭作业的知识和技能的掌握需要一个过程，就像学习开车或使用电脑需要一段时间才能掌握一样，以后会做得越来越好；（2）在最初阶段不要期望自己的家庭作业完成得很好。

如果来访者的家庭作业完成的质量不好，咨询师应当承担责任，并向来访者表示“这是因为我的疏忽造成的，我们一起想办法改进”。另外，咨询师也可以采取正常化策略，说明许多来访者在完成家庭作业时也只能达到这种程度。

3. 将家庭作业问题概念化，消除来访者完成作业的障碍

来访者对家庭作业的消极想法（自动思维）是其没有完成家庭作业的另一

个重要原因。如果来访者存在妨碍其完成家庭作业的自动思维，咨询师就需要针对自动思维开展工作，把完成家庭作业作为一项议程来讨论。

家庭作业议程与来访者自身问题议程的讨论流程是相同的：首先，搜集资料，了解相关信息；其次，识别来访者关于家庭作业的自动思维，如认为家庭作业没有用、太难了、自己做不到或太费时间；再次，应用认知行为技术来处理自动思维，如可能性区域、控辩方、代价收益、应付卡和行为试验等技术；最后，得出替代思维并制定相应的完成作业的方案。

在心理咨询过程中，咨询师经常会遇到来访者表示自己道理都懂，可就是做不到、不愿意行动或不愿意完成家庭作业的情况。在这里，"做不到"是来访者的自动思维而不是事实，咨询师可以针对这个自动思维进行讨论，先澄清"做不到"具体指的是什么，是无法开始还是无法继续，抑或是无法完成，然后应用控辩方技术讨论支持"做不到"和"做得到"的证据，或者应用可能性区域技术讨论如果他去实践会做成什么样子，从"最糟糕"到"最好"的结局分别是什么。咨询师也可以应用行为试验技术检验来访者所说的"做不到"是否为真，或者应用代价收益技术讨论"相信做不到"或"做得到"两种想法，哪个对自己更有利。最后，得出替代思维并制定相应的家庭作业方案。

7.6.2 咨询现场

阿芬完成了两张应付卡的制作，接下来瑞阳要告诉她怎样使用。瑞阳对阿芬说："我们把这些内容写在应付卡而不是咨询笔记本上，是因为应付卡便于携带。你把应付卡带在身上，需要的时候就可以拿出来阅读它。"阿芬点点头。

瑞阳继续说："回去以后你需要把卡片带在身上，当你想到孩子会不服从管教的时候，就把卡片拿出来读，读完了就按照'行动起来'部分的要求去做。明白吗？"阿芬说"明白"。

瑞阳问阿芬："你会把应付卡放在什么地方呢？"阿芬想了想，决定把应付卡放在手机壳里。瑞阳觉得这是一个好主意，当下就让阿芬把第一张应付卡放在手机壳里，并告诉她另外一张应付卡等到会议期间再放。

为了确保阿芬正确地使用应付卡，咨询师瑞阳提出在咨询室做演练，要求阿芬假装正在工作，然后头脑中突然出现了担忧孩子不服从管教的情况，当阿芬陷入这种情形 30 秒后，瑞阳让她拿出应付卡阅读上面的内容，然后继续从事当前的工作。通过演练，阿芬掌握了应付卡的使用方法。

第二项议程的作业讨论完，会谈的时间也所剩不多了。瑞阳借着刚才讨论家庭作业的契机，和阿芬确认家庭作业。

瑞阳对阿芬说："今天我们一共讨论了两项议程，安排了三项家庭作业，这三项作业分别是：（1）继续进行担忧认知证伪试验，观察能够证伪的事件并记录下来；（2）每天复习咨询笔记，巩固自己的收获；（3）需要时阅读应付卡。对于这三项作业，你分别完成它们的可能性有多大，用 0 ~ 100% 的百分数来说明。"

阿芬想了想，说："第一项作业完成的可能性是 100%，我上次完成过，继续完成它没问题；第二项作业完成的可能性是 90%，也没问题；第三项作业完成的可能性是 50% 吧。"

"关于第三项，你给出的可能性是 50%，做这件事对你来说有什么问题吗？"瑞阳询问道。

"问题倒是没有，只是我觉得它不一定管用。"

"因此，你不一定会用它？"

"是的。"

瑞阳明白阿芬担心阅读应付卡并不管用，也就不想去实践了。于是，瑞阳与阿芬讨论"有用"和"没用"的标准，阿芬认为"没用"就是没有好转、依然担忧，"有用"就是不再担忧。

瑞阳说："从过去其他来访者使用应付卡的经验来看，它是有用的。你并没有使用过应付卡，你表达的只是自己的担心，并非事实。你可以试试看。对你来说，阅读应付卡带来的最糟糕的结果会是什么呢？"

"没用，没有一点好转。"

"最好的结果呢？"

"不再担忧和焦虑。"

瑞阳没有再应用可能性区域技术问下去，转而对阿芬说："因为你并没有实践过应付卡，也就无法猜测实际结果是什么，要想知道使用后的具体效果怎么样，我们去试试就知道了。"阿芬觉得瑞阳说得有道理。

为了激发阿芬行动的动机，瑞阳使用了代价收益技术，他对阿芬说："如果你担忧的时候不用应付卡，结果会怎么样？"

“继续担忧，并持续很长时间。”

“如果你用应付卡呢？”

“可能有好转，可能不会。”

瑞阳澄清了阿芬的意思：“也就是说，有好转的机会。不用应付卡，问题会持续下去，用了应付卡，问题会有好转的机会。既然如此，我们要不要试试看呢？”

阿芬觉得咨询师说得有道理，使用应付卡对自己也没有什么损失，就答应试试看。为了避免阿芬因感到挫败而放弃，瑞阳嘱咐道：“为了说明应付卡是否有效果，你需要多次尝试才能得出客观的结论，我建议你至少尝试 8 ~ 12 次。”阿芬答应了咨询师的要求。

接着，瑞阳指导阿芬评估效果：“在你每次使用应付卡后，可以用 0 ~ 100% 来评估阅读卡使用的效果，如果情绪完全没有好转，就评 0，如果情绪完全好转，就评 100%。这对你来说有什么问题吗？”阿芬说没有问题。

瑞阳跟阿芬解释道：“我们评估每次使用的效果，就可以发现应付卡既不是有效的也不是无效的，而是有多大效果的问题。要回答这个问题就需要用 0 ~ 100% 的程度来描述。”阿芬“哦”了一声。

瑞阳舒了口气，和阿芬敲定阅读应付卡这项作业：“在未来几天里，一旦你陷入情绪中，就把应付卡拿出来阅读，然后用 0 ~ 100% 评估效果大小。希望你一有机会就尝试使用它。你会去做吗？”阿芬说“会的”，并使劲点点头。

得到了阿芬肯定的回答，瑞阳便开始与阿芬确定家庭作业的内容：“这样的话，我们这次一共有三项家庭作业：（1）继续进行担忧认知证伪试验，观察能够证伪的事件并记录下来；（2）每天复习咨询笔记，巩固自己的收获；（3）需要时阅读应付卡，并评估使用后的效果（用 0 ~ 100% 来描述），完成 8 ~ 12 次行为试验。”

瑞阳说完，抬头看了看阿芬，似乎在征求她的同意，阿芬提高音量说道：“没问题，我会去做的。”

7.6.3 课堂练习

请参考本节技能解析和咨询现场部分，以下面的个案信息为基础，练习布置家庭作业技能。

个案 1　景睿个案

参见前文“景睿个案”。

个案 2　棠雯个案

参见前文“棠雯个案”。

7.7　时间限制

确认了家庭作业后，接下来就是做会谈总结和会谈反馈工作了。为了让读者了解咨询师瑞阳怎样控制会谈时间，我们把时间拨回到下午两点整。这是本次会谈开始的时间。

7.7.1　技能解析

规范的心理咨询会谈是在有时间限制的条件下进行的，每次咨询会谈需要在规定时间内完成，不能随意超时，也不能需要谈多久就谈多久。对新手咨询师来说，在规定时间内完成咨询会谈是一个非常大的挑战。为了保障咨询会谈在规定时间内完成，新手咨询师可以应用以下这些措施来实现对时间的控制。

1. 放置时钟或计时器

咨询师应该在咨询室内放置时钟或计时器，并且要放在咨访双方的视线范围内，方便两个人看到会谈进行了多长时间，掌握会谈的节奏和进度。就时钟或计时器的选择来说，计时器的优点是它可以直观地显示每次会谈的剩余时间（或耗费时间），缺点是它容易给人带来压迫感。时钟则正相反，它的优点是没有压迫感，来访者可以放松地说话，它的缺点是需要通过计算才能知道用了多少时间或还有多少时间（有时还可能出现看错时间和计算出错的情况）。一般来说，我们建议大家用时钟，特别是那种可以显示数字的时钟，这样不容易看错时间。

2. 遵守议程设置，先挑重要的说

随意的会谈一般是来访者想到哪里就聊到哪里，很容易出现时间不够用的情况，特别是在咨询会谈快结束的时候，来访者经常会说自己还有重要的话题希望讨论。在这种情况下，如果咨询师安排会谈，就会出现超时现象，如果不安排会谈，则会引发来访者的不满。

为了避免这样的情况，认知行为疗法要求咨询师在每次会谈开始之前，确定本次会谈的议程，议程要按照其重要程度进行排序，把重要的、优先的话题放在前面讨论。这就避免了轻重不分导致的会谈时间超限的问题。

3. 在会谈过程中，根据时间的使用把握节奏

在一个 50 分钟的会谈中，咨询双方大概能够讨论的议程也就是一两项，咨询师在会谈过程中需要注意根据时间确定会谈的节奏。如果时间所剩不多，就不要开启新的议程，咨询师可以就当前话题多做一些讨论，特别是对来访者在完成家庭作业过程中可能出现的问题的讨论。反过来，如果时间比较富余，还能再讨论一项议程，这时咨询会谈就要尽量围绕这项议程进行，少谈一些与会谈没有直接关系的内容，节约会谈时间，提高会谈效率。

如果所剩的时间比较令人尴尬，结束一项议程还有剩余时间，完成一项新的议程时间又不够，那么在这种情况下咨询师可以和来访者说明情况，告诉来访者："因为时间的关系，我们接下来讨论的议程可能不完整，下次我们会安排时间继续讨论。"

4. 来访者在会谈结束环节提出的问题留在下次讨论

在会谈结束环节，来访者可能会提出新的问题，如果这些问题能够用一两句话解决，可以当场解决，但在大多数情况下这些问题需要更多的会谈时间，这时咨询师最佳的处理策略是把来访者的问题记下来，列入下次会谈的议程中。

5. 不要试图解决所有问题

新手咨询师会谈超时的一个重要原因，是希望立即对来访者提出的所有问题进行解答。如果在一次会谈中只能解决一两个问题，新手咨询师就会感到不安，他们可能会因觉得来访者不满意而给来访者提供超值服务，牺牲自己的时间为其进行咨询。

实际上，解决心理问题需要一个过程，正如"饭要一口一口地吃，事要一件一件地做"，咨询双方在每次会谈中讨论一两项议程就足够了。事实上，即

使咨询师在一次会谈中讨论了多项议程，来访者能做到的部分也有限，问题真正得到解决往往需要经过多次会谈。对新手咨询师来说，要习惯于专注解决有限的问题，留存更多问题以后再解决。

6. 控制时间是一项必须掌握的技能

我们常常发现，一旦咨询师在首次咨询时给来访者提供了超时咨询，这样的超时咨询就会渐渐成为惯例。因此，新手咨询师要努力做到首次咨询不超时，实践上述有关时间限制的技能。如果你在这个来访者身上没有控制好时间，在下一个来访者身上就要继续努力，直到你能控制会谈不超时为止。

7.7.2 咨询现场

瑞阳在等候区碰到了阿芬女士，两个人寒暄了几句后，瑞阳便引领阿芬到咨询室开始正式的会谈。

两个人坐定后，咨询师瑞阳看了看墙上的时钟，现在正好是下午 3 点，阿芬随着咨询师瑞阳的目光也看了一眼时钟，确认现在正是下午 3 点。本次咨询会谈的第一项是心境评估，瑞阳邀请阿芬用 0 ~ 100% 来说明自己心情良好的程度，阿芬给出了 40% 的百分数，这个百分数的意思就是比平常的心情（50%）稍差一些。

接下来，瑞阳和阿芬回顾了家庭作业的完成情况。瑞阳询问阿芬是否复习了咨询笔记，阿芬报告在一周时间里有 5 天复习了咨询笔记，基本上执行了这项家庭作业。瑞阳笑着问阿芬："你复习咨询笔记的天数是 5 天，这给你什么感受，假如你没有复习的话，会有什么感受呢？"

阿芬回应道："复习笔记后，我对内容就记得非常清楚，咨询效果也能得到巩固。我想，要是不复习的话，现在可能大多数内容我都不记得了。"瑞阳表示，很多来访者都有这样的感受，还鼓励阿芬继续复习咨询笔记，阿芬笑着同意了。

另外一项家庭作业是担忧上司会辞退自己的证伪试验。瑞阳和阿芬回顾了试验情况和结果，阿芬报告自己记录了 3 次试验结果。当瑞阳咨询师邀请阿芬报告结果的时候，阿芬就像讲故事似的详细描述整个过程。瑞阳心想，要是这样说下去的话，大把的时间就耗费在开始环节了，于是瑞阳打断了阿芬的叙述，并告诉她："用几个字简单地描述就可以了，不用详述过程，如果有必要，我们以后再安排时间讲述。"

家庭作业的讨论完成后，瑞阳询问阿芬，最近一周发生了什么事情，阿芬首先讲述了"印刷错误造成公司损失"和"自己被扣奖金"等情况。由于阿芬无论说什么事情都喜欢详述事情的过程，因此，她再一次滔滔不绝地讲述起来。为了控制时间，瑞阳只能打断她，并请她直接讲事件的结果和自己的看法。由于跳过了过程描述，阿芬节省了不少时间。

当瑞阳询问阿芬下周是否有事情要继续处理时，她比较简洁地说到了自己要外出参加会议，需要请人代为照顾孩子的事情。看到阿芬的改变，瑞阳表扬了她，阿芬对此感到满意，这让她以后会更加注意措辞要简洁。

随后，咨询师瑞阳与阿芬确定了本次会谈的议程：继续讨论担忧被辞退的行为试验和孩子代管的问题。

确定好本次会谈的议程，意味着会谈的开始环节已经完成了。这个时候瑞阳习惯性地抬头看了一眼时钟，他发现开始环节用了 7 分钟，于是在心里对自己说："由于要讨论两项议程，因此不能实施的行为方案今天就暂时不讨论了。"

经过几次提醒和咨询师对阿芬说话变得简洁的肯定，阿芬不再滔滔不绝地讲述了，而是经过思考之后再讲述，尽量让自己说得简洁一些。阿芬的这些努力的确也节省了会谈时间。瑞阳了解了试验的情况后，决定应用可能性区域技术讨论阿芬被辞退的可能时间、如何面对糟糕的情况，以及如何争取最好的行为方案，最终把会谈总结写在了咨询笔记本上。

咨询师瑞阳知道"在面对糟糕的情况时争取最好的行为方案"（如，展示自己对领导的关心、提升职业技能和了解招聘市场行情）是一般性论述，不够具体，阿芬自己无法落实。考虑到在本次会谈中他们还需要讨论另一项议程，这些措施也不需要立即执行，瑞阳便不再继续这个话题，而是转移到第二项议程上来。

结束第一项议程后，瑞阳再次看了看时间，此时本次会谈的时间还剩 30 分钟。用 30 分钟完成一项议程的讨论和咨询结束环节的会谈，时间并不宽裕。

在第二项议程的会谈中，瑞阳和阿芬都尽量做到说话简洁，围绕概念化、认知技术展开问题，讨论解决方案，以及撰写应付卡和家庭作业。如此一来，瑞阳仅用了18分钟就非常高效地完成了第二项议程。

如此一来，留给结束环节的时间还有12分钟。瑞阳急匆匆地结束第二项议程的一个重要原因是他不确定阿芬是否对完成家庭作业有疑虑，故此预留了一些用来讨论家庭作业的时间。如果阿芬对完成家庭作业没有疑虑，瑞阳还可以借助会谈总结的机会再巩固第二项议程讨论的成果。

正如瑞阳所料，阿芬怀疑应付卡不能降低自己的担忧情绪，所以应用了简化版本的可能性区域技术、代价收益技术和行为试验技术，最终阿芬答应使用应付卡来完成这项家庭作业。

有关应付卡的讨论花费了8分钟，现在会谈时间只剩下4分钟了，在这4分钟的时间里，他们还要进行会谈总结和会谈反馈环节。

进行会谈总结环节并没有花费多少时间，阿芬看了看自己写的咨询笔记和应付卡，然后总结了本次会谈的收获："通过会谈，我发现自己在短时间内不用担心被辞退的问题，这让我放心了不少。另外，在回顾阿姨替我照顾孩子的过程中，我发现阿姨实际上能够照顾好孩子，孩子也很配合。"

瑞阳对阿芬能有这样的收获感到高兴，认为有这样的收获很不容易，于是建议她写在咨询笔记本上，阿芬在咨询笔记本上添加了相关内容，具体内容如下。

咨询笔记　1月26日

1. 尽管我担心上司会辞退我，但我们发现在短期内不会。如果能展示自己对领导的关心、提升职业技能和了解招聘市场行情，我的工作就会更稳定，也更容易找到新工作；

2. 通过会谈，我发现自己在短期内不用担心被辞退的问题，至少也能在公司待1年时间；

3. 阿姨挺称职的，能照顾好我的孩子，孩子也很配合阿姨。

阿芬完成总结后，瑞阳从咨询过程、咨询技术的应用、认知改变和行为改变的角度进行了总结。瑞阳询问阿芬本次会谈对她是否有帮助，阿芬表示有帮助。接着，瑞阳问道："今天的会谈有什么让你感到不舒服或困惑的地方吗？"

"我感觉今天有好多事情没来得及说，有点压抑的感觉。"

“很高兴你能讲述自己的真实感受，我的感受也是这样，今天议程的时间安排得比较紧张，以后我们可以安排得稍微宽松一点，让你说得更充分一些。”

听到这里，阿芬满意地点点头。

瑞阳又问道：“对于今天的会谈，你还有什么问题吗？”

阿芬想了想，说：“你觉得我的问题啥时候能解决呢？”

对于来访者在会谈结束环节提出来的问题，咨询师如果无法用几句话解答，就把问题留到下次再解决。瑞阳稍微组织了一下语言，说道：“我能够感受到你希望自己尽快好起来，让我们一起努力。如果你希望讨论这个问题，我们可以下次再讨论，今天的时间不允许了。”

“好的，那就下次再说。”阿芬回应道。

咨询师瑞阳说：“我把你的这个问题写下来，下次再来讨论是否要将其列入议程中。”阿芬看到瑞阳把这个问题写在笔记本上，心理更踏实了，因为她觉得自己关心的问题，咨询师有所回应。

7.7.3 课堂练习

请参考本节技能解析和咨询现场部分，以下面的个案信息为基础，练习时间控制技能。你可以在回顾家庭作业、获取最新信息、设置议程、搜集资料、确定家庭作业、会谈反馈环节等方面增加时间控制的难度，以便更好地练习该技能。

个案1　景睿个案

参见前文“景睿个案”。

个案2　棠雯个案

参见前文“棠雯个案”。

第8章 咨询关系会谈

心理咨询是在咨询师与来访者的互动中进行的，咨询关系是心理咨询展开的背景和基础。如果咨询关系存在问题，心理咨询就无法顺利进行，也很难达到应有的效果。比如，一个对咨询师心存怀疑的来访者在咨询会谈中不愿意暴露自己的隐私；一个对咨询师怀有敌意的来访者自然不会配合咨询师的会谈安排。要达成良好的咨询效果，咨询师需要化解来访者的怀疑和敌意，转化不利的咨询关系，并把咨询关系建设成能推动心理咨询顺利进行的良好关系。

研究发现，在决定咨询效果的三个主要因素（求助动机、咨询关系和咨询技术）中，咨询关系对于咨询效果的贡献超过40%，这就意味着咨询关系对咨询效果的贡献是第一位的。对于刚入行的咨询师而言，要成为合格的咨询师，掌握处理咨询关系的技能是必修课。不具备处理咨询关系的技能的咨询师，不可能是合格的咨询师。

就咨询关系技能而言，首先，刚入行的咨询师要学会建立咨询关系的技能（如倾听、共情、理解）；其次，咨询师要学会巩固咨询关系的技能（如强化进步、支持改变）；再次，咨询师要学会推动咨询的进展，这也有助于深化咨询关系；最后，咨询师要学会处理或化解咨询关系问题，如寻求反馈和调整咨询中的互动方式、应用认知行为技术处理咨询关系问题，或者应用认知解释方法诠释咨询关系问题。

作为咨询师，我们也要明白，有时候咨询关系问题是我们自己造成的，比如，技能运用得不娴熟、存在某些不恰当的认知信念（中间信念和核心信念）。在这种情况下，我们要自省并自我处理，或者寻求督导。

8.1 建立咨询关系

依娜上身穿着七分袖的衬衣，下着长裙，耳朵上点缀着不太起眼的耳钉，气质质朴又不失典雅。依娜看着镜子中的自己，感到非常满意，她希望来访者不要太关注自己的着装。

依娜走出家门，全身被包裹在热空气里。对依娜来讲，北京的夏天还是不错的，在依娜的家乡重庆，夏天的热是最大的考验——30 摄氏度的气温，又湿又热又闷的空气，特别令人难受。而在北京，不管天气多热，人只要站在阴凉处，就会立刻感到凉快不少。

刚转过街角，一阵微风吹来，“太美了，这风！”依娜对自己说。

八点四十八分，依娜到达咨询中心，她发现爱芬助理早就到了，并且已经把咨询中心整理妥当了。看到依娜进来，爱芬热情地和她打招呼，并告诉她上午有三个咨询安排，九点钟到达的这个来访者是首次前来，需要依娜关照。

依娜一边走，一边对爱芬说：“好的，你放心。”她进入知秋室，等候来访者的到来。

8.1.1 技能解析

从陌生到熟悉，从怀疑到信任，这是人与人建立关系的过程，也是来访者与咨询师建立关系的过程。咨询师应当加速推进这个过程，在短时间内建立相互信任的咨询关系。

1. 感谢对方的信任，肯定对方的选择

在首次会谈中，咨询师不要急于进入正式的程序，先围绕相关的话题聊几句有助于咨询关系的建立。咨询师应当先感谢对方对自己的机构的信任，简单地了解来访者决定来到这里的过程，并在来访者讲述的过程中肯定对方的选择：“谢谢你的信任，我相信你在选择我们前，也了解过其他机构。”

2. 了解来访者的心情，让来访者感到被理解

如果咨询师一见到与来访者就能说中对方此时此刻的心情，一种被理解的感觉就会在来访者的心中产生，这也有利于咨询关系的建立。

来访者前来咨询前往往存在矛盾心理：既希望问题得到解决，又对问题是否能得到解决心存担忧。如果咨询师能够理解并消除来访者的这种矛盾心理，

双方就能建立良好的咨询关系。有的来访者是被迫前来的，咨询师如果能够揭示对方的不情愿和消极抵抗的心理也能促进关系的建立。有的来访者对咨询机构有某种期待，如果发现它和自己想的不一样，就会感到失落。咨询师如果能引导来访者讨论失落感，也能促进关系的建立。

3. 倾听为先，不要评论或提建议

倾听是建立咨询关系的第一项技能，倾听让来访者感到自己被接纳、被理解。接纳和理解是建立咨询关系的必要前提。因此，咨询师要学会倾听来访者的讲述。要做到倾听，我们需要注意以下几点。

第一，不能先入为主。咨询师不能仅凭来访者的几句话就妄下定论，认为当前的案例和过去的某个案例类似。这样做不仅不利于关系的建立，而且有可能导致咨询师做出错误的诊断。

第二，要放空自己，保持开放的心态。世界上没有两片相同的树叶，人与人的问题和经历也是互不相同的。咨询师需要放空自己，抛掉自己对某类心理问题或个案的成见，以开放的心态倾听来访者的诉说。

第三，保持无我态度，不评价、不提建议。在倾听的过程中，最重要的一点就是咨询师不要把自己当成法官，随意评价他人的言行，也不要把自己看成权威，对他人妄加指点。在倾听的过程中，咨询师要把自己的价值观收起来，要把自己看成一面镜子，咨询师的言谈反映的是来访者的思想、感受。咨询师要谨记：**不用自己价值观评价他人，不用自己做人做事的方式要求他人**。

第四，要恰当地做出反应。在倾听时，咨询师要表现出对来访者的兴趣，并做出必要的言语和非言语反应。言语反应有表示简单的回应的“嗯”“哦”等，有表示感兴趣的“后来呢”“接着说”等，有表示共情的“我也会这样”“我能理解你的心情”等。非言语反应表现为与来访者一致的坐姿和表情。当来访者身体前倾时，咨询师也要前倾；当来访者心情沮丧时，咨询师要体会同样的心情并表现出来。非言语反应更多地体现在点头和眼神上，当来访者讲述时，咨询师要把目光集中在对方身上，并适当地点头。这表示咨询师在听，并且对来访者的话感兴趣。

4. 给予共情性理解：将心比心，换位思考

共情（empathy，又译作“通情”“共感”“同感”“同理心”等）既是建立

和巩固咨询关系的最有力的技术，也是咨询师的基本功。什么是共情呢？共情是一个来自西方的概念，它包含换位思考、将心比心和感同身受这三层含义。

共情通常被描述为这样的过程——感觉自己好像就是另一个人，感觉自己进入了别人的思想，从别人的角度思考问题，即把自己放在他人的角度去想、去感知、去行动。

共情能力存在个体差异，但咨询师需要更高水平的共情能力。为了衡量个体的共情能力，戴夫·默恩斯（Dave Means）等把共情分为四种水平[①]。

水平 0：咨询师没有共情能力，无法理解来访者表达的感受，咨询师回应的是个人的看法、观念、评价、建议等。

水平 1：咨询师部分理解了来访者的感受，做出了肤浅的或初步的反应。这是一种有减损的共情，咨询师可能捕捉到了来访者的部分情绪表达，或者捕捉到了来访者的部分想法。

水平 2：咨询师能完整地理解来访者传递的想法和感受，并做出准确的回应，这是准确的共情。

水平 3：咨询师对来访者的理解超越了来访者传递的信息，咨询师表现出对来访者的想法和感受的深刻理解。这与水平 1 的有减损的共情不同，是一种有增加的共情，是深度共情。

例如，一个学生参加了八省联考的高考模拟考试，考试结束后，他对班主任老师说："考试太难了，我怎么向爸妈交代呢？"假如你是这位老师，你会怎么回应呢？

水平 0 的回应方式："没关系，失败是成功之母"，这是在鼓励学生；"如果像你这样的成绩好的学生都觉得难，那其他同学更觉得难了"，这是在试图安慰学生。

水平 1 的回应方式："你觉得考试很难""你不知道怎么向父母报告自己的考试成绩""你认为自己没有考好"等抓住部分信息的回应。

水平 2 的回应方式："你没考好，你不知道怎么向爸妈报告考试成绩，如

① 戴夫·默恩斯（Dave Means）等．以人为中心心理咨询实践［M］．刘毅，译．重庆：重庆大学出版社，2015：55–56.

果考试容易些，你就没有这样的问题了”，这句话完整地描述了来访者传递的信息：自己没考好、不知道怎么报告；考试太难。

水平3的回应方式：“父母对你寄予厚望，你也希望能证明自己，你没想到题目这么难，你没考好，不知道怎么面对他们的期待”，这句话不仅反映了来访者因遭遇挫败不敢面对父母的事实，而且把以前得到的信息——“父母寄予厚望”和“我想证明自己”——联系起来做出了回应。这就是有增加的共情，是深度共情。

以下是人本主义心理咨询大师卡尔·罗杰斯（Carl Rogers）与来访者的对话[①]，你可以试着体会罗杰斯是怎样共情的。

吉尔：我在和我女儿相处方面有一些问题。她20岁了，在上大学。她就这么走了，我非常痛苦。我对她充满内疚。我非常需要她，依赖她。

罗杰斯：你需要她留在你身边，这样你就可以为你感到的愧疚做些补偿。这是其中一个原因吗?

吉尔：在很大程度上是吧。她一直也是我真正的朋友，而且是我的全部生活。非常糟糕的是，她现在走了，我的生活一下子就空了很多。

罗杰斯：她不在家，家里空了，只留下了妈妈。

吉尔：是的，是的。我也想成为那种很坚强的母亲，对她说，去吧，好好生活。但是，我感到非常痛苦。

罗杰斯：失去自己生活中的珍贵的东西是非常令人痛苦的，另外，我猜，还有别的事情让你感到非常痛苦，是不是你提到的和内疚有关的事情?

吉尔：是的，我知道我有些生她的气，因为我不能总得到我需要的东西。我的需要不能得到满足。唉，我觉得我没权利提出那些要求。她是我的女儿，不是我的妈妈。有时候，我好像也希望她能像母亲一样对我。可我不能向她提那样的要求，我也没那个权利。

罗杰斯：所以，那样的想法是不合理的。但是，当她不能满足你的需要的时候，你会非常生气。

---

① 巴里·A. 法伯（Barry A. Farber）等. 罗杰斯心理治疗［M］. 郑钢等，译. 北京：中国轻工业出版社，2006：69–85.

咨询师应该怎样提升自己的共情能力，把自己的共情能力从水平 0 提升到水平 3 呢？咨询师不仅要在咨询会谈中练习，更要在日常生活中，在与人的互动过程中练习。

1. 代入：将自己看成当事人，设身处地地感受和体谅他人，并将此作为处理工作中的人际关系、解决沟通问题的基础。

2. 觉察：体察自我和他人，感受自我和他人的情绪，通过表情、语气和肢体动作等非言语信息，准确判断他人的情绪与情感状态。

3. 沟通：在沟通过程中能够听到对方想传递的信息（想法、感受和诉求），能够说出对方想听的内容，如理解、接纳、同情、支持、鼓励。

4. 行动：以对方喜欢、认可的方式，做对方在乎的事情。

8.1.2 咨询现场

不到九点，依娜的第一个来访者俊山来到咨询室，爱芬热情地接待了他。爱芬请他在等候区坐下后，给了他一份咨询登记表，请他填写一些基本信息。就在俊山填写表格的时候，爱芬给俊山倒了一杯水。

时间到了，爱芬端起俊山的水杯，告诉俊山带着表格，领着俊山来到知秋室。看到他们进来，依娜咨询师立刻站了起来，与俊山先生握手，并说道："欢迎您。"然后，她接过俊山填写的表格，并请俊山坐下。爱芬一看他们都坐下了，就退出了咨询室。

就在俊山坐下的过程中，依娜快速地扫了一眼登记表上的俊山的个人信息——"男，28 岁，初中学历，已婚未育，酒店厨师"。依娜对俊山有了初步印象。双方都坐好了。俊山没有开口说话，他不知道说什么，就等咨询师先说话。依娜郑重地对俊山说："感谢你对我们的信任。"她稍微停顿了一下，接着问道："我想你在决定来这里之前，也了解过其他的心理咨询机构，你是怎么决定选择我们的呢？"

这个话题对俊山来说不难，俊山告诉咨询师："我经常头痛、心慌，吃不好睡不好，经常有要死的感觉。和我同来北京打工的亲戚看到我痛苦的样子后建议我去医院看病。医生说我的这个问题是心理问题，让我找心理医生，并且特别嘱咐我找使用认知行为疗法的心理咨询机构。我不了解心理咨询，更不知道什么是认知行为疗法，就请医生推荐一家，他向我推荐了你们。”

依娜说：“你是对的，你没有走弯路。很多来访者在去过其他机构之后又来到了我们这里。”俊山点点头，对昭良心理咨询中心更信任了，也更有信心了。

依娜问道：“你看到的咨询师和咨询中心的样子，和你的想象一致吗？”俊山回应说：“我以为心理咨询中心和医院差不多，咨询师和医生差不多，现在我发现心理咨询中心更像会所，氛围比较轻松，咨询师也没有穿白大褂。”

几句寒暄令俊山感到更放松了，依娜觉得可以进入咨询会谈了，就告知俊山今天的会谈安排，然后请俊山谈谈自己的问题。

俊山先讲述了自己的躯体症状，包括头痛、心慌、恶心、呕吐、睡眠差、食欲下降、有濒死感等，依娜认真地倾听他的诉说，并通过提问确定了这些症状的发生频率、强度，以及对工作和生活的影响程度等。

从认知行为疗法的角度看，俊山的躯体症状必定有心理方面的原因，依娜想了解俊山的工作、生活和人际关系等方面的情况，就对俊山说：“你目前的躯体症状我已经了解了。我想请你谈谈你的工作、生活、家庭、社交等方面的情况，你从哪里开始都可以。”

俊山先提到了妻子：“老婆总是嫌我挣的钱不多，养不活家。”

依娜身体前倾，看着俊山的眼睛，表现出倾听的态度：“你能说得具体些吗？”

俊山说：“我每天下班回家后，她都跟我抱怨，她不能买这不能买那，而她闺蜜的丈夫有钱，她闺蜜什么都能买。她这么说让我很烦。我是酒店的厨师，每天回到家时都十点多了，我想休息一下。”

依娜共情道：“你累了，回到家后想休息，可是老婆见你回来了就抱怨你挣得少，还不停地说话，这让你非常心烦。”

“是呀，你说女人怎么这么贪财？”

“你感到自己不能满足老婆对钱的需求？”俊山把钱不够花的原因归结为老婆花的钱多，而不是自己挣的钱少，依娜便把话题转向他。

“是呀。”

“你认为你如果能多挣些钱就可以解决这个问题了，是吗？”

“如果我挣的钱多了，老婆就可以想买什么就买什么了，问题应该就得到解决了。”

接着，依娜问俊山收入要增加多少，俊山说，如果月收入能够达到2万元，问题就可以得到解决了，可他目前的收入只有6千元左右。意识到这一点后，俊山感到很沮丧："我从事这份工作的收入只有这么多，挣2万元是不可能的。"

"你看起来无路可走了，这个问题似乎无法得到解决了。"依娜设身处地地体会俊山的感受，说中了俊山的感受。

"是呀，我没法解决这个问题。"俊山心里这样想，但没有说出来。

"既然如此，你是怎样应对老婆的念叨的呢？"依娜想了解俊山的行为反应。

俊山思考了一会儿，说："我不愿意待在家里。如果我不用上班的话，我就和朋友一起打打麻将，这能带来一点儿刺激。"

依娜想象着俊山的生活，共情道："回避的确可以让人从唠叨中解脱出来。寻求一点儿刺激也能让生活多一些色彩，让日子快乐一些。"

俊山接着说："我在酒店还认识了一个老乡，后来我们还谈恋爱了，也有了性关系。我想和她结婚，她性格好，并且家庭条件好，我如果能和她结婚的话，就不用天天被老婆念叨了，我也不用那么辛苦地挣钱养家了。"

俊山有婚外情，并且幻想着离婚。依娜没有评价他的想法和行为，而是继续说："如果这能成真的话，你的处境就改善了。后来呢？"

"我老婆不同意，闹得更厉害了，老乡也没有和我结婚的打算，我们的关系也结束了。"

"事情又回到了原点，你老婆抱怨，你为了逃避有时出去打麻将，寻求一点儿刺激。"

"是的，这正是我苦恼的地方。"

"看来你和老婆的问题需要新的解决方式，这也是我们能够帮到你的地方。"看到俊山的忧虑，依娜给俊山指出新的途径并承诺帮助他。

听到咨询师这么说，俊山的表情显得轻松了许多。

8.1.3 课堂练习

共情以倾听为前提，下面的共情练习中包含倾听的内容。共情练习分两步：初阶共情（水平1或水平2）练习和高阶共情（水平3）练习。

初阶共情练习

在初阶共情练习中，我们要学习捕捉对方的观点、态度或情绪，对它们进行整理并用自己的语言反馈给对方。这个时候，咨询师需要注意使用对方的话中的关键词。初阶共情练习可以分为对情绪共情和对想法或观念共情两个部分，在实际操作中，咨询师可以把两者结合起来。

对情绪进行共情指我们要捕捉到对方的陈述（或表情）包含的某些情绪，并把对方的情绪反馈回去。具体句式有“你很……”“你感到……”“我能感受到你很……”“……让你很……”。

例如，来访者说：“我还有三天就要参加考试了，我还没有复习完，如果我考不好怎么办？老师又会找我谈话了。”咨询师有三种情绪共情的方式。

方式一：你担心自己考不好。

方式二：我能够感受到你对考试成绩的担心。

方式三：复习时间不够，你担心考试成绩不佳，担心老师找你谈话。

对想法或观念进行共情指对于对方的陈述（或表情）包含的某些观念、想法，我们要加以理解后反馈给对方。具体句式有：“你觉得……”“基于……你相信……”

例如，孩子说：“我凭什么要让着弟弟？人不犯我，我不犯人，是他欺负人在先，我不能惯着他。”

方式一：哥哥不用让着弟弟，因为他欺负人在先。

方式二：哥哥不能惯着弟弟。

方式三：人不犯我，我不犯人。弟弟动手在先，哥哥要给他一点儿教训。

练习一

请根据表 8-1 中的来访者的自述，进行初阶共情练习，即捕捉来访者的语言中的观念、想法，或者情绪、感受，然后做出回应。请在表格右侧的“咨询师回应”一栏中填写相应的对话内容。

来访者信息：男，14 岁，自从初一时因和班主任老师闹矛盾转学后，总是无法投入学习，学习成绩直线下降。他变得很贪玩，还出现了抽烟的问题，每天都无精打采的。对于家长说的话，他总是答应得很快，却做不到。如果家长打他，他就离开家。

表 8-1　初阶共情练习（样例）

来访者说	咨询师回应
我不想念书，念书没有意思	
我一翻开书就觉得烦	
明明知识点很简单，老师有必要把题目出得那么难吗	
就学习而言，最重要的是兴趣，我感到快乐就行	
每次考试结束后老师都进行排名，学习变味了，大家都注重名次而不是自己学到了什么知识	
我讨厌这样的学习和考试	

高阶共情练习

我们能够完成初阶共情后，就可以进行高阶共情练习了。高阶共情指我们不仅要捕捉到对方的想法、情绪、感受，还要知道对方为什么有这样的想法和感受。

来访者为什么会有某种想法或感受呢？具体来说，来访者的想法或感受往往和他的愿望或诉求有关，和他的经历或经验有关，和事实或客观条件有关。比如，一个学生表示："学习太没意思了，我最烦写作业了。"

作为咨询师，我们要了解这句话传递的意思：与玩手机或与朋友聊天相比，学习是无趣的，写作业是令人心烦的。这只是初阶共情。

要做到高阶共情，我们就需要了解他为什么有这样的想法和感受。从愿望或诉求的角度看，他希望学习是轻松的，但事实并非如此；从经历或经验的角度看，他过往的学习经验是消极的——学不会、考不好，老师和家长不认可；从事实和客观条件的角度看，他每天晚上写作业写到很晚，考试成绩不理想。

我们把这些深层原因与他的感受、想法结合起来反馈给他就是高阶共情。

例句 1：你希望学习是轻松的，可是听讲和写作业非常枯燥，一点儿也不好玩。

例句 2：你不仅学得辛苦，还得不到家长、老师的鼓励，学习真没意思。

例句 3：你每天耗费那么多时间写作业，考试成绩却不理想，你实在不想学习了。

咨询师在进行高阶共情时，一方面会让来访者觉察自己的想法或感受，另一方面会给对方解释出现这种想法或感受的原因。

练习二

请根据表 8-2 中的来访者的话，进行高阶共情练习，即捕捉来访者的语言中的观念、想法，或者情绪、感受，并联系相关的诉求、愿望，或者过去的经验。请在表 8-2 右侧的“咨询师回应”一栏填写相应的对话内容。

来访者信息：女，初中生，早恋，希望家长允许自己谈恋爱。家长对此非常反对。爸爸甚至激动地用刀威胁孩子，要求孩子不再继续与对方交往，还要给孩子转学。孩子有割脉和用拳头打墙的自残行为。

表 8-2 高阶共情练习（样例）

来访者说	咨询师回应
如果我爸敢给我转学，我就去死，让他后悔一辈子	
他让我过得不好，我也要让他过得不好	
他希望我取得好成绩、有出息，这样他就有面子	
是呀，我希望爸爸同意我谈恋爱	
我不知道应该怎么办	

8.2 巩固咨询关系

评估性会谈之后，依娜与俊山进行了两次咨询性会谈。在这两次会谈中，依娜先从俊山的躯体症状着手，希望在改善躯体症状方面取得进展，这样她就能巩固咨询关系并推动咨询发展。

依娜教给俊山一些行为管理策略：一是肌肉放松训练，它可以被用于改善头痛、心慌、濒死感等问题；二是睡眠管理方法，它可以帮他养成定时起床和定时入睡的行为习惯，改变过去的晚睡、早醒、白天困乏的情况；三是进行户外活动和人际互动的方法，它有助于增加食欲和改善情绪。

8.2.1 技能解析

我们在上一节中提到的建立咨询关系的方法，特别是倾听和共情性理解，对于巩固咨询关系依然是必要的。

除此之外，咨询师对来访者的一般性支持也有助于巩固咨询关系。在某种程度上，一般性支持在咨询改变中所起的作用比特定的咨询技术和方法更大。这是因为，来访者如果在改变的过程中，感受到威胁、恐惧或担心的话，往往不愿意做出相应的改变，得到咨询师的支持的来访者更愿意做出改变。咨询师对来访者的支持主要表现为强化对方取得的进步、鼓励对方进行尝试性改变，以及鼓励对方进行自我开放。

1. 强化对方取得的进步

在咨询过程中，如果咨询师发现来访者出现某些积极的改变，咨询产生了一定的效果，这个时候咨询师应该如何反应呢？其实这个时候咨询师可以通过两种方法强化对方取得的进步。第一，鼓励和肯定对方取得的进步，比如，“不错”“很好”“你真棒”“你能有这样的改善让我有些吃惊，一般人不会像你这样进步得这么快”。第二，询问来访者的成功经验。咨询师可以进一步询问来访者是怎样做到这些的，通过引导来访者对其成功经验进行总结，巩固其正面经验，强化咨询效果。

2. 鼓励对方进行尝试性改变

当咨询师让来访者做出某种改变时，来访者可能出于对这种改变的担心而不敢做出改变，这时咨询师要给予其支持、安慰、鼓励等，鼓励来访者迈出改变的第一步。如果第一步都无法完成，后面的改变就无从谈起。在鼓励来访者尝试改变的过程中，咨询师应该怎么做呢？

第一，语气坚定，充满信心。来访者本来就对效果缺乏信心，如果咨询师还表现得不自信，来访者往往更不愿意尝试。

第二，表达对来访者的支持。在来访者改变的过程中，咨询师应当明确表示，自己会一直支持来访者，直到问题得到解决。如果来访者在改变的过程中遇到问题，咨询师会与他一起想办法解决。咨询师要让来访者知道自己是永远支持他的。

第三，降低风险，降低要求。来访者如果觉得改变的风险太大，往往不愿意尝试改变。这个时候，咨询师应当选择那些风险小的改变，或者把要求降低一些。对来访者来说，改变的大小并不重要，而是否改变更重要。

3. 鼓励对方进行自我开放

咨询师要倾听来访者的诉说，并与来访者共情，这一方面有利于建立和巩固咨询关系，另一方面也可以使来访者意识到自己的想法和感受，明白自己的想法和感受的由来，增强自我觉察。

从咨询性会谈的角度来说，咨询师的话不能只是对来访者的想法或感受的反映，咨询师需要表达自己的想法和感受，借此影响来访者，促成来访者的改变。咨询师向来访者讲述自己的观点、经历或经验，以及内心的诉求、感受等个人隐私，并借此影响来访者的会谈技巧，被称为自我开放（或自我暴露）。

咨询师的自我开放也是真诚的体现，咨询师不能总藏在专家面具的后面，不表达自己真实的想法和感受。如果来访者看到的是一个对人特别友好、没有缺点和不足、从不暴露自己的人，来访者就会觉得这样的人很危险，进而心存戒备。这反而会妨碍咨询关系的建立。

因此，从某种程度上说，要促进咨询关系发展，咨询师就要自我开放，要真诚地展示自己。自我开放和真诚体现在以下方面。

第一，表达对于来访者的理解，主动暴露与来访者相同或相似的经历。比如，面对一个患有抑郁障碍的来访者，咨询师可以告诉对方自己也曾经患过抑郁障碍。

第二，表达对来访者的某个问题的不同看法，促进其自我反思。比如，来访者对自己的问题感到悲观，觉得问题无法得到解决，咨询师可以告诉对方，根据自己的经验，问题是可以得到解决的，从而向对方传递乐观的情绪。再比如，来访者认为他人的言行是针对自己的，有人故意和自己过不去，咨询师可以告诉对方自己曾遇到类似的事情，他人可能是出于善意，或者是无心的。需要注意的是，咨询师表达与来访者不同的看法的目的在于拓展来访者的思维空间，咨询师不用强求来访者接受自己的观点。

第三，表达自己的情绪和愿望，推动咨询进展。比如，来访者不完成作业，找各种原因推诿，咨询没有进展，此时咨询师表达自己的沮丧心情，有助于来访者正视自己没有完成家庭作业的深层原因。再比如，来访者陷入家庭暴力的阴霾，但来访者只是倾诉，却没把走出来的动力，咨询师可以表达希望能够帮助对方的强烈愿望。

8.2.2 咨询现场

今天是第四次会谈，在会谈的开始，依娜与俊山回顾家庭作业的完成情况。

俊山报告说自己的睡眠明显改善。听到这个消息，依娜感到高兴。为了鼓励俊山继续努力，依娜询问俊山："你是怎么做到的呢？"

"我就是按照你说的方法——白天坚持不睡觉，晚上早点睡，早上按时起床。"

"在这些举措中，哪一点最难呢？"

"白天不睡觉更难。"

"那你是怎么做到的呢？"

"每当我犯困的时候，我就站起来，和人说说话，或者出去走走。"

"这看起来的确是一个好办法。你可以继续使用。"

"嗯。"

依娜提问的目的，一方面是为了强化对方取得的进步，另一方面也是为了让俊山反思自己是如何取得今天的进步的。通过回顾，俊山明白了，改善睡眠的办法反而是减少睡眠（即白天的睡眠）。

接着，依娜请俊山回顾肌肉放松训练和户外活动方面的执行情况，俊山报告说自己在坚持肌肉放松训练，开展的户外活动则比较少。对此，依娜肯定了俊山在肌肉放松训练方面的努力，并将户外活动列入议程。

开始环节结束后，俊山想和依娜讨论他和妻子的问题，他和妻子之间的矛盾至今还没有解决。俊山告诉依娜："前两天我下班回到家后，老婆又说起别人的丈夫，说我挣得不多，她在朋友面前没有面子。我气不过，就顶了她几句。结果她大吵大闹，我受不了，就从家里出来了，我在上班的地方住下了。我已经在酒店住了两个晚上了。"

依娜试图与他共情："你受不了老婆，自己跑了出来。现在你想回家，回到往常的生活状态，但你现在没有合适的方式。"

"是呀，我不知道怎么办。过去都是她来酒店找我，我们一起回家，事情就算过去了。这次她没有这样做。我也不知道这件事情怎么收场，我也不能一直在这里住下去呀。住办公室很不方便，我在同事面前也觉得没面子。”

“看来，这次你有了一个尝试新办法的机会。”依娜鼓励俊山尝试改变。

“她还没有请我，我就回去，我多没面子呀。”

“如果我是你老婆，我请你回去的时候也会觉得没面子呀，况且是你自己决定离家出走的，我还觉得委屈呢。”依娜没有使用控辩方技术或发散思维技术，而是站在他妻子的立场上揭示了他妻子的看法和感受。咨询师的这种自我开放引发了俊山的思考：过去他只考虑到自己的面子和感受，没有考虑过妻子的想法和感受。

咨询师的话让俊山无言以对，他沉默了。

依娜表达自己对于这件事情的看法：“在我看来，面子都是别人给的，妻子来酒店找你，请你回去，是她在给你面子。她给你的面子多了，她就没有多少面子给自己了。面子就像手里的钱一样，给别人的多了，自己的就少了。”

咨询师的这个说法，启发了俊山，他被依娜的这个说法打动了。依娜报告自己的生活经验说：“我和我的丈夫也曾经历过与你们类似的矛盾，以前总是他让着我，哄着我，虽然这样能平息我们的冲突，但丈夫的内心并不愉快。后来我改变了做法，我们有冲突的时候，我不再等他哄我，我自己会停止生气，做该做的事，就像什么事都没有发生过。虽然我们俩的矛盾没有减少，但两人的感情还不错。”

“你的意思是我自己回去，不要再生气了，也不要再等她来请我了？”俊山有些疑惑。

“你在担心什么呢？”

“她会不会变本加厉，变得更加为所欲为？”

“这样的担心是合理的，但你的担心也有可能不会成为现实。我们可以做一个试验，你先回去待几天，看看你担心的事情会不会发生，看看你老婆有没有变得更爱唠叨。”依娜鼓励俊山做出改变，探索一个新的解决冲突的办法。

“如果她变得更爱唠叨，我怎么办呢？”

“你还有最后一招——你以前用过的离家出走呀。”

俊山心想有道理，表示愿意一试。

8.2.3 课堂练习

请参考本节的技能解析和咨询现场中的对话，以下面的个案信息为基础，进行心理咨询会谈，练习巩固咨询关系的技能。

个案1 浩翔个案

浩翔，男，27岁，未婚，在三线城市的国企工作。他自述性格较内向，不善于与人交往，自信心不足，对未来有悲观情绪，常常自我否定。

在今天的会谈中，浩翔先报告说，自己上周讨论了参加同事聚会的议程后，接受了同事的邀请，参加了同事饭局，并在饭局中认真地聆听他人讲话并适时回应他人，自己感觉不错。之后，咨询师与浩翔讨论了单相思话题，浩翔说自己喜欢一个女同事，但担心对方不喜欢自己，不敢与对方交往。

个案2 小丽个案

参见前文“小丽个案”。

8.3 推动咨询进展

俊山按照与依娜商议的方案，主动回家了，他担心的情形并没有出现，生活又恢复了常态。虽然他的妻子还是会唠叨，俊山觉得这件事情他和咨询师可以以后再谈，他更想聊聊自己的社交问题。另外，他的睡眠又变差了，咨询没有效果，他想问问依娜有没有更好的办法帮助自己。

8.3.1 技能解析

只有咨询师持续推动心理咨询进展，来访者才会继续相信心理咨询，相信咨询师，才会继续参加咨询，咨询关系才能得到巩固。

推动咨询进展的最基本的方法是，通过选择议程、实现议程概念化，以及应用认知行为技术来促进来访者的认知改变和行为改变、缓解他的症状，或者解决他的问题。这既是推动咨询进展的方式，也是每次的咨询会谈的主要工作。简言之，咨询师是通过逐一解决问题来推动咨询进展的。

此外，还存在一些影响来访者对咨询的信心、影响来访者对咨询进展的认识的因素。咨询师处理好这些因素后，不仅可以推动咨询进展，还能巩固咨询关系。这些因素是增强希望感、增强控制感和应对反复。

1. 增强希望感

来访者前来咨询是因为来访者对自己面临的问题感到无能为力或失去控制感，心理咨询的基本目标是让来访者重新获得对问题的控制感。增强来访者的希望感有利于增强来访者的信心，有利于巩固咨询同盟。

来访者因为无法依靠自身的努力解决问题而寻求心理咨询，他们对于心理咨询能否解决问题有一种矛盾心理（既希望心理咨询能够帮自己解决问题，也担心自己的问题得不到解决）。咨询师如果明确说明问题是可以得到解决的，就可以增强来访者的希望感。说明的方法有以下几种。

第一，告诉来访者自己有相关的经验与成功的案例。咨询师可以告诉来访者自己曾经接待过类似的来访者，对方通过咨询使问题得到了解决。在这个过程中，咨询师可以简单说说成功案例的情况。例如，“我过去接待过好几个类似的案例，他们的情况和你差不多，他们的问题都得到了解决，我确信你的问题也能得到解决。”

第二，告诉来访者，他的问题是常见问题（即正常化）。咨询师如果没有成功的案例，可以告诉来访者，这样的问题是常见问题，不是疑难杂症，是可以得到解决的。例如，“你可以放心，你的问题是可以得到解决的，它在心理咨询中很常见，咨询可以帮助你解决它。”

第三，讲解心理咨询原理。如果有必要，咨询师可以说明心理问题的成因和心理咨询原理，通过这些说明来使来访者相信自己的问题能够得到解决。例如，“失眠问题主要是情绪的干扰引发的，而情绪又是受个人的观念和想法影响的。你如果能够改变个人的不合理的观念和想法，就能改善情绪，这样一来，你的失眠问题就能得到解决了。”

2. 增强控制感

人都希望能够主宰自己的生活和命运。当来访者觉得问题失去控制时，他会产生绝望感，那种感觉就像是一辆汽车以 180 千米 / 小时的速度前行而司机无法刹车时的感受。因此，让来访者觉得问题是可控的，有助于增强来访者解决问题的信心，也能增强来访者战胜问题的勇气，这样，来访者也就更可能配合完成全部咨询过程。增强来访者的控制感，就是将来访者面对问题时的“无能为力”变成“有所作为”的感觉。来访者只要能够控制症状的发展，或者减轻症状，就能够产生控制感。具体做法如下。

第一，请来访者重复成功经验与行为。例如，当来访者说自己整天都在面对问题时，咨询师可以询问来访者例外的情况，即在问题没有发生的时候，自己都在做什么或想什么。咨询师还要请来访者重复问题没有出现时自己的想法和行为。

第二，教授新的认知与行为技术。如果来访者缺乏有效的解决问题的方法，或者改善目前的情绪或困境的方法，咨询师可以教授一些情绪管理技术（如放松训练）、注意力技术或问题解决技术。

第三，顺势而为。咨询师可以让来访者想办法使自己的症状更加严重一些。这可以使来访者意识到自己是可以控制症状的。例如，“你说你感到非常焦虑，现在你可不可以给我示范一下，你是如何让自己更焦虑的呢？”

第四，请来访者“换个时候再生病”。当来访者产生某种难以自控的情绪时，咨询师可以建议来访者不要压抑它，要换个方便的时候再表现出来。在咨询初期，患有焦虑障碍的来访者的焦虑无法缓解，咨询师往往建议来访者“换个时间再焦虑”。

3. 应对反复

刚入行的咨询师在咨询效果逐渐显现时，往往会认为来访者会越来越好。来访者也是如此。当来访者的问题出现反复的时候，他们往往会认为咨询前功尽弃了，从而对咨询丧失信心。在这种情况下，咨询师就需要处理好反复的问题，把咨询继续向前推进，这样才能巩固咨询关系。

应对反复的策略有以下几种。

（1）正常化。问题的反复实际上是来访者的新模式和旧模式之间的冲突与斗争带来的。来访者的改变从本质上讲是新模式替代旧模式的过程，在这个过程中，旧模式随时都有可能跳出来阻碍改变。这样，问题的反复就不可避免了。换句话说，**反复是心理咨询中的正常现象**。

当来访者的问题出现反复的时候，咨询师可以应用“正常化”技术：第一，告诉来访者问题出现反复是正常的。随着咨询的发展，反复的频率会越来越低，力度会越来越弱，这可以增强来访者的信心；第二，告诉来访者反复其实也是进步。如果来访者没有进步，他就谈不上退步。出现反复就说明来访者进步了。因为来访者处在改变初期，所以他改变得有些不彻底。只要来访者坚持下去，这样的进步就会更加稳定。

（2）支持与鼓励。当来访者发现自己的努力并没有带来自己期待的改变时，来访者往往会产生“失败”的认知，即认为自己失败了，否定自己当前的做法，认为这种做法不可行。来访者甚至会要求咨询师更换方法，有时还会对咨询师是否能解决问题产生怀疑。

在这种情况下，咨询师可以采取如下措施。第一，通过心理教育调整来访者对于反复的认知：退步并不意味着失败，只代表前行中的迂回；反复其实也是进步；成功在于坚持，成功无法一蹴而就。第二，表达理解和共情：理解来访者的受挫感、急于求成和焦虑的心理。第三，给予来访者支持和承诺：鼓励来访者继续坚持下去，向来访者承诺只要他坚持下去问题就会有好转。咨询师可以举其他人的案例作为佐证。

（3）调整咨询策略。如果反复不是新、旧模式的斗争引起的，而是其他方面的原因引起的，咨询师就需要考虑是否需要调整咨询策略了。有时候，反复是来访者的生活中出现的意外事件所致，比如，突然出现的失业、家人去世、离婚等，这时咨询师可能需要处理这个意外事件带来的影响。有时候，反复是咨询师急于求成、加快咨询节奏所致，这时候咨询师可能需要先停止提出新要求，巩固前一阶段的成果，然后再出发。

8.3.2 咨询现场

对于今天俊山想讨论的两个话题，依娜把睡眠问题安排在第一个，因为这个问题两人曾经讨论过，两人只需要简单地复习、巩固就可以了，讨论不会占用太多时间。

关于睡眠问题，依娜先请俊山讲述具体的情况。俊山说：“我又回到了过去的状态，我每天晚睡、早醒，白天的状态不好，过去的咨询效果都消失了。”

“睡眠情况回到从前，过去的努力都白费了，这想必让你感到非常郁闷。”

“是的，我感到很郁闷。”

“你不用灰心，我想问问你，睡眠改善的状态持续了多长时间呢？”

“两周多，最近几天睡眠开始变差。”

“好的，我知道了。我们把你说的这种情况称为反复。反复的意思就是在咨询有了效果之后，问题又暂时地回到从前的状态。”

听到“反复”这个词后，俊山感到有些新奇，便问：“你刚才的意思是这种恢复到从前的状态的情况是暂时的？”

“是的，”依娜给出了肯定的回答，并接着说，“反复这种现象在心理咨询中很常见，许多来访者都曾经历过，这是一种短期现象，很快就会过去。”

“那怎样才能让它过去呢？”

“咨询有效果是因为你坚持白天不打盹，按时起床和入睡，咨询没有效果则是因为你没有坚持这样的行为，回到了原来的生活习惯中。”

俊山同意依娜的话：“你说的对，的确如此。”

依娜进一步解释道：“你的反应也符合行为改变的规律。一个新的行为习惯要取代旧的行为习惯总是需要一个反复的、渐进的过程。在这个过程中，你只要持续地坚持新行为，就可以养成新的行为习惯，咨询效果就可以得到巩固。在你的这个问题中，你只需要继续坚持原来有效的做法就可以了。”

“它真的有用吗？”

“是的，你继续实践原来的行为方案就可以，我们不需要新的方案。”依娜肯定地回答。依娜的回答让俊山很安心，他决定回去后重新实施原来的方案。

接下来，依娜请俊山说说自己面临的社会问题。俊山告诉依娜：“参加聚会让我非常不舒服，如果朋友、老乡和同事等邀请我去参加活动，我都会逃避，我不愿意参加这样的集体活动。如果我被迫参加这样的集体活动，我会压抑自己的想法和感觉，不让他们知道我心里的想法和感觉。如果他们问我的意见，我都会说‘随便’‘都行’之类的话。他们在做事、说话时不照顾我的感受，我在整个聚会的过程中都感到不舒服。我感到憋屈，因此我不想参加。但总有人让我参加这样的活动，我都不知道如何是好。”

“在参加这样的活动时，你觉得自己的想法和感受不被重视，所以你不愿意参加。”

“是呀。你遇到过我这样的病人吗？我的问题能得到解决吗？这个问题已经存在好多年了。”俊山对自己的问题能否得到解决没有信心。

在这种情况下，依娜需要给予俊山希望感，使他知道这个问题是可以得到解决的。依娜告诉俊山：“你描述的问题在心理咨询中被称为社交焦虑，社交焦虑是常见的心理问题。根据美国心理学家的研究，约2/3的人有社交焦虑症状，只是每个社交焦虑的人都会把自己的症状隐藏起来，这样一来，有社交焦虑的人就会觉得别人都是正常的，只有自己有那些症状。”

俊山听到依娜说很多人有这个问题，这是常见的问题后，感觉轻松了一些。

依娜接着说：“社交焦虑障碍是常见病，是一种可以治愈的心理疾病，我们这里有很多患有社交焦虑障碍的来访者在被治愈后离开。我相信，你的问题也可以得到解决。”

听到这些信息，俊山感到非常开心，充满希望感，这一点依娜从他的眼神和表情可以看出来，他自言自语道：“那就太好了。”

为了增强俊山的控制感，依娜问俊山：“我想过去你经历过很多类似的集体活动，这些活动给你带来了不同程度的不舒服，是吧？”

“是的。”

“你知道自己在什么情况下会感到更不舒服吗？”

“人多的地方、比较陌生的地方都会令我不舒服。”

“面对同一个地方、同一群人，你有办法让自己感到更不舒服吗？”

“在他们聊天的时候，我加入进去，讲自己的想法，他们否定我，这样我就会感到更不舒服。”

“那你有办法让自己感到不那么难受吗？”

“我可以尽量不参与讨论，或者坐得离他们远点，看看手机，这样我就会感觉好一点。”

依娜总结道：“当你面对同一个地方、同一群人时，你既有办法让自己不那么难受，也有办法让自己更加难受。这说明什么呢？这说明虽然你还没有彻底解决这个问题，但你对自己的问题有一定的控制能力，你能让这种不舒服处于你能忍受的范围内。”

依娜的说法让俊山感到安慰，他发现自己对于自己的心理问题并不是无能为力的，这让他获得了一种掌控感。依娜看俊山没有想说话的意思，就接着往下说：“我们将在你对心理问题有一定掌控力的基础上，一起努力，运用科学的方法解决这个问题。”

听到这些，俊山露出了轻松的微笑，说了声：“谢谢！”

8.3.3 课堂练习

请参考本节的技能解析和咨询现场中的对话，以下面的个案信息为基础，练习推动咨询进展的技能。

个案 1 浩翔个案

参见前文“浩翔个案”。

个案 2 小丽个案

参见前文“小丽个案”。

8.4 寻求反馈与调整

针对俊山在社交情境中感到不舒服的问题，两周前，依娜应用暴露反应阻止技术，安排俊山有意识地参与集体活动，而不是像过去那样回避集体活动，或者在集体活动中把自己隐藏起来。对于如何完成这件事情，依娜和俊山商定了具体方案，俊山认可这个方案，答应咨询师自己回去后会执行。

一周前，俊山来见依娜时却说自己这周没有机会参加集体活动，因此没法执行方案。为了让俊山有机会执行这样的方案，依娜和俊山设计了俊山自己张罗集体活动的方案。对于这个方案，俊山表示没有问题，自己回去后一定会做。

这次俊山见到依娜后，报告说自己完成了社交情境暴露试验。依娜在询问有关暴露活动的细节时，却发现他说的一切都是他自己编造的——他根本没有做，他撒了谎。

8.4.1 技能解析

在咨询过程中，来访者可能会因为自身面临的问题产生消极情绪，比如，来访者可能会因为考试成绩不理想而焦虑，可能会因为与配偶冷战而愤怒，也可能会因为孩子厌学而忧心。这些情绪体验都是来访者自身引起的，属于来访者自身的问题。

来访者也可能在咨询过程中因为其他问题产生消极情绪。比如，来访者可能会因为咨询师在他迟到时计算咨询时间而不满，可能会因为家庭作业而焦虑，也可能会因为咨询师不理解自己而沮丧。这些问题与咨询过程有关，与咨询设置和咨询关系有关，我们把这类问题统称为咨询关系问题。

咨询关系问题的处理涉及多个方面的技巧，后续几节将分别予以介绍。本节将介绍咨询关系问题的一般处理流程。

1. 识别咨询关系问题

情绪是识别咨询关系问题的重要指标。在咨询会谈中，或者在与咨询师的互动中，当来访者表现出某种情绪（特别是消极情绪）的时候，咨询师需要分析、辨识引发这种情绪的原因。它是来访者自身的问题引发的，还是咨询设置与咨询关系引发的？正确识别问题的类别是处理问题的前提。比如，在会谈中，来访者表现得很愤怒，这个时候咨询师就需要知道引发愤怒情绪的情境是什么。经过了解，咨询师可能发现，他的愤怒可能是谈及生活中的某个人的所作所为引起的，这属于来访者自身的问题。如果来访者的愤怒是咨询师的言语引起的（例如，咨询师没有站在他的立场上说话，没有给予他充分的理解），这就属于咨询关系问题了。

观察来访者的行为也是识别咨询关系问题的途径。有些来访者会直接表达对咨询设置（如收费、计时、家庭作业、保密）的不满；有些来访者会对咨询师撒谎，或者回避某些话题；有些来访者会质疑咨询师的专业能力或资质，要求查验咨询师的从业证书；有些来访者在咨询结束后仍与咨询师联系；有些来访者拒绝完成家庭作业。这些都是咨询关系问题。

2. 判断咨询关系问题的归属

咨询关系问题可能是来访者方面的原因造成的，也可能是咨询师方面的原因造成的。在处理咨询关系问题之前，咨询师需要对问题的归属做出判断。咨询师在判断问题的归属时主要应判断引发来访者的情绪的咨询设置和咨询师的反应是否合理。如果它们是合理的，则问题的根源在于来访者。比如，咨询师告诉来访者，如果来访者不续费，自己就停止咨询，对此，来访者抱怨咨询师太在乎钱，并非真心关心自己。付费咨询是心理咨询的设置，来访者和咨询师都需要遵守。来访者对此不满，说明来访者的认知存在问题。

再比如，咨询师打断来访者的话引发了来访者的愤怒，对此，我们需要考虑咨询师打断来访者的讲话是否合理，如果咨询师没有提前告知来访者自己会打断对方的话，或者反复打断来访者的话，或者没有倾听、没有共情，急于讲述自己的看法，那么问题的根源在于咨询师。判断咨询师的表现是否存在问题的一个简单的方法是，看看其他人在面对相同的咨询师反应时，会不会不满。如果答案是会，那么问题属于咨询师方面的问题。如果咨询师的表现没有问题，但来访者感到不满意，那么问题可能在于来访者的自动思维或深层信念歪曲。

3. 处理来访者的咨询关系问题的程序

第一，寻求反馈。在咨询过程中，当来访者表现出消极情绪或消极行为时，咨询师应当邀请来访者澄清引发情绪的情境和自动思维，以便判断问题是否属于咨询关系问题。比如，咨询师在与来访者说话的时候，来访者突然表现出烦躁，这时咨询师就可以询问对方："我注意到你有些心烦，你能说说你想到了什么吗？"

第二，表达共情。当来访者表达自己的感受和想法时，无论他的感受和想法是否是针对咨询师或咨询设置的，咨询师都需要表达共情，只有这样，来访者才能畅所欲言，咨询师才能更好地维护咨询关系。比如，"想到要完成这么难的行为试验作业，自己又不知道如何着手，的确令人心烦。"

第三，列入议程。如果咨询师因偶尔的失误引发来访者的不满，咨询师应先表达歉意，再继续当下的会谈；如果来访者不断地表达情绪，或者问题比较紧要，最好的办法就是将其列入议程，分出专门的时间对其进行讨论和处理。比如，来访者总是把会谈话题引入歧途，咨询师不得不中断无关的讲话，而这引起来访者的不满，这个时候咨询师就可以将来访者的不满列入议程，专门讨论这个问题了。

第四，处理自动思维。讨论咨询关系的议程和处理来访者自身问题的议程是相同的，咨询师先要做的是回顾有关的情况，然后是识别自动思维和情绪，接下来就是应用认知行为技术干预自动思维，改变来访者的认知。在这个过程中，如果咨询师是当事人，咨询师自己可以做出澄清，或者提供一些证据，以便帮助来访者改变认知。

第五，调整互动方式。议程讨论的目标不仅包括改变来访者的认知，还包括改变来访者的行为，有时咨询师也需要做出一定的调整。比如，来访者对咨询师打断自己的话感到不满，双方讨论之后，他认识到自动思维“咨询师想控制我”是无效的，并得到替代思维“咨询师只是希望我围绕议程讨论，并非要控制我”。在改变行为方面，来访者需要做的事情就是尽量围绕议程谈话，咨询师可以做的事情就是与来访者协商打断谈话的方式，变“打断谈话”为“以恰当的方式提醒对方回到正题”，比如，不听对方讲话，端起杯子喝水，等等。

8.4.2 咨询现场

社交情境暴露方案非常完备，俊山也表示自己愿意去做，但最终他却没有将方案付诸实施。他通过编造理由来应付咨询师。依娜觉得双方有必要讨论撒谎的问题，便与俊山讨论家庭作业的完成情况。

“从你的社交情境暴露情况的报告来看，我发现你实际上没有开展暴露试验。你在没有暴露的情况下，告诉我你完成了作业，你当时是怎么想的呢？你有什么压力吗？”依娜没有评价和指责俊山，而是向俊山寻求反馈，尝试了解俊山的自动思维。

俊山明白，依娜发现自己撒谎了，但她没有责备自己。俊山感到放松了许多，回应道：“我怕你不高兴，也怕你批评我不认真完成作业。”

“是呀，很多时候，人们编造假话是为了避免一些不好的后果。”

咨询师能够理解俊山，这让俊山感到更放松了。

依娜接着说：“在我们讨论家庭作业方案的时候，我询问过你是否愿意开展行为试验，你说你愿意去做，你真的觉得自己准备好参与暴露试验了吗？”

“我不敢暴露，我担心自己会失控。”

“在你没有准备好的情况下，你还是答应去做了，你当时是怎么想的呢？”

“我觉得老师给我安排了作业，如果我不做的话，我很不礼貌。”

“事实上你在答应的时候，就知道自己做不到的了，对吗？”

“是的。我只是不想让你对我失望。”

依娜共情道：“拒绝老师的要求是一件艰难的事情，老师或其他人的失望是你要尽力避免的事情。”

“咨询师是天底下最理解我的人了。”俊山在心里感慨道。

俊山认为自己不答应别人的要求就代表自己不礼貌，别人会因此感到失望。但是，一个人如果做不到自己答应的事，别人会更加失望。为此，依娜开始与俊山讨论不答应别人的要求是否代表一个人不礼貌的问题和失望的问题。她采用控辩方技术向俊山提问：“如果你不答应别人的要求，别人就会觉得你没礼貌，并且会感到失望，你过去的生活中有这方面的证据吗？”

“有的，如果我老婆、我妈让我做事，我不答应她们，她们就会不高兴。”

“她们会觉得你没有礼貌吗？”

“这倒没有，她们就是不高兴。”

“即使你不答应别人的要求，别人也不会觉得你没礼貌，也不会感到失望。你有这样的证据吗？”

“朋友之间会有这样的情况。”

依娜总结道：“在你过去的生活中，两种经验都出现过，你既遇到过你不答应对方的要求，对方不高兴的情形，也遇到过你不答应对方的要求，对方也没事的情形。现在我们回到家庭作业这件事情上，你觉得如果你不答应我，我会怎么样呢？”

俊山抬起右手挠了挠头，想了想说：“我想你可能不会觉得我不礼貌，但你会感到失望。”

“我可以给你讲讲我的真实想法和感受吗？”

“好的。”

“你猜对了一半，我的确不会觉得你没礼貌，但是，如果你不答应我，我不会感到失望的。”

“你为什么不会感到失望呢？”

“第一，我们经常会遇到别人不答应我们的请求的情形，被人拒绝是很正常的事情，在心理咨询中，来访者不愿意完成作业是正常现象。第二，如果对方不答应，我可以向他了解原因，然后想办法解决，这样反而能够促成问题的解决。如果对方答应下来，又没有做，这反而不利于事情的发展。”

俊山说了一声“哦”。

“所以，当你觉得自己做不到我要求你做的事的时候，你该怎么做呢？”

“那我就不答应，可以吗？”

“是的，你可以不答应。”

“我该怎么说呢？”

“问得好，如果回答的方式不巧妙，那的确会令对方不高兴。‘我想答应你，但我担心自己无法做到’，你觉得这样回复可以吗？”

“好的。”

“那关于社交情境暴露作业这件事，你该怎么回复呢？”

“我想答应你，但我担心自己没有做好心理准备，无法完成。”

“你这样回答就很好。”

依娜向俊山提出建议：“当我对你有期望或要求时，如果你做不到，你可以不用答应，但请你不要答应却不做，好吗？”

俊山回应说：“好的。”

8.4.3 课堂练习

请参考本节的技能解析和咨询现场中的对话，以下面的个案信息为基础，进行心理咨询会谈，练习寻求反馈与调整技能。

个案 1 浩翔个案

参见前文“浩翔个案”。

个案 2 小丽个案

参见前文“小丽个案”。

8.5 咨询关系问题的认知解释

随着咨询的进行，在咨询师与俊山讨论有关改善夫妻关系和自己与父母的关系的家庭作业时，俊山原来的行为方式又出现了，他答应依娜完成与妻子、父母沟通的作业，但他回家后又没有实践，还是采取旧方式与妻子和父母互动，结果是他们的关系没有改善。

俊山阳奉阴违，事后又通过撒谎的方式应付咨询师，当这样的行为方式再次在咨询会谈中出现的时候，依娜认识到自己不仅要用寻求反馈和调整的策略（参见节 8.4），而且有必要让俊山认识到他的这些想法和做法受到了其深层信念的影响。

8.5.1 技能解析

直接针对来访者的自动思维，应用认知行为疗法中的技术改变来访者的认知和行为是处理咨询关系问题的常见策略。除此之外，解释也是值得考虑的咨询技术，西格蒙德·弗洛伊德（Sigmund Freud）曾说过，解释是克服阻抗最好的武器。

在认知行为疗法咨询实践中，解释技术可以被应用于以下方面：对咨询设置的澄清或说明；对咨询关系中的移情的分析；对自动思维背后的深层信念的分析。

1. 对咨询设置的澄清或说明

当来访者对咨询设置感到不满意的时候，咨询师除了要倾听和共情性理解之外，还有必要解释咨询设置的合理性。咨询师要向来访者说明：第一，咨询设置的目的是为了维护咨询关系、规范咨询进展、保障咨询效果；第二，咨询设置是对双方的要求，并不仅仅是对来访者的要求；第三，咨询设置对所有来访者来说均相同，不是针对具体的某个人设定的；第四，在必要时结合具体的设置内容，做出更具体的解释。

比如，对于迟到的计时规定，咨询师可以这样向来访者说明：如果咨询能准时开始，准时结束，咨询师就可以安排更多的咨询；准时也是对咨询师的要求，咨询师准时到场就意味着咨询师将这个时间段留给了来访者，不能再安排别的事情。

2. 对咨询关系中的移情的分析

来访者可能对咨询师持有某种态度，如喜欢、顺从、拒绝、敌对，这些态度往往不是在咨询双方的互动中形成的，而是来访者通过把自己原来的对生活中的重要他人的态度复制到咨询师身上得到的。

这种现象在精神分析中被称为“移情”。移情这个概念强调的是咨询关系问题的来源——把对待重要他人的方式转移到咨询师身上。在认知行为疗法中，咨询师用咨询关系问题描述来访者对待咨询师的态度和方式的偏差。

对于这类问题，认知行为疗法中的常规做法是，通过概念化和认知行为技术，让来访者认识到自己对咨询师的自动思维是不恰当的，从而改变其对咨询师的认知和行为方式。但这样做的效果往往并不理想，来访者对自动思维的相信程度往往无法下降到 30% 以下，而是保持在 50% 或更高的水平。

在这种情况下，我们可以应用解释的技术，向来访者说明：第一，来访者对待咨询师的态度和行为方式实际上是对自己在生活中对待其他人的方式的一种复制，即把自己对待其他人（如家长、老师、专家）的态度和行为方式转移到咨询师身上；第二，来访者可能会因为把咨询师看成生活中的某种人而先入为主地解释咨询师的言行；第三，来访者的这种认识或解释，就是深层信念（中间信念和核心信念）影响自动思维的具体表现。

需要注意的是，咨询师在解释前需要掌握充足的资料或证据，即咨询师要先通过与来访者的会谈了解来访者对待自己的态度、方式，与其对待生活中的其他人（如家长、老师、领导、兄弟姐妹）的态度、方式的相似之处。

3. 对自动思维背后的深层信念的分析

有时候咨询师无法从来访者的生活中找到直接对应的重要他人，在这种情况下移情分析就没有充足的说服力。这时，咨询师可以直接用认知行为疗法的理论进行解释。深层信念（中间信念和核心信念）决定自动思维。来访者对咨询师的看法（自动思维）是由其早年形成的核心信念和中间信念决定的。来访者一旦形成某种负性核心信念，就会通过“有色眼镜”看待他人，包括咨询师。

例如，一位来访者在会谈临近结束的时候，还想讨论自己与姐姐的事情。这件事事先并没有被列入议程，咨询师拒绝为此延长会谈时间，这让他感到愤怒。在下次的会谈讨论中，咨询师主动提起此事，询问他对咨询师拒绝延长时间的理解，他认为咨询师并不在乎自己，不想听自己说。咨询师应用发散思维技术处理自动思维“咨询师不想听我说”，并应用控辩方技术处理自动思维

“咨询师不在乎我”，结果他对自动思维的相信程度依然维持在 40% 以上。

接着，咨询师通过箭头向下技术来寻找、识别来访者的深层信念，咨询师发现，他的核心信念是“我是不可爱的”，他的中间信念包含“别人不在乎我是很糟糕的”（态度），“如果别人在乎我，他们就应该百分之百地为我付出”（积极假设），“如果别人不在乎我，他们就不会为我付出”（消极假设），“我应该要求他人为我付出”（规则）。

咨询师接着应用解释技术，向来访者说明自动思维来自核心信念和中间信念。咨询师告诉来访者，他的核心信念是“我是不可爱的”，他认为他人“不在乎我”就意味着自己不可爱；他判断他人是否在乎自己的办法就是他人是否愿意百分之百地为自己付出；他认为如果他人不能百分之百地为自己付出，这就意味着他人是不在乎自己的；他为了避免这种糟糕的结果，采用的策略就是要求他人为自己付出。

在咨询会谈时间结束的情况下，他希望咨询师为自己付出，为自己延长时间，并以此检验咨询师是否在乎自己（即“我是否可爱”）。当咨询师拒绝时，他便认为咨询师不想听自己说，不在乎自己。

来访者能够理解这个解释，咨询师请他思考在与其他人的相处过程中，他是否有类似的关系模式。他想了想，发现自己在与妻子、姐姐和已成年的子女相处时也是这样的。有了更多的证据支持这一解释，来访者更加相信自动思维来自核心信念，也更加相信咨询师并不是不在乎自己。当咨询师请他再次评估对自动思维的相信程度时，他回应说 10%，这个分数低于 30%。咨询师的目标达到了。

8.5.2 咨询现场

看着坐在面前的俊山，依娜和蔼地说：“我们今天还是需要讨论家庭作业的执行问题，我们会一起回顾妨碍你完成家庭作业的因素。”俊山有些难为情地点点头。

依娜安慰道：“我没有指责你的意思，我只是想知道问题出在哪里、我们怎么解决。”听到这里，俊山的防御心理缓和了一些。

依娜提问道：“在我布置与家人进行沟通的作业的时候，你答应回去做，但你回家后又没有做。这种情况之前已经出现过了，我想知道，这种情况，就是你答应了却没有做的情况是只在我俩之间发生过，还是也在你与其他人之间发生过？”

俊山在心里迅速地回忆了与自己打交道的人，而后报告说：“当我面对我爸、我老婆的时候，我是这样的。我总是习惯性地答应他们，实际上我没有做。”

“你答应了，却一点都没有做吗？”

“肯定不是，我做了那些自己能做的，没有做自己做不了的。”

“对于你自己做不了的部分，你是在答应时就知道自己做不了，还是在试了以后才知道自己做不了呢？”

“很多时候我在答应的时候，就知道自己做不了。”

“对于他们的要求，不管你能否做到，你都倾向于先答应下来再说？”

“是的。”

“除了你的父亲和你的妻子，你还会对谁采取这样的做法呢？”

“单位的领导。”

“你的母亲呢？”

“不多。”

“‘不多’是什么意思？”

“如果我妈要求我做什么，我不想做的话，我会直接拒绝，我不会先答应下来的。”

“为什么呢？”

“即使我不答应，我妈也不会生气的。”

依娜总结并分析道：“看起来，先答应下来再说的情况，不仅存在于我们之间，也存在于你与你的父亲、你的妻子和你的领导之间。”俊山点头称是，觉得依娜说的有道理。

依娜问：“这个办法最早存在于你和谁的关系中呢？”

“应该是我和父亲。我父亲非常严厉。如果我不听话，顶嘴，他就会大发脾气，有时还会打我。”

“所以，你在与父亲的相处过程中，学会了先答应下来再说，以避免父亲发火或自己挨打的情形？”

“是的。”

“后来，你把这种办法用在了妻子身上，也用在了领导身上，是吗？”

“的确是这样，我以前没有注意到这些。”

“再后来，你来这里咨询，你又把这种办法用在了我身上，是吧？”依娜微笑着说。

俊山有些不好意思地笑了笑，没有说话。

依娜接着说：“当我安排你做家庭作业的时候，你在想什么呢？你在想，如果自己不答应的话，咨询师会发火，会不满意，就像父亲或领导一样，是吗？”

“嗯。”

“你的这种心理其实非常正常，人们常常把自己对待生活中的某些人的态度和行为方式移植到咨询师身上，从而先入为主地认为咨询师就是自己曾经遇到的那种人，你过去在与父亲、妻子和单位领导互动时，因担心对方生气或对你不满意，就学会了敷衍的方式，这种做法至少暂时避免了冲突和紧张的局面。你遇到了我之后，就把对待他们的办法，用到我身上了。你觉得事情是这样吗？”

“应该是这样的。”

“当你把对待他们的方法套用在我身上时，你就产生了这样的自动思维——‘她会觉得我没有礼貌，会感到失望’，但事实不是这样的，我们上次在针对社交情境暴露作业的讨论中，已经证明了这一点。虽然如此，一个人的态度和行为方式并不容易改变，你后来还是采用了‘先答应下来再说’的老方法。”

“你说的有道理，我就是这样。面对像领导这样的权威人物，我只能答应。”

依娜希望让俊山认识到自己的深层信念，看到深层信念对自动思维的影响，就对俊山说：“我接下来会连续提问，目的是帮助你找到这样做的深层原因。”俊山点头说：“好的。”

“你答应下来，实际上并没有准备去做，是因为你担心如果你不答应的话，我会觉得你没有礼貌，我会感到失望。如果你的担心是真的，我真的认为你没礼貌，也感到失望，结果会怎么样呢？”

“你会生气，你就不再为我做咨询了。”

“如果我不再为你做咨询成为现实的话，结果会怎么样呢？”

“我就被抛弃了，没有人愿意帮助我了。”

“如果你真的被抛弃了，如果没有人愿意帮助你了，这对你意味着什么呢？”

“我就是一个不值得交往的人。”

到这里，依娜已经得到了俊山的核心信念“我是不值得交往的人”，这个核心信念属于“不可爱”类别。她继续提问下去，以了解俊山的中间信念的内容。

“被人抛弃对你而言是很糟的事？”

“是呀，如果没有人愿意理我，没有人愿意帮我，我就很惨。”

“为了避免这种情况，你的办法是什么呢？”

“尽量不让他人生气。”

“你做什么能让他人不生气呢？”

“我顺着他们吧。”

“也就是说，你在与他人相处的过程中告诉自己‘我应该顺着他人’，是吗？”

“是。”

“你认为自己怎么做就会使自己担心的情况出现？”

“拒绝他人。”

“如果你拒绝他人，你就会被人抛弃？”

“对。”

“如果你顺着他们，结果会怎么样？”

“我们的关系就不会变差。”

“也就是说，如果你顺着他人，关系就能维持，是吧？”

“对。”

依娜明确了俊山在处理人际关系方面的中间信念。中间信念和核心信念都确定了，依娜决定应用解释技术帮助俊山理解自己对咨询师和其他人的自动思维来自核心信念和中间信念。

依娜准备给俊山解释自动思维的来源，她告诉俊山：“通过我刚才的提问，我了解到你的核心信念是‘我是不值得交往的人’，这个信念是你在小时候形成的。在人际交往中，你把被人抛弃或没人理你看成‘我是不值得交往的人’的具体表现。对你而言，‘被人抛弃是一件非常糟糕的事情’，所以你告诉自己，‘我应该顺从他人’，这是因为你觉得‘如果我顺着他们，关系就能维持’，‘如果我拒绝他们，我就会被人抛弃’，这些想法被称为中间信念，顺从他人被称为补偿策略。认知行为疗法认为，每个人都会在核心信念的基础上，针对不同领域发展出指导性的中间信念或补偿策略，这些策略或信念影响个体在具体情境中的自动思维。"

依娜讲完这一段话后停了下来，等待俊山的反应。而俊山听完依娜的讲述后，问道："你的意思是'我是不值得交往的人'使我采用了顺从他人的办法？是这些想法和办法使我在与他人打交道的过程中，答应他人而不拒绝他人？"

依娜回应说："你的理解是正确的。你觉得这个理论符合你的实际情况吗？"

"有道理。"

"因为你第一次接触这部分知识，你可能理解得不够深刻。没关系，我们以后还会讨论这方面的内容，另外你可以在有空的时候想想这个理论，看它在多大程度上符合你的实际情况。"

"好的。"俊山愉快地答应下来。

依娜说到了重点："我们刚才的解释说明自动思维是由深层次的核心信念和中间信念决定的，也就是说，这种自动思维反映的是你的早期经验，它可能不符合当下的现实，比如，我们之间的关系现实。因此，你需要尝试从现实的角度评价自动思维，纠正基于早期经验的自动思维，这样你才有可能改变过去的做法。"

俊山疑惑地问："自动思维不符合我们之间的关系现实是什么意思？"

依娜解释说："在我们讨论家庭作业的时候，你采用了先答应下来再说的办法，这个办法是你过去在与父亲、妻子和领导打交道时曾经用过的方法，这也是我们刚才讲到的补偿策略的表现。你之所以答应完成家庭作业，是因为你担心拒绝会使我觉得你没礼貌并感到失望。这个想法来自你过去的经验，而不是你从我们两人之间的互动中得到的经验。我们之间的关系现实就是，如果你做不到，你不用答应我，我们可以通过协商找到完成家庭作业的方法。"

俊山想起来了，依娜的确这么说过，他发现自己对咨询师的看法是不真实的，是对自己过去的经验的反映。

经过这番解释，俊山大概了解了自己对于完成作业的态度和相关的行为方式源自过去，自己误解了咨询师，自己需要放弃原有做法，用新的眼光看待咨询师。

之后，依娜和俊山再次回到当下的家庭作业的问题中来，俊山陈述了自己在完成家庭作业方面的困难，依娜也重新设计了家庭作业，并和俊山确认了家庭作业。依娜强调，俊山只有在能够做到的情况下才能答应。俊山对修改后的家庭作业给予了肯定的答复。

8.5.3 课堂练习

请参考本节的技能解析和咨询现场中的对话，以下面的个案信息为基础，进行心理咨询会谈，练习咨询关系问题的认知解释技能。

个案1 浩翔个案

参见前文“浩翔个案”。

个案2 小丽个案

参见前文“小丽个案”。

8.6 咨询师自身问题的处置

俊山的家庭作业的完成情况经常成为咨询会谈的议程。

在此之前，依娜和俊山已经讨论过两次家庭作业的完成情况的议题，第一次是针对社交情境暴露作业的讨论，第二次是针对改善与父母、妻子的沟通方式的作业的讨论。在这两次讨论中，依娜向他澄清，即使他不答应，自己也不会认为他没礼貌，也不会失望。

尽管依娜告诉俊山，如果他做不到的话，他可以拒绝，但俊山在第三次答应完成作业之后仍没有做。依娜询问原因时，他还找各种理由辩解。

依娜有些生气。

8.6.1 技能解析

咨询关系问题也可能是咨询师方面的原因引起的，咨询师同样有可能把自己对待生活中的其他人的态度和行为方式复制到来访者身上，从而对来访者表现出某种情绪和想法。咨询师对来访者的想法、态度、情绪和行为方式有可能把咨询会谈和咨询关系引向错误的方向。

在精神分析中，来访者对咨询师形成超出正常关系之外的情感被称为移情，而咨询师对来访者形成超出正常关系之外的情感被称为反移情。移情和反移情的发生往往与双方的年龄特征、性别特征、形象特征有关。比如，年轻的人和年长的人之间就更容易形成类似亲子关系、师生关系、上下级关系的移情，男女之间就更容易形成类似恋爱关系的移情。

一方的形象与动作特征也可能引发对方的移情（或反移情），如果一方的长相和动作（如吸烟的动作、说话的语气）具有某种特点，而这一特点和另一方的生活中的某个人相像，这会导致另一方出现移情（或反移情）。

1. 识别自身情绪

如果咨询师发现自己对来访者存在某种强烈的情感，而这种情感超越了咨询关系，比如，对同龄的异性表现出过度的耐心和热情，对年轻的来访者（其年龄可能和咨询师的孩子相仿）表现出异常的喜欢或反感，这很有可能是反移情出现了。

咨询师对来访者的情绪并非全然是反移情，它也可能是寻常的情绪反应，比如，因来访者的症状出现反复而感到沮丧，因咨询进展缓慢或停滞而倍感压力，因来访者不愿意暴露隐私而觉得不被信任，因来访者屡次不完成家庭作业而泄气，等等。即使是这些寻常的情绪反应，也会影响咨询进展和咨询关系，所以，如果出现这样的一些情绪，咨询师同样需要识别并进行进一步处理。

2. 咨询师负性反应的概念化

咨询师一旦意识到自己对来访者或咨询会谈存在某种情绪（特别是消极情绪），就需要像要求来访者识别自己的自动思维和情绪时所做的那样，做概念化工作，觉察自己的情绪和背后的自动思维。咨询师的自动思维通常包含对咨询的消极预期、压力反应、对自我的否定、对来访者的控制或指责、防御等。

3. 自我调理

咨询师一旦明确自己对于来访者或咨询会谈存在的自动思维，就可以运用合适的认知行为技术针对自己的认知进行干预（包括节 8.5 中提到的认知解释技术），实现认知改变、情绪改变和行为改变。

4. 专家督导

咨询师如果没有能力处理自己的负面想法和消极情绪，可以向督导老师求助，让督导老师协助自己处理。咨询师不是完人，也有各种各样的有待解决的问题。在咨询过程中，咨询师在与不同的来访者打交道时，咨询师自己的弱点终究会暴露出来。当这些问题暴露出来时，这就是一个解决问题的机会，也是一个成长的机会。咨询师可以通过自我成长和参加督导的方式来解决自己的问题，使自己的人格更加健康和完善，使自己更有能力帮助自己的服务对象——来访者。

8.6.2 咨询现场

会谈一开始，依娜与俊山回顾家庭作业的完成情况，俊山报告说自己没有做。依娜的心中有些不悦，便追问原因，俊山回答说："我想与父亲沟通，结果他回老家了，后来酒店接了一个大项目，我需要加班，也就没有时间和父亲沟通了。"

俊山说完后，依娜的不悦上升为愤怒，心想："他肯定是在狡辩。我最讨厌那些不重承诺、没有担当的人。"

俊山一而再，再而三地不完成家庭作业，依娜的耐心被耗尽了。

俊山说完话之后，等待依娜说话，结果依娜并没有说话。他抬眼看依娜，发现依娜表情严肃，他知道自己让依娜不高兴了，便说了声："对不起。"

依娜已经没有心情和俊山聊下去了，就对俊山说："家庭作业是推动咨询进展的非常重要的一环，你没有完成家庭作业，我们的咨询也进行不下去。今天我们就不继续进行会谈了，你回去找机会完成家庭作业，我们下次再谈吧。"

俊山没说什么，答应结束会谈，并且回去后完成家庭作业。

俊山离开咨询室了，依娜还待在知秋室，她需要平复一下情绪，复盘刚才的情境，觉察自己的自动思维和情绪。依娜在脑子里回忆着："当我询问家庭作业的完成情况而俊山报告自己没有做的时候，我就有些不高兴，当时的情绪应该是失落吧。当我失落的时候，我在想什么呢？我期待他能完成作业，他怎么能不完成呢？当我追问具体原因时，他告诉我，父亲不在，生意太忙，这使我感到愤怒。根据心理学理论，愤怒往往是次级情绪，最初的情绪是沮丧。当时自己的自动思维应该是我认定他在找借口，又觉得自己没能帮助他改变轻易承诺而不执行的作风，还觉得他的人品不好。"

依娜完成了概念化工作后，就启用认知技术处理自己的自动思维。她拿出一张 A4 白纸，先写下第一个自动思维"他怎么能不完成作业呢"，然后运用控辩方技术进行处理。她在自动思维下面写下"控方"两字，并写下证据：我已经反复告知对方只有在能做到时才能答应，而且他有几次答应了也做到了。而辩方证据是，过去也有数次他答应了但没有做到的情形。接着她在自动思维的右侧写下“替代思维”，在它下面写上了“尽管我希望他能完成作业，但他还是有可能不完成”。这样的新想法使她的情绪也发生了改变，她感到自己不再失望，只是感到“遗憾”，于是她在“替代思维”这几个字的右侧写下“情绪：遗憾”几个字。

对于第二个自动思维“他在找借口，我没能帮助他改变轻易承诺而不执行的作风，他的人品不好”，依娜运用发散思维技术处理“他在找借口”，发现他的说法有可能是真的，自己可以在下次会谈中进行验证和澄清；她运用控辩方技术处理“我没能帮助他改变轻易承诺的作风”，发现俊山已经有明显的改变，自己的确帮到他了，只是他的改变还没有达到理想水平而已。经过这样的反思，依娜的想法有了变化，她不再沮丧和愤怒了，相反，她体验到信心和力量，相信自己能够处理这种问题。

依娜已经想好，等到下次会谈的时候，自己要向俊山表达歉意，然后和俊山澄清有关家庭作业的实际情况。依娜也告诉自己：“我要对自己有信心，我能够帮助俊山，而且俊山的改变也说明了这一点，我们还要继续努力。加油！”

对于自动思维“我最讨厌那些不重承诺、没有担当的人”，依娜意识到这与自己的核心信念和中间信念有关。依娜认为自己的情绪已经平复，暂时不用处理这个部分。

8.6.3 课堂练习

请参考本节的技能解析和咨询现场中的对话，以下面的个案信息为基础，进行心理咨询会谈，练习咨询师自身问题的处置技能。

个案 1 浩翔个案

参见前文“浩翔个案”。

个案 2 婉儿个案

参见前文“婉儿个案”。

附录 A 课堂练习参考答案

第 1 章

1.1 首次会谈的开始

个案 1 梦瑶个案

考虑到来访者为初中生，且没有接受过心理咨询，咨询师可以在对话中增加一些心理咨询方面知识的介绍，具体做法可以先询问来访者对心理咨询了解多少，然后根据对方的表述决定介绍哪些方面的知识。这部分的说明主要安排在“导入 CBT”环节。

个案 2 麦克个案

考虑到来访者接受过心理咨询，咨询师可以在“导入 CBT”环节中，了解来访者过去接受过什么流派的心理咨询，并根据其曾经的咨询经验与“CBT”咨询规范的比较，对开始环节的内容介绍方面做出必要的调整，对相同的地方进行简单说明，对不一致的地方进行重点解释。

1.2 首次会谈的结束

个案 1 梦瑶个案

问题清单：（1）担心考试成绩不好；（2）担心对不起老师，怕老师失望；（3）父母期待自己取得好成绩；（4）睡眠和饮食受到影响。

咨询目标：（1）缓解对考试的担忧；（2）睡眠与饮食恢复到正常状态（这里可量化）；（3）有效应对老师和家长的期望。

个案 2 麦克个案

问题清单：（1）夫妻之间无精神交流；（2）多次发生婚外情；（3）担心蔻蔻离开自己；（4）工作压力大。

咨询目标：解决蔻蔻离开自己的问题（说明：来访者当前最关心这个问题，其他问题的解决方法可以在未来会谈中适时列入会谈目标）。

付费方式：对来访者希望按次付费的愿望，咨询师可以表示理解，然后询问来访者，对他来说按次付费意味着什么。表达对来访者理解的同时，要坚持规则，适当地解释咨询要按照疗程收费的原因。如果来访者一直坚持，可以带他到相关人员那让他们来决定或拒绝来访者。

联系方式：可以加微信，但微信不用于汇报进展或寻求建议。向对方解释，微信聊天既不正规也没有效率，如果需要讨论问题，安排时间进行会谈就可以。

1.3 咨询性会谈的开始

个案1 梦瑶个案

获取最新信息：（1）来访者期中考试成绩班级排名第一；（2）来访者因数学考试成绩被老师叫去谈话；（3）班主任鼓励来访者。

议程设置：（1）回顾上周来访者对考试成绩的担忧；（2）来访者因数学考试成绩下滑被老师叫去谈话。

个案2 麦克个案

回顾家庭作业：（1）来访者在思考了与蔻蔻的关系在未来发展的可能性后依然没有头绪；（2）来访者自动思维监控表（记录自动思维和情绪）的填写并不完整（说明：可以对这两个作业设计其他完成情况）。

获取最新信息：（1）来访者与蔻蔻有四次会面，去宾馆和看电影；（2）两人发生争执，有两天没联系；（3）因公司退出业务再造计划，来访者需要适应新的计划。

议程设置：（1）家庭作业的讨论；（2）两人争执问题的讨论；（3）公司再造计划适应问题的讨论。

1.4 咨询性会谈的结束

个案1 梦瑶个案

咨询师总结：今天我们做了三件事。第一，确定了更加明细的咨询目标。第二，说明了认知行为疗法对心理问题原因的分析和干预策略。第三，讨论了被数学老师叫去谈话这项议程，认识到数学老师并不是想批评你，而是帮助你意识到问题，以利于你未来取得更好的成绩。我们可以做的是，针对这次考试暴露出来的问题，有针对性地复习。

确认家庭作业：（1）每天阅读咨询笔记；（2）填写自动思维记录表；（3）制订关于数学的学习计划。

个案2 麦克个案

确认家庭作业：（1）每天阅读咨询笔记；（2）填写自动思维监控表表；（3）继续考虑未来与蔻蔻关系的发展；（4）实施修复关系的具体行为（如发短信、打电话等）。

如果来访者对阅读咨询笔记、监控自动思维等作业抱有疑虑，可以上述步骤为基础演练家庭作业完成的可能性和自动思维的识别工作。

1.5 心境评估

个案1 梦瑶个案

情绪词汇：可以选择“焦虑”或“愉快”。选择“焦虑”是因为过去来访者曾为考试结果感到焦虑，选择“愉快”则代表心情不错。

个案2　淑娴个案

情绪词汇：生气。选择“生气”作为情绪词汇，一方面是因为他们在发生冲突时感到生气，另一方面是因为虽然目前他们在冷战中，但也是在赌气。

情绪强度事件标定：可以启发来访者回忆不同的人（丈夫、孩子、父母、客户、同事）因不同事情引发自己生气的事件，可以回忆最近1周或1个月的事件，罗列6～7个即可。

1.6　获取最新信息

个案1　梦瑶个案

最新信息：（1）参加社区组织的文艺活动演出的排练；（2）母亲抱怨文艺活动演出的排练。此外，我们可以补充一些信息，如“与某个同学发生矛盾”“因某个学科的作业忘记完成被老师批评”“因为做好人好事得到表扬”“作文被当作范文在全班朗读”等。

个案2　淑娴个案

最新信息：个案中并没有提到相关信息，需要补充一些。与夫妻关系相关的事情：（1）白天丈夫回家找身份证但没找到，最终两个人发生争执；（2）婆婆要来家里住一段日子，我不同意；（3）丈夫给我买了贵重礼物。与夫妻不相关的事情：（1）儿子期末考试不及格；（2）和闺密闹矛盾；（3）购物时多给了钱，但对方不认账等。

1.7　回顾家庭作业

个案1　梦瑶个案

个案中来访者最可能完成的是阅读咨询笔记，完成得不太好的是填写自动思维监控表，有可能没做的作业就是和老师道歉（当然你可以有不同设定），你可以根据这个设定练习回顾家庭作业技能。

个案2　麦克个案

在本案的4项作业中，来访者完成得好的应该是填写自动思维监控表，部分完成的是主动与妻子聊天，没有完成的很可能是思考与蔻蔻关系的发展前景（也就是想了半天也没有结果），阅读咨询笔记这项作业，来访者可能根本没有做（他认为这个没有用或没想起来），你可以根据上述设定来练习回顾家庭作业技能。

1.8　议程设置

个案1　梦瑶个案

议程来源：（1）排练文艺节目影响学习（获取最新信息）；（2）母亲对文艺活动演出的排练有抱怨（获取最新信息）；（3）跟数学老师承认错误这项作业的完成情况（回顾家庭作业）。

优先议程：排练文艺节目影响学习。

个案2　麦克个案

议程来源：（1）讨论与蔻蔻关系的结局（回顾家庭作业）；（2）两个人因吵架而不联系对方（获取最新信息）；（3）需要适应工作流程和业务标准的调整（获取最新信息）。

优先议程：两个人因吵架而不联系对方。

1.9 会谈总结

个案1 梦瑶个案

咨询师总结：我们讨论了你和同桌在数学课上讲话，但她受到批评这项议程，我们发现老师批评她可能是因为她过去有太多违纪记录，尽管老师没有批评你，你也从中得到了教训。认知改变了，情绪也就改变了。当你这样想的时候，你就不会再感到内疚。既然认识到错误，我们就要行动起来，向老师承认错误，并保证在课堂上不再与同桌讲话，这样一来，你和同桌就都不会因此而受到批评了。

个案2 麦克个案

咨询师总结：我们讨论了你们夫妻关系的未来发展：从最糟糕的“因过不下去而离婚”到最好的“婚姻和睦美满”。这让我们认识到夫妻关系是变化的，特别是在自己有所改变的情况下。当两个人对夫妻关系的未来有了新的认识时，你们就不那么烦躁或不耐烦。尝试精神层面的交流，就有可能改善夫妻关系，使之朝向更好的方向发展。

1.10 确认家庭作业

个案1 梦瑶个案

家庭作业清单：（1）每天阅读咨询笔记；（2）填写自动思维监控表；（3）向数学老师承认错误；（4）不再在课堂上讲话。

个案2 麦克个案

家庭作业清单：（1）每天阅读咨询笔记；（2）填写自动思维监控表；（3）寻找一些与妻子交流的话题；（4）当妻子和自己说话时，能聆听妻子。

1.11 会谈反馈

个案1 梦瑶个案

可参考的反馈范例：

“会谈有帮助吗”：有帮助，我最大的收获就是“对于犯错，最重要的不是受罚，而是改正”。

“有感到不舒服和困惑的地方吗”：没有。

“还有什么问题吗”：我还需要接受多长时间的咨询呢？

个案2 麦克个案

可参考的反馈范例：

“会谈有帮助吗”：有，但感觉帮助不大，我对改善夫妻关系没有多少信心。

“有感到不舒服和困惑的地方吗”：在夫妻关系方面，我觉得你过多地强调了我的责任，为什么不是妻子的责任呢，她为什么不加强学习、提升自己呢？

“还有什么问题吗”：你觉得我和蔻蔻的关系会变成什么样？

第2章

2.1 主诉问题拓展

个案1 薇薇个案

临床表现：感觉自己会死，担心自己有心脏病，左胸疼痛。

严重程度：上述症状每天都会发生且非常频繁。

功能损害：案例中没有提及，可以假设影响工作和家庭劳动的精力和投入度。

诱因和病程：案例中没有提及，可以假设朋友或家人的早逝引发来访者对健康的担忧。

个案 2 胜飞个案

临床表现：睡眠质量差，吃不好，容易紧张。

严重程度：睡眠问题发生的频率高（工作日有），饮食和情绪方面在案例中没提及，可以假定与睡眠情况一致，也就是在工作日期间饮食不良，紧张情绪持续存在。

功能损害：影响工作。根据个案情况可以假设影响家庭关系和职场关系。

诱因和病程：案例中没有提及，可以假设是工作方面的改变所致，如业绩考核、职位变动等因素。

2.2 更多问题扫描

个案 1 薇薇个案

健康状况：左胸疼痛，医院检查没有器质性病变，持续时间为半年左右。

社交关系：与同事、客户和其他人交往时感到紧张，会脸红（尤其是和男士说话时），认为自己是话题终结者。

职业职场：工作压力大，工作时间长。

婚姻家庭：下班后要管孩子，觉得非常累。

个案 2 胜飞个案

职业：工作有压力，业务能力和业绩还可以，处于中等偏上水平。

职场关系：敬畏领导，对下属心存不满。

健康状况：入睡困难、食欲不佳、性欲减退，曾被诊断为抑郁症（五年前）。

2.3 心理问卷使用

个案 1 薇薇个案

来访者有健康焦虑和社交焦虑两个问题，咨询师可考虑使用焦虑问卷，一是选择《焦虑自评量表》或其他类似的焦虑问卷（如《贝克焦虑问卷》），二是针对她的社交焦虑选择《社交回避及苦恼量表》或《社交焦虑量表》。

个案 2 胜飞个案

来访者的症状主要体现为焦虑，但也存在抑郁。因此可以同时使用焦虑问卷和抑郁问卷，如《焦虑自评量表》与《抑郁自评量表》，或者《贝克焦虑量表》与《贝克抑郁量表》。鉴于来访者还有睡眠问题，也可以使用《匹兹堡睡眠质量指数》。

2.4 认知概念化

个案 1 薇薇个案

本案有两个典型的情境，一是左胸疼痛，二是跟男士说话的时候。对这两个情境做横向概念化。左胸疼痛（情境）——自己有心脏病（自动思维）——担忧（情绪）——去医院检查（行为）；跟男士说话的时候（情境）——会脸红，脸红不好，给人留下不好的印象（自动思维）——紧张（情绪）——回避与异性交往（行为）。

来访者的核心信念极有可能为“我是无能的”，其主要原因是健康焦虑的后果没有涉及与他人的关系，而社交焦虑的内容虽然包括自己“无能”和“不可爱”，但可能性更大的是因被他人评价无能而觉得自己无能。

来访者对健康领域的补偿策略是过度警惕（特别关注身体反应），对社交领域的补偿策略是警惕（关注他人的反应和脸红）和回避（尽量不与异性交往、互动）。

个案 2　胜飞个案

本案有两个明显的情境：一是睡不着的时候，二是员工搞不定事情的时候。对这两个情境做横向概念化。睡不着的时候（情境）——睡不着，明天精神状态会不好，影响工作（自动思维）——着急（情绪）；员工搞不定事情的时候（情境）——对员工不满，觉得员工无能，但对其进行批评、处分会引发矛盾冲突（自动思维）——愤怒、郁闷（情绪）——亲力亲为（行为）。

来访者的核心信念很可能是“我是无能的”。主要依据是案例中提到来访者一直以来自卑，觉得自己不如别人。睡眠问题和不敢表达对员工的不满都可能源于“无能”的核心信念。

在补偿策略方面，主要表现为追求完美的努力策略，如对自己的睡眠和员工的工作表现要求高。此外，文本中也有“力求完美”的类似表述。

2.5　个人史回顾

个案 1　薇薇个案

家庭教养：父母是公务员，她是独生女，父母对她要求严格，花钱、花时间教育她，给她报各种课外班。这些都说明父母对她要求高。

成长经历：来访者的学习成绩还好，处于班级前 10 名，大学成绩好，进入知名公司。结合小节 2.4.3，我们了解到来访者的核心信念是“我是无能的”，补偿策略是“警惕”，你可以补充一些来访者对考试成绩的认知解读和行为反应方面的信息，如把考试成绩不理想解释为自己“笨”，非常“警惕”自己的学习表现和学习状态，警惕其他人超过自己等。

个案 2　胜飞个案

家庭教养：父母是农民，父亲强势，母亲顺从，父亲否定、数落他，夸别人家孩子。

成长经历：来访者的学习成绩处于班级前几名，努力读书，成为村里第一个大学生，大学毕业后到公司工作，现在成为中层干部。结合小节 2.4.3，我们了解到来访者的核心信念是“我是无能的”，补偿策略为“努力”，可以预想到来访者在学习遇到挫折或分担家务事时，会努力表现得更好，在父亲贬低自己的时候会否认自己的能力。

2.6　心理问题评估与关联

个案 1　薇薇个案

问题清单：（1）健康焦虑（担心自己会死）；（2）社交焦虑（与异性说话会脸红）；（3）工作压力（工作压力大，工作时间长）；（4）家务压力（因照顾孩子感觉很累）。

问题关联：首先，健康焦虑和社交焦虑是并列关系而非因果关系，它们都是由深层的核心信念决定的；其次，工作压力和家务压力是连锁关系，即工作压力过大、时间过长，导致家务压力；最后，健康焦虑和社交焦虑，与工作压力和家务压力是并列关系。

个案2　胜飞个案

问题清单：（1）睡眠和饮食问题；（2）精力和体力问题；（3）工作业绩的压力；（4）与上司的关系问题；（5）与下属的关系问题。

问题关联：本案的问题源于职场问题，具体表现在工作业绩的压力、与上司的关系问题和与下属的关系问题三个方面，由于这些职场压力无法缓解，便引发了两个生理症状，一是睡眠和饮食问题，二是精力和体力问题。

2.7　咨询目标制定

个案1　薇薇个案

大体目标：放下对健康和社交的担心。

具体目标：（1）不为身体状况而忧虑；（2）不为在交往中是否脸红而担心；（3）缓解焦虑和担忧，更多地感到平静或放松；（4）聚焦于工作与生活，关注但不忧虑身体健康；（5）在社交情境中聚焦于具体任务而不是生理反应；（6）学习人际互动的说话技巧。

个案2　胜飞个案

大体目标：缓解压力，处理职场关系，改善饮食和睡眠。

具体目标：（1）改善饮食和睡眠，使其恢复到正常水平（这里可量化）；（2）缓解工作压力和有效处理职场关系；（3）缓解紧张和焦虑，更多地体验放松和愉快；（4）掌握肌肉放松等技术；（5）提高工作效率，改善工作方法；（6）掌握与领导沟通和增进关系的技巧；（7）掌握管理下属的技巧。

第3章

3.1　自动思维心理教育

个案1　雨涵个案

本案概念化内容参考解析如下：想到别人比自己受欢迎（情境）——认为别人真的更受欢迎（自动思维）——沮丧或郁闷（情绪）——无法继续学习。

个案2　鸿辉个案

本案概念化内容参考解析如下：与相亲对象见面（情境）——能相处但以后可能会厌倦或离婚（自动思维）——烦恼（情绪）——反复思考（行为）。

3.2　自动思维和情绪识别

个案1　雨涵个案

本案有两个情境，一是不愿意学习，二是想到别人比自己受欢迎。对这两个情境进行概念化：面对学习任务（情境）——学不进去，学不好，完不成（自动思维）——心烦（情绪）——玩手机或画画（行为）；想到别人比自己受欢迎（情境）——认为别人真的更受欢迎（自动思维）——沮丧或郁闷（情绪）——无法继续学习（行为）。

个案2　鸿辉个案

本案概念化内容参考解析如下：与相亲对象见面（情境）——能相处但以后可

能会厌倦或离婚（自动思维）——烦恼（情绪）——反复思考（行为）。

3.3 自动思维与情绪评估

个案 1 华宇个案

本案有两个概念化：同事回复“你瞎说”（情境）——我太无能了，对方才敢欺负我（自动思维）——愤怒（情绪）；女同事不回微信（情境）——对方不想搭理我，我没有吸引力（自动思维）——失落（情绪）。你可以在此基础上评估来访者的自动思维和情绪。

个案 2 志红个案

本案的概念化：咳嗽等症状（情境）——感染了新冠病毒，会传染他人（自动思维）——焦虑（情绪）——核酸检测（行为）。可以在此基础上评估来访者的自动思维和情绪。

3.4 控辩方技术

个案 1 浩翔个案

来访者主要有人际交往和恋爱问题，不善交往，没有什么朋友，喜欢过两三个女孩子，但没有修成正果。从控辩方技术应用的角度看，可以选择来访者在人际交往（包含与异性的交往）中产生的自我否定的自动思维，进而引发消极情绪这项议程来进行演练。

例如，来访者主动为异性同事提供帮助但被婉言谢绝（情境）——她看不上我，我没有魅力（自动思维）——沮丧（情绪）——悻悻而归（行为）。“她看不上我”的自动思维可以采用发散思维技术进行干预，“我没有魅力”的自动思维可以采用控辩方技术进行干预。

个案 2 蕙兰个案

来访者希望自己有收入，发挥自己的价值，不用向公婆要钱。从控辩方技术应用的角度看，可以选择来访者找公婆要钱但对方没有及时给钱，产生寄人篱下、自我贬低的自动思维，进而引发消极情绪这项议程来进行演练。

例如，来访者因给孩子报的周末培训班要缴培训费而向婆婆要钱，婆婆说“要钱做什么”（情境）——婆婆觉得我乱花钱，自己挣不到钱还要向老人要，很没面子（自动思维）——沮丧（情绪）。“婆婆觉得我乱花钱”的自动思维可以采用发散思维技术进行干预，“自己挣不到钱”的自动思维可以采用控辩方技术进行干预。

3.5 发散思维技术

个案 1 华宇个案

来访者的主要问题是人际关系问题。在人际关系问题中，发散思维技术最常使用，主要用于来访者对对方言行的解释。

本案有两个可以概念化的素材：同事回复“你瞎说”（情境）——我太无能了，对方才敢欺负我（自动思维）——愤怒（情绪）；女同事不回微信（情境）——对方不想搭理我，我没有吸引力（自动思维）——失落（情绪）。

第一个概念化中“我太无能了，对方才敢欺负我”这个自动思维可以应用发散思维技术进行干预，第二个概念化中“对方不想搭理我”可以应用发散思维技术进行干预，“我没有吸引力”可以应用控辩方技术进行干预。

个案 2　鑫华个案

来访者的主要问题是母亲向她抱怨，处理与母亲的互动需要应用发散思维技术。

本案可以有如下概念化：我严格要求孩子，母亲说我太严苛（情境）——母亲指责我，要我听她的，并按照她的方式去做（自动思维）——生气（情绪）；母亲在我面前抱怨父亲不好（情境）——她怎么能这样说父亲呢，问题出在她身上，她还把责任往别人身上推（自动思维）——生气（情绪）。这两个自动思维都可以应用发散思维技术。

3.6　可能性区域技术

个案 1　鸿辉个案

来访者的问题是婚恋问题，因为对婚恋关系未来发展的不乐观导致相亲没有进展。涉及对未来预期的问题，可以应用可能性区域技术。

本案可能的概念化：与相亲对象见面（情境）——能相处但以后可能会厌倦或离婚（自动思维）——烦恼（情绪）——反复思考（行为）。“以后可能厌倦或离婚”的自动思维可以应用可能性区域技术进行干预，通过讨论“好的可能”“糟糕的可能”以及怎样争取“更好的可能”，把两个人的关系往前推进。

个案 2　潇潇个案

来访者不想改变，原因是担心改变后情况会变得更糟糕。来访者问题的本质是因对未来的预期过于消极而忽视好的可能，以及自己在结果达成方面所起的作用。应用可能性区域技术有助于修正她的消极预期，促进其做出积极改变。

本案可能的概念化：想要投简历、换工作（情境）——投简历后没有结果（自动思维）——忧虑（情绪）——放弃（行为）；想要逛街（情境）——很累，没有人愿意陪我去（自动思维）——失落（情绪）——放弃（行为）。上述两个自动思维都可以应用可能性区域技术来讨论。

3.7　行为试验技术

个案 1　鸿辉个案

我们可以用行为试验技术请来访者预测与相亲对象能相处多长时间，某段时间后（如 1 个月或更长时间）两个人关系的亲密程度如何（可以用 0 ~ 10 分来评估），然后进行实践，看看结果是否如原来预期的那样。以上述方法来修正他的消极预期，进而推进两个人关系的发展。

个案 2　潇潇个案

我们希望来访者走出现状，就可以应用行为试验技术让她做出改变现状的行为，如约朋友一起逛街、投递简历等，把想法变成行动。在她行动之前请她预测结果，然后通过实际结果来修正其预测。当她发现事情不像自己想象中的那么糟糕，甚至变得更好时，她就愿意继续前进，改变也就越来越多。

3.8 代价收益技术

个案 1 华宇个案

关于本案，前面提到两个概念化：同事回复“你瞎说”（情境）——我太无能了，对方才敢欺负我（自动思维）——愤怒（情绪）；女同事不回微信（情境）——不想搭理我，我没有吸引力（自动思维）——失落（情绪）。这两个概念化可能的替代思维分别是“这是对方的口头禅”和“对方在否定我的观点”，以及“对方不想搭理我”和“对方因信息不重要而没及时回复我”。

你可以应用代价收益技术，比较自动思维和替代思维的代价与收益，并在此基础上讨论行为改变的方式。

个案 2 鑫华个案

关于本案，前面提到两个概念化：我严格要求孩子，母亲说我太严苛（情境）——母亲指责我，要我听她的，并按照她的方式去做（自动思维）——生气（情绪）；母亲在我面前抱怨父亲不好（情境）——她怎么能这样说父亲呢，问题出在她身上，她还把责任往别人身上推（自动思维）——生气（情绪）。这两个概念化可能的替代思维分别是“母亲在表达自己的观点”和“母亲认为自己就是对的”，以及“母亲想和我交流”和“母亲在宣泄不满情绪”。

有了替代思维，你可以练习代价收益技术，并讨论行为改变的方式。

3.9 识别自动思维作业

1. 对话练习

参考答案见表 A-1。

表 A-1 自动思维监控表

时间	情境	自动思维	情绪
	群主给一个销售员发喜报	自己的招生能力不行（95%）	沮丧（70%）

2. 情境和自动思维辨析

（1）情境：因同学举报，上课报名被拒。自动思维：同学嫉妒我，我不够好。

（2）情境：再次去医院。自动思维：医生没那么好说话，不太接纳我，我感觉和他有距离，我没有那么好。

（3）情境：头脑纷杂，猫在眼前晃来晃去。自动思维：精力不够，勉强撑着做。

（4）情境：想到给母亲打电话。自动思维：她对谁都不满意，无论我怎样做都不能让她满意。

（5）情境：吃完饭犯困，疲惫无力。自动思维：完全没有精力，非常犯困，了无生趣。

（6）情境：工作任务叠加。自动思维：许多工作不应该由我负责，它们超出了我的工作范围。

3.10 评价自动思维作业

1. 对话练习

参考答案见表 A-2。

表 A-2 思维记录表

时间	情境	自动思维	情绪	适合的反应	结论
	约了饭局，给男友电话但对方没接，连续打了电话，对方还是没有接听	耽误了聚会，我在朋友面前没法交代；太不把我当回事了；他是故意不接我电话的；为了疏远我，想和我结束关系（100%）	着急、生气和疑虑（80%）	让他不要熬夜，他不听劝（100%） 为了让我开心，他给我买了贵重礼物（90%） 手机不在身边（50%） 手机静音（60%） 在开会或与人谈话（80%） 最糟糕的结果就是误了饭局，在朋友面前没面子（80%） 最好的结果是男友及时赶到，没有耽误聚会（60%） 最现实的结果是男友会稍稍迟到一会儿，给自己挽回一点面子（90%） 我们会闹矛盾，说不定真的就分手了（90%） 如果他不是故意的，我们就能维持恋爱关系（90%） 如果莎莎遇到这种情况，我会安慰她别急，他一定会赶过来的（100%） 我应该先赶过去接待朋友，随后再联系他（90%）	自动思维（60%） 情绪（40%） 我先赶过去接待朋友，然后继续联系他

特别说明：表格内容仅供大家参考，并非唯一答案。

2. 思维记录表实战分析

（1）自动思维：她的成绩越来越差。适合的反应：他有种种不好的习惯（80%）。

主要问题：这里只完成了 6 个标准化问题中的“支持自动思维的证据是什么”，其他问题均未回答，故会谈效果不明显。

解决办法：需要严格按照 6 个标准化的问题进行回答。

（2）自动思维：感觉没有融入他们，自己放不开。适合的反应：吃完饭就想跑，不想和他们交流（90%）；改变看法会融入家庭，会一直烦吧（80%）；多和他们沟通交流（80%）；如果是我的朋友香香，我会说不是他们的问题（90%）。

主要问题：在适合的反应中的分析讨论没有完全按照 6 个标准化的问题进行，有些技术没有使用，如发散思维技术（问题2）和可能性区域技术（问题3）；也有的问题回答得不对，如控辩方证据（问题1）。

解决办法：来访者需要严格按照6个标准化的问题逐一进行回答，补齐没有回答的问题，正确搜寻证据。

第4章

4.1 识别中间信念和假设

个案1 薇薇个案

来访者的问题属于健康焦虑，中间信念领域为健康领域。从“怕心脏停止跳动”和“担心会死”来看，她的态度是“死亡是很糟糕的”，为了防范死亡，她的做法是关注身体状态和反复检查，可见她的规则是“我应该高度警惕，及时检查”。由此可见，她的积极假设是“如果我及时处理，就可以避免危险”，消极假设是“如果我忽视相关信息，就可能导致危险”（上述中间信念内容说明的是大致意思，具体表述可能存在个体差异）。

个案2 胜飞个案

来访者主要面临的是职场问题，中间信念领域为职场领域，鉴于他对领导和下属的态度与行为方式不同，我们可以把他的中间信念细分为两个领域，一个是与上司的关系领域，另一个是与下属的关系领域。对于与上司的关系，他的规则是“我应该敬畏领导”，态度是“挑战领导是糟糕的”，积极假设是“如果我尊敬上司，就能得到认可”，消极假设是“如果我目无上司，就会被穿小鞋”。对于与下属的关系，他的规则是“我应该待人随和”，态度是“与人发生冲突是糟糕的”，积极假设是“如果避免冲突，大家的关系就能维持”，消极假设是“如果与人发生冲突，关系就无法维持”（上述中间信念内容说明的是大致意思，应用箭头向下技术提问时得到的结果会有差异）。

4.2 中间信念心理教育

个案1 华宇个案

来访者的中间信念领域为人际关系领域，态度是“被他人羞辱是糟糕的”，积极假设是“如果反击，他人就会对我客气点”，消极假设是“如果忍让退缩，他人就会得寸进尺”，规则是“对于他人的言行，我应该针锋相对”。

个案2 鑫华个案

来访者的中间信念领域是反亲子关系领域，态度是“被人抱怨是很糟糕的”，积极假设是“如果忍让、顺从，就能相安无事”，消极假设是“如果顶嘴、对立，就会有大麻烦”，规则是“我应该忍让、顺从”。

4.3 新信念提出会谈

个案1 鸿辉个案

来访者求助的问题是婚恋问题，对来访者来说，他的中间信念是“找到对的人，婚姻就会幸福”。正是因为来访者带着这种理念寻找理想的恋爱对象，结果才不理想。事实上，要想造就美满的姻缘与和谐的夫妻关系，既要选对人，也要学习维护和增进夫妻关系的技巧，只有处理关系的能力增强，来访者对于婚恋关系的满意度才会提高。

在来访者中间信念提出的问题上，咨询师通过建议来访者与相亲对象相处并学习维护和增进关系的技巧，使两个人的关系得到改善，这样的经验既是旧信念的反例，也是支持新信念的证据，我们可以以这些证据为基础提出新信念。

个案 2　志红个案

来访者求助的问题是健康焦虑（或疑病症），但问题的背后是她与他人的人际关系。她认为“给他人带来麻烦，他人就会疏远我”，因此她总是尽力避免麻烦他人。事实上，仅凭不给他人添麻烦是无法维持人际关系的，人与人之间需要相互麻烦，或者说相互促进、相互帮助。

所以，来访者在处理关系的过程中，不要把焦点放在给别人添麻烦上，而要放在相互帮助和关心上。咨询师可以与来访者讨论有关相互帮助的议程，使其成为中间信念提出过程中的反例（支持新信念的证据）。咨询师可以用认知连续体技术讨论不给他人添麻烦、给他人添麻烦、既给他人添麻烦也帮助他人等社交方式对人际关系的影响，进而证明相互帮助是维护和促进人际关系的新方式。

4.4　中间信念议程讨论

个案 1　华宇个案

本次会谈议程的概念化如下：同事回复“你瞎说”（情境）——因为我无能，所以他才会无理地对待我（自动思维）——愤怒（情绪）。

个案 2　蕙兰个案

本次会谈议程的概念化如下：需要花钱但手头没有（情境）——我得向公婆要，但感觉像在求施舍，用钱不自由（自动思维）——懊恼（情绪）。

4.5　信念利弊比较技术

个案 1　华宇个案

信念利弊纵向对比见表 A-3。

个案 2　蕙兰个案

新旧信念利弊对比见表 A-4。

表 A-3　信念利弊纵向对比

信念	利	弊
如果被人忽视或拒绝，我就是无能的（过去）	感到舒适，有自尊	朋友少
如果被人忽视或拒绝，我就是无能的（现在）	感到舒适，有自尊	朋友少，与某些同事相处困难，恋爱是最大问题，没法恋爱

表 A-4　新旧信念利弊对比

信念	利	弊
如果不能挣钱养家，我就是没有用的（旧）	努力上进，有自尊	没有价值感，对未来有危机感，感到焦虑，与公婆关系微妙
如果能够对家庭有贡献，我就是有价值的（新）	追求进步，为家庭做贡献，发挥自己的价值	融入家庭，与公婆好好相处，学习更多知识

4.6　评估零点技术

个案 1　景睿个案

来访者不去上学的原因一方面是自己的成绩与期望相比有落差，另一方面是自己的状态与期望相比有落差。他因无法达到自己期望的成绩和状态，索性不去面对。因此，对来访者和其家长来说，他们需要改变比较标准，不要把自己的现状和期望进行比较，而要和零点比、和自己比、和自己糟糕的现状比，以此来激励来访者做出初步改变的尝试，并把改变之后的结果与改变之前的结果进行比较，这就是评估零点技术的具体应用。

在咨询对话练习中，可以确定某个情境（如学习时间、学习成绩、日常作业）为议程，应用评估零点技术改变来访者的认知和行为。

个案 2　雪晴个案

来访者的旧信念"如果完成得不好，我就会很惨"是将自己的表现与期望进行了比较，这个策略没有激发来访者追求完美，反而使其回避和拖延。从新信念提出的角度看，咨询师需要从过去的咨询会谈中，寻找一些来访者能立即行动（而不是拖延）的、表现得不完美但结果不错的事情作为证据，如撰写稿子、交友、处理家庭事务等。

4.7　认知连续体技术

个案 1　倩倩个案

来访者的心态用通俗的话说就是"高不成，低不就"，我们希望通过咨询让来访者踏踏实实地投入学习。我们需要让来访者发现，如果作业完成得越多，认真听课的时间越长，就越容易取得更好的成绩。咨询师可以应用认知连续体的多点比较方式来证明这一点。例如，可以比较完成的作业量（根本不做作业，完成一个科目的作业，完成两个科目的作业……）与学习总成绩的关系，也可以比较认真听课的时间（对于完全不听课、认真听课 5 分钟，认真听课 10 分钟……）与某个科目学习成绩的关系。

个案 2　鸿辉个案

来访者的外在表现是对相亲对象不满意，实际问题是他对自己在亲密关系的经营方面缺乏信心，在咨询过程中来访者需要尝试和学习一些与相亲或恋爱对象相处的方法和技巧，为此咨询师需要安排来访者进行多种亲密关系的行为试验，这些行为试验的结果就可以用认知连续体技术评估。通过对多种行为试验结果的比较，最终来访者能明白并掌握最优的行为方式。

例如在亲密关系中，有许多人采取隐忍、认错、冷战、讨好等方式，实际上相互尊重和关怀的方式更利于亲密关系的发展。因此，咨询师可以与来访者就其与某个具体的相亲或恋爱对象出现矛盾和冲突的情景尝试多种方式，并评估这些方式的结果。提出中间信念的时候，咨询师只需要和来访者归纳这些行为方式，并得出一个最优的行为方式。

4.8 饼图技术

个案 1 宏伟个案

来访者把销售业绩不理想进行了外归因，认为是公司没有给资源和家里的事情太牵扯精力所致，和自己没关系，自己该做的都做了。对于来访者的外归因，我们可以应用饼图技术让来访者看到他自己也有责任，做好自己也能提升个人业绩。

从饼图技术的应用来看，影响销售业绩的因素可以分为自身原因、他人原因和客观原因三个方面。自身原因包括能力、技能与知识、人脉等；他人原因包括领导因素、客户因素等；客观原因包括公司政策、行业景气指数、竞争者因素等。

个案 2 小丽个案

本次会谈议程的概念化：近期本市有重大招标项目（情境）——这个项目对公司太重要了（自动思维）——焦虑（情绪）。

自动思维“这个项目对公司太重要了”实际上来自旧信念“如果无法成功，我就不够优秀”，而基于新信念“在许多情况下，即使无法成功，我也是优秀的”，来访者可以得到替代思维“尽力而为，做好自己，争取成功”。得到替代思维后，咨询师可以应用饼图技术来论证影响项目中标的因素有哪些，如自身因素中的能力、经验、努力等，他人因素中的公司领导、团队等，客观因素中的公司实力和声誉、竞争者实力和条件等。

4.9 多重环节技术

个案 1 棠雯个案

来访者不愿意生养孩子的原因是想到孩子未来糟糕的结局——成为时代的失败者，因此并不想开始——生孩子。对于这个问题的讨论需要耗费一些时日，并非一次会谈就能解决。

前期的会谈可以聚焦在担忧预测的验证上，咨询师可以周围的小孩为讨论对象，让来访者预测这些小孩在未来一段时间内的发展情况。需要注意的是，我们要告诉来访者选择尽可能多的对象（6 个以上），对象越多，结果就越多样化，通过对多样化结果的分析，咨询师就可以说明采取哪些措施能够得到好的结果。

在后期的会谈中，咨询师可以应用多重环节技术与来访者进行讨论。后期会谈主要是指来访者决定生孩子之后的咨询过程。咨询师可以将该过程细分为若干阶段，讨论当前阶段的可能结果和应对办法，帮助来访者应对当前可能的糟糕情况，并扭转不利局面。

本案的咨询练习可以设定在来访者愿意生孩子之后的某个时段，且来访者对于孩子（或胎儿）出现的某种情况有着某种担忧的情形。

个案 2　婉儿个案

本次会谈议程的概念化：考研成绩不理想（情境）——两种选择都可能导致不好的结果（自动思维）——焦虑（情绪）。

在咨询会谈中，咨询师可以指出来访者的自动思维“两种选择都可能导致不好的结果”是其旧信念“如果面对，就会输得很惨”的具体体现，并指导来访者用新信念“选择面对并恰当应对”得到替代思维“明年再战，争取更好的结果”或“服从调剂，继续努力，争取更好的人生”。咨询师要以替代思维为基础，应用多重环节技术与来访者讨论未来人生发展的多个阶段、在这些阶段中是否会出现糟糕的局面，以及出现局面之后的应对办法，以增强来访者对未来和自己的应对能力的信心。

第 5 章

5.1　识别核心信念

个案 1　麦克个案

来访者求助的是婚外情问题，婚外情属于人际关系领域，通过自动思维“怕她离开我”和小时候妈妈的口头禅“不听话，妈妈就不要你了”，我们可以大致了解麦克的核心信念是“我是无能的”。

个案 2　薇薇个案

来访者的问题有两个：一个是健康焦虑，担心自己会死，从她担心的内容来看，该问题与人际关系无关，属于能力范畴；另一个是社交焦虑，担心让人笑话，这个问题的背景虽然是社交情境，但她担心的内容是被人看扁，也属于能力范畴。另外，来访者对自己成长经历的描述主要围绕学习胜任力等方面内容。因此，我们大致可以判断来访者的核心信念为“我是无能的”。

5.2　核心信念心理教育

个案 1　麦克个案

来访者的核心信念为“我是无能的”。在说明核心信念机制时，我们可以围绕“能力”从来访者的日常生活中虚构相关素材，如工作失败、遭到拒绝等被来访者视为失败（无能的），或者工作成功、取得成就时被他人称赞（有能力的）。在解释核心信念形成时，童年经验中的部分事件通过被认知解读为“无能”来组织，如考试失败。

个案 2　薇薇个案

来访者的核心信念是“我是无能的”。在说明核心信念时，咨询师应该围绕“无能”来组织，鉴于来访者的无能主要表现在社交焦虑和健康焦虑上，我们可用有关健康和社交活动来虚构相关素材，如担心自己身体状况的事件（心脏、睡眠、饮食）和担心自己社交表现的事件（与异性说话脸红或演讲时紧张）等（无能的），或者身体状况良好的事情（心脏、呼吸道）和社交表现良好的事情（与朋友、家人互动时）等（有能力的）。

5.3 监控核心信念运作

个案 1 胜飞个案

参考答案见表 A-5。

个案 2 蕙兰个案

参考答案见表 A-6。

表 A-5 每日生活事件表（胜飞）

日期	积极事件（+）	消极事件（–）
7月14日	1. 早上送孩子上学 2. 晚上辅导孩子写作业 3. 与妻子就买车问题发生争执	1. 开会迟到，被领导批评 2. 两个下属上班时玩手机游戏

表 A-6 每日生活事件表（蕙兰）

日期	积极事件（+）	消极事件（–）
9月14日	1. 在网店以最优惠的价格买到衣服 2. 识破公司员工用假发票报账 3. 孩子没写完作业 4. 开车送孩子上下学 5. 收拾房间	丈夫抱怨我做的饭菜不好吃

5.4 核心信念作业表

个案 1 胜飞个案

参考答案见表 A-7。

个案 2 蕙兰个案

参考答案见表 A-8。

表 A-7 核心信念作业表（胜飞）

日期	新的核心信念	我在许多方面都是有能力的	旧的核心信念	我是无能的
	支持新信念 / 反驳旧信念的证据		支持旧信念的证据及重新解释	
8月2日	1. 送孩子上学 2. 顺利完成一天的日常工作 3. 辅导孩子写作业		1. 员工因请假被拒而表现得不太高兴 虽然我能理解他的感受，但还是坚持按照规则办事，这没有什么不对，不高兴是他自己的事情 2. 妻子对我给她买的礼物感到不满意 可能是她不喜欢这个样式，也可能是别的事情弄得她心情不好，我可以征求她的意见，重新购买礼物 3. 我在中午的饭局上喝酒喝得有点多 的确如此，超出了自己的能力	

表 A-8　核心信念作业表（蕙兰）

日期	新的核心信念	我有价值，只是在不同方面的大小不同而已	旧的核心信念	我是无价值的
	支持新信念 / 反驳旧信念的证据		支持旧信念的证据及重新解释	
10 月 23 日	1. 给家人准备早餐 2. 去客户那里追回欠款 3. 送孩子上下学 4. 网购家用电器		1. 婆婆不穿我给她买的衣服 她可能不喜欢我选的颜色和款式，也可能是舍不得花钱 2. 给儿子辅导作业时没讲明白 可能是要讲的内容太多，孩子消化不了，也可能是内容太难或自己的方法不当	

5.5　核心信念阶段会谈

个案 1　胜飞个案

可以参考下面的信息练习咨询对话。本次议程的概念化：想到要和员工谈话（情境）——员工会对我不满，不把我当回事（自动思维）——畏惧（情绪）。在新的核心信念指导下，替代思维可以是“我能搞定员工，让他改进工作”。行为改变可以是指导员工提升业绩。

个案 2　蕙兰个案

可以参考下面的信息，练习咨询对话。本次议程的概念化：看到大宝语文成绩不好（情境）——自己很笨，指导不了孩子的学习（自动思维）——沮丧（情绪）。在新的核心信念指导下，替代思维可以是“我在指导孩子的语文学习上能力有限，可以寻求他人的帮助”，行为改变可以是给孩子请家庭老师。

5.6　传记分析技术

个案 1　胜飞个案

请先完成过去经验的概念化，然后通过认知技术干预得到修正后的记忆。过去经验的概念化：父亲说我们不行，别人家的孩子好（情境）——觉得自己不行，给家里丢脸，不能帮大人干活（自动思维）——羞愧（情绪）。经过认知技术干预，可能得到的替代思维是“父亲的压力很大，希望我们能帮家里做事，有好成绩”。行为改变可以是表达对父亲的感激，说一声“爸爸辛苦了”，表达自己会好好读书，多帮家里做事。在上述基础上形成传记文字即可。

个案 2　蕙兰个案

完成过去经验的概念化后，通过认知技术干预得到修正后的记忆，最后形成文字即可。过去经验的概念化：我把卖鸡蛋的钱丢了，母亲数落我（情境）——我一点用都没有（自动思维）——难过（情绪）。经过认知技术干预，可能的替代思维是“母亲感到很失望，但我还是能够替母亲分担家务的”。行为改变可以是跟母亲道歉，表达自己愿意用零花钱赔偿损失。

5.7　两个我对话技术

个案 1　胜飞个案

概念化：老师公开表扬我的好朋友，讽刺某些人（情境）——我啥也不是，老师看不起我（自动思维）——羞愧（情绪）。“成年的我”可以应用发散思维技术和控辩方技术来调整认知，替代思维可以是“老师有可能说的是其他同学，我的数学能力还是可以的，只是考试时偶尔有失误”。行为改变可以是认真总结此次考试的经验、教训，向老师请教提升数学成绩的方法。

个案 2　蕙兰个案

概念化：要吃鸡腿被奶奶批评（情境）——奶奶不喜欢我（自动思维）——内疚（情绪）。“成年的我”可以应用发散思维技术和控辩方技术进行对话调整认知，替代思维可以是“奶奶更爱弟弟，因为弟弟还小或因为弟弟是男孩，平时奶奶也是爱我的”。行为改变可以是在其他时候向奶奶撒娇，寻求关注。

第 6 章

6.1　回顾咨询进展

个案 1　麦克个案

（1）咨询目标清单：①结束与蔻蔻的婚外情关系；②下班回家后陪孩子玩；③跟妻子聊天；④争取更好的业绩，多拿奖金；⑤增加夫妻互动中愉快的时间。（2）来访者的收益：认知内容方面，如“不管夫妻之间的差异有多大，只要两个人愿意在一起，就能过下去”“求同存异，相互扶持”“平等尊重，相互包容”；认知技术方面，如发散思维、行为试验、可能性区域等技术。

个案 2　薇薇个案

（1）咨询目标清单：①对健康的担心降到轻微水平（20%）；②减少去医院检查身体的次数，每个月不超过 1 次（有实质性躯体疾病除外）；③能够正常地与异性或他人交流；④不因为担心脸红或紧张而回避与他人互动。（2）来访者的收益：认知内容方面，如“接纳焦虑反而更容易减少焦虑”“直面焦虑才能减少焦虑”“害怕什么，就去做什么”；认知技术方面，如行为试验、代价收益、发散思维、控辩方等技术。

6.2　预防复发

个案 1　麦克个案

来访者求助的问题是婚外情，其将来有可能再次遭遇同样的问题，咨询师可以回顾本案的咨询收益，避免来访者的问题复发。对麦克而言，可以预期的问题是在工作中提升业绩，争取多拿一些奖金。对于这样的问题，可以应用行为试验、可能性区域等技术。

个案 2　薇薇个案

来访者求助的问题是健康焦虑和社交焦虑，如果这些问题再次出现，她可以回顾或复习在咨询期间习得的认知方式或技术。来访者将来可能会遇到的问题有育儿问题和职场压力问题。对于这些问题，我们可以考虑发散思维、行为试验、代价收益等技术。

6.3 评估远期疗效

个案1 麦克个案

咨询目标清单：（1）结束与蔻蔻的婚外情；（2）下班回家后陪孩子玩；（3）跟妻子聊天；（4）争取更好的业绩，多拿奖金；（5）增加夫妻互动中愉快的时间。

个案2 薇薇个案

咨询目标清单：（1）对健康的担心降到轻微水平（20%）；（2）减少到医院检查身体的次数，每个月不超过1次（有实质性躯体疾病除外）；（3）能够正常地与异性或他人交流；（4）不因为担心脸红或紧张而回避与他人互动。

6.4 应对当下问题

个案1 麦克个案

来访者可以把过去收益迁移到“因公司被收购而担心职位”这个新问题上，如把“只要两个人愿意在一起，就能过下去”迁移过来就是“要想保住工作，就要增强自己留在公司的意愿”，其他技术如发散思维技术、可能性区域技术可以用在对这个问题的讨论上。

个案2 薇薇个案

社交焦虑问题属于在咨询期间讨论过的问题，因此来访者只需要复习在咨询期间学到的有关社交焦虑的内容即可，继续进行社交情境中的暴露和行为试验。孩子进入学校时出现的人际关系问题属于新问题，来访者可以用过去在咨询中获得的启迪如“直面焦虑才能减少焦虑”来解决孩子的问题，并通过发散思维和行为试验等技术帮助孩子处理同学关系问题。

第7章

7.1 聚焦问题

个案1 景睿个案

从本案信息来看，来访者可能的问题清单为：（1）拒绝上学，不愿意参加考试；（2）学习成绩不理想；（3）宅在家里，与同学没有来往；（4）发烧；（5）焦虑情绪；（6）熬夜；（7）玩游戏。

个案2 棠雯个案

从本案信息来看，来访者可能的问题清单为：（1）夫妻在生育孩子方面存在激烈的冲突；（2）养育孩子的问题；（3）愤怒和沮丧的情绪。

7.2 明确目标

个案1 景睿个案

咨询目标清单：（1）恢复正常的生活作息，不熬夜；（2）增加学习时间，减少玩游戏时间；（3）改进学习方法，提高学习成绩；（4）回到学校正常上学和参加考试；（5）缓解焦虑情绪，增强学习信心。

个案2 棠雯个案

咨询目标清单：（1）与丈夫就生育孩子的问题达成一致；（2）缓解养育孩子的焦虑；（3）学习倾听和表达，改善夫妻之间的沟通。

7.3 议程设置

个案 1 景睿个案

来访者的议程清单可能包括：（1）继续调整作息；（2）决定是否参加周末的同学聚会；（3）与父母因打扫房间的问题而争吵；（4）自动思维监控表的完成问题（说明：此条为虚构）。

议程优先顺序：（1）自动思维监控表的完成问题；（2）继续调整作息；（3）决定是否参加周末的同学聚会。

个案 2 棠雯个案

来访者的议程清单可能包括：（1）因买家具而与丈夫发生争吵；（2）闺密说养孩子太难，引发了自己的焦虑问题；（3）有关自动思维监控表这项作业的问题；（4）自己的工作成果被同事据为己有；（5）母亲跟自己抱怨父亲［说明：（4）、（5）为虚构］。

议程优先顺序：（1）有关自动思维监控表这项作业的问题；（2）因买家具而与丈夫发生争吵；（3）闺密说养孩子太难，引发了自己的焦虑问题。

7.4 咨询笔记

个案 1 景睿个案

咨询笔记：虽然我作业完成得不理想，但也完成了 50%，作息习惯的养成有一个过程，我以后会完成得更好。无论什么时候上床睡觉，我都要做到定时起床。我要设定一个闹钟，闹钟一响，我就起床。如果能做到按时起床，我就奖励自己。

个案 2 棠雯个案

咨询笔记：在表达自己的想法之前，倾听他人的观点更有利于沟通并与他人达成一致。选择何种家具款式属于个人偏好，我应当允许丈夫有他自己的喜好，就像丈夫也应当允许我有自己的喜好一样。最重要的是我们找到了解决分歧的办法，即坐下来协商一个妥协方案。

7.5 应付卡

个案 1 景睿个案

参考答案见图 A-1。

个案 2 棠雯个案

参考答案见图 A-2。

7.6 布置家庭作业

个案 1 景睿个案

第一项议程作业：（1）继续执行上周的作息计划，保障措施包括设定闹钟和因自己按时起床而奖励自己；（2）阅读咨询笔记。

第二项议程作业：（1）“接受同学的邀请参加聚会”这项作业可以在咨询室现场完成；（2）阅读应付卡，这项作业可在咨询室演练一遍。

个案 2 棠雯个案

第一项议程作业：（1）阅读应付卡，这项作业可在咨询室演练一遍；（2）完成自动思维监控表，咨询师可以示范如何填写。

第二项议程作业：（1）阅读咨询笔记；（2）就购买家具问题与丈夫沟通，这项作业可以在咨询室做角色扮演练习。

（正面）

当我犹豫是否要参加同学聚会时

（背面）

提醒自己：虽然担心他们会议论我，但是根据过去参加聚会的经验，他们不会特别关心我上学的问题，更多的是享受快乐时光

行动起来：我现在就联系参加聚会的同学，聊一聊有关聚会的事情

图 A-1　应付卡（景睿）

（正面）

当我不想完成自动思维监控表时

（背面）

提醒自己：虽然我觉得自动思维监控表没有和不适合自己，但咨询师说我能从中获益，也有许多人和我一样，从最初怀疑到最终适应需要一段时间，我也应该给自己一个机会

行动起来：立即填写表格，坚持足够的试验次数

图 A-2　应付卡（棠雯）

7.7 时间限制

个案1 景睿个案

时间控制练习指南：（1）在会谈开始环节的回顾家庭作业、获取最新信息和议程设置过程中，如果来访者试图讲述更为详细的事情经过，那么咨询师的应对技能应为要求其简要概述即可；（2）在会谈中间环节的议程选择上，咨询师要引导来访者练习选择紧要议程，在议程讨论和资料搜集过程中，如果来访者试图讲述更为详细的经过或讨论其他话题，咨询师应中断无关谈话；（3）在会谈结束环节，如果来访者提出新的问题或表达对会谈的不满，咨询师要表达理解、记录问题并告知来访者下次再讨论。

个案2 棠雯个案

参考答案同上。

第8章

8.1 建立咨询关系

练习一

（1）念书没有啥意思；

（2）看书让你心烦；

（3）能够理解和掌握知识就可以了，把题目搞得那么难不合理；

（4）开心学习最重要；

（5）考试排名转移了你在学习上的焦点，你不再关心学到了什么东西；

（6）学习和考试让你心烦。

练习二

（1）你不想与男朋友分手，爸爸让你不开心，你要让他为自己的所作所为感到后悔；

（2）你没法伤害他，只有伤害自己才能伤害他；

（3）如果毁了他的梦想和希望，他就要为阻止你谈恋爱而后悔一辈子；

（4）你希望通过这种方式让爸爸同意你们继续谈恋爱；

（5）结果，你的目的没有达到，你们僵在那里了；

（6）你发现办法不管用，不知道该怎么办。

8.2 巩固咨询关系

个案1 浩翔个案

对来访者积极参与同事聚会、在聚会中聆听他人和适时回应予以强化，对他感到开心和满意给予肯定。至于喜欢女同事但不敢与对方交往的议程，咨询师除了应用控辩方、可能性区域等技术，还可以鼓励来访者迈出改变的步伐，主动与对方交往。咨询师可以从自我开放的角度谈谈自己对来访者的看法及自己在婚恋方面的个人观点。

个案2 小丽个案

对于来访者负责招标项目的议程，咨询师可以应用控辩方技术和可能性区域技术讨论。在鼓励尝试性的改变方面，咨询师可以引导来访者尝试接纳不确定性和自己的焦虑。在真诚和自我开放方面，咨询师可以表达自己对来访者能力的个人观点，分享自己曾经遭遇类似工作任务时的心路历程等。

8.3 推动咨询进展

个案 1 浩翔个案

来访者因为女同事的拒绝，一夜之间回到了咨询前的状态，这是典型的问题出现反复的情况。对此，咨询师需要通过心理教育告诉来访者，反复是正常现象，是成长过程中的必然环节。此外，咨询师要鼓励来访者坚持过去的接触策略，并适当地改变接触的方式。在调整咨询策略方面，咨询师要与来访者讨论扩大与异性交往的范围，不把异性交往局限在恋爱层面。

个案 2 小丽个案

来访者担心自己的项目无法成功，每到招投标阶段，她都长时间处于焦虑状态，饮食和睡眠都会受到影响。咨询师在应用CBT着手解决这些问题的时候，需要增强小丽对问题解决的希望感和控制感。

就希望感而言，咨询师可以告诉来访者这种焦虑症状是常见的心理问题，它在现代社会非常典型，并告诉来访者自己有相关的成果经验，也可以解释焦虑症状的原因和干预原理。

就控制感而言，咨询师可以询问来访者有无成功的经验，即询问其在什么情况下（或做什么）不会感到焦虑，如陪孩子、与朋友聊天，并告诉来访者重复这样的成功经验即可。此外，咨询师也可以教授来访者一些情绪管理技术，如肌肉放松技术和呼吸放松技术。最后，当来访者感到焦虑时，可以用换个时间再焦虑的办法不让焦虑控制自己，而是自己控制焦虑。

8.4 寻求反馈与调整

个案 1 浩翔个案

在讨论后续疗程和续费时，来访者情绪激动，这说明可能是有关咨询设置（续费）的问题，咨询师需要做的是寻求反馈和概念化，了解来访者的情绪、自动思维和具体情境（需要确认上述这些是否由续费问题引起）。在此过程中，咨询师需要表达出对来访者想法的理解和共情。

对于咨询续费，来访者可能的自动思维有“问题没有解决，不应该收费”“我收入有限，咨询费用太贵”“咨询师就是爱钱，根本不关心我”等，识别自动思维后，咨询师要应用认知技术加以处理，并说明有关咨询收费的规定。

个案 2 小丽个案

来访者对咨询师的抱怨很明显属于咨询关系问题。对于这个问题，咨询师可以在下次会谈中安排议程进行讨论（因为现在是会谈结束环节）。在讨论时，咨询师首先要对来访者的抱怨进行倾听，表达共情和理解，然后识别其自动思维和情绪，应用认知行为技术（如发散思维技术）处理其自动思维。由于来访者的自动思维涉及咨询师，因此必要时咨询师可以澄清自己想法或做法的原因。在行为改变层面，咨询师应注意倾听，放慢咨询节奏。

8.5 咨询关系问题的认知解释

个案 1 浩翔个案

来访者的自动思维“收入有限和自己付不起咨询费”实际上是其核心信念“我

是无能的”的具体表现；从中间信念的角度看，他认为自己只有挣到更多的钱，才能得到他人的认可，而现在自己并没有更多的钱来支付咨询费用，也就认为咨询师会不搭理他，不再继续为他提供咨询服务。

个案 2　小丽个案

来访者认为咨询师没有理解和接纳她，没有耐心倾听她讲话，这实际上是核心信念“我是不可爱的”的具体表现，因为自己不可爱，别人对自己就会缺乏耐心和关注。另外，她认为咨询师急于推进会谈是为了取得成绩，这个看法更多的是推己及人，把自己在工作方面的中间信念复制到咨询师身上，认为咨询师和自己一样，也希望通过追求业绩来得到他人的认可。

8.6　咨询师自身问题的处置

个案 1　浩翔个案

咨询师觉得来访者还是老样子，这个自动思维可以应用控辩方技术来讨论，来访者不想继续咨询下去这个部分可以应用可能性区域技术来讨论。咨询师认为自己没有帮到来访者这个部分实际上是咨询师自身的核心信念“我是无能的”的具体表现。对许多咨询师来说，他们的中间信念往往是“如果我能帮到来访者，我就是有能力的”，在这样的信念指导下，咨询师往往看重咨询结果和效果，忽略咨询过程的曲折性。咨询师需要看到咨询进展，继续前行，重新审视咨询策略，看看有没有可以调整或优化的地方。

个案 2　婉儿个案

咨询师对来访者的忧虑存在明显的移情。咨询师把来访者当成了孩子，把对待自己孩子的态度和价值观复制到来访者身上。对此，咨询师需要做的是进行反思，识别自己的忧虑情绪，觉察自动思维“年轻人不想工作、要啃老、不恋爱、不结婚，将来怎么办”，应用认知行为技术（发散思维、控辩方、可能性区域等技术）处理这些自动思维，认真看待当前的来访者而不是带着偏见看待她。另外，咨询师需要摆正咨询关系，虽然咨询师要帮助来访者，但二者是平等的关系，并非母子关系或长幼关系。